Guía de Educación Sexual

REDACCIÓN DE TEXTOS
Silvia Storino

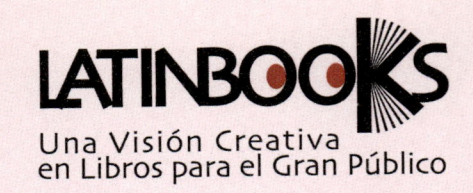

LATINBOOKS
Una Visión Creativa
en Libros para el Gran Público

Montevideo - Buenos Aires - Bogotá
México D. F. - Madrid

eMail: info@latinbooksint.com
http://www.latinbooksint.com

Queda prohibida la reproducción total o parcial de este libro, así como su tratamiento informático, grabación magnética o cualquier almacenamiento de información o sistema de recuperación o por otros medios, ya sean electrónicos, mecánicos, por fotocopia, registro, etc., sin el permiso previo y por escrito de los titulares del copyright.

CATALOGACIÓN EN LA FUENTE

371.7 Storino, Silvia
STO   Educación sexual / Silvia Storino. -- Buenos Aires, Rep. Argentina : © Cultural Librera Americana S.A., 2003, Guía de educación sexual ; Montevideo, Rep. Oriental del Uruguay : © Editora Sudamer S.A., 2004/2005.
128 p. : il. ; 20 x 29 cm.

ISBN 9974-7759-4-9

1.EDUCACIÓN SEXUAL. 2. SEXUALIDAD. 3.EDUCACIÓN PARA PADRES. 4. MÉTODOS ANTICONCEPTIVOS. 5. ENFERMEDADES DE TRANSMISIÓN SEXUAL. I. Título.

© Cultural Librera Americana S. A. MMIII
Bs. As. - Rep. Argentina

© **EDITORA SUDAMER S.A.**
Montevideo - Rep. Oriental del Uruguay

Realizado y editado en Argentina
Impreso en D'vinni Ltda.
Santafé de Bogotá - Rep. de Colombia
EDICIÓN 2004/2005
ISBN de la obra: 9974-7759-4-9

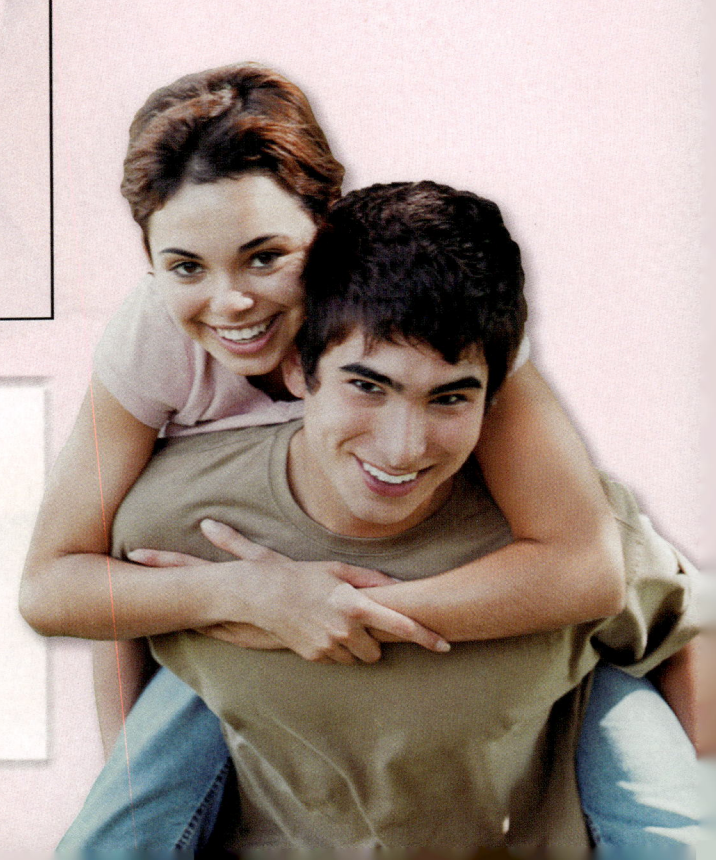

Educación Sexual

Guía de orientación para padres y maestros

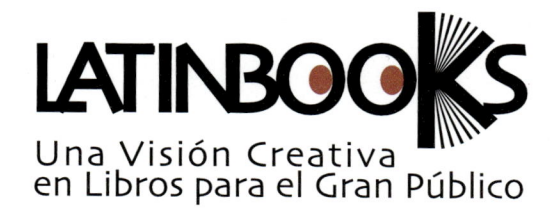

LATINBOOKS
Una Visión Creativa
en Libros para el Gran Público

A modo de

La sexualidad es un tema que interesa a toda la familia, atraviesa nuestros vínculos, nuestras formas de ser, de sentir y de gozar. Durante años fue un tema tabú y así, niños que hoy son adultos, llevan consigo dudas e inquietudes. Es por ello que presentamos esta obra, para que padres y docentes puedan acercarse al mundo de la sexualidad, a su desarrollo a lo largo de la vida y a la manera en que es posible encarar la educación sexual para no repetir los mismos viejos errores con sus hijos y sus alumnos.

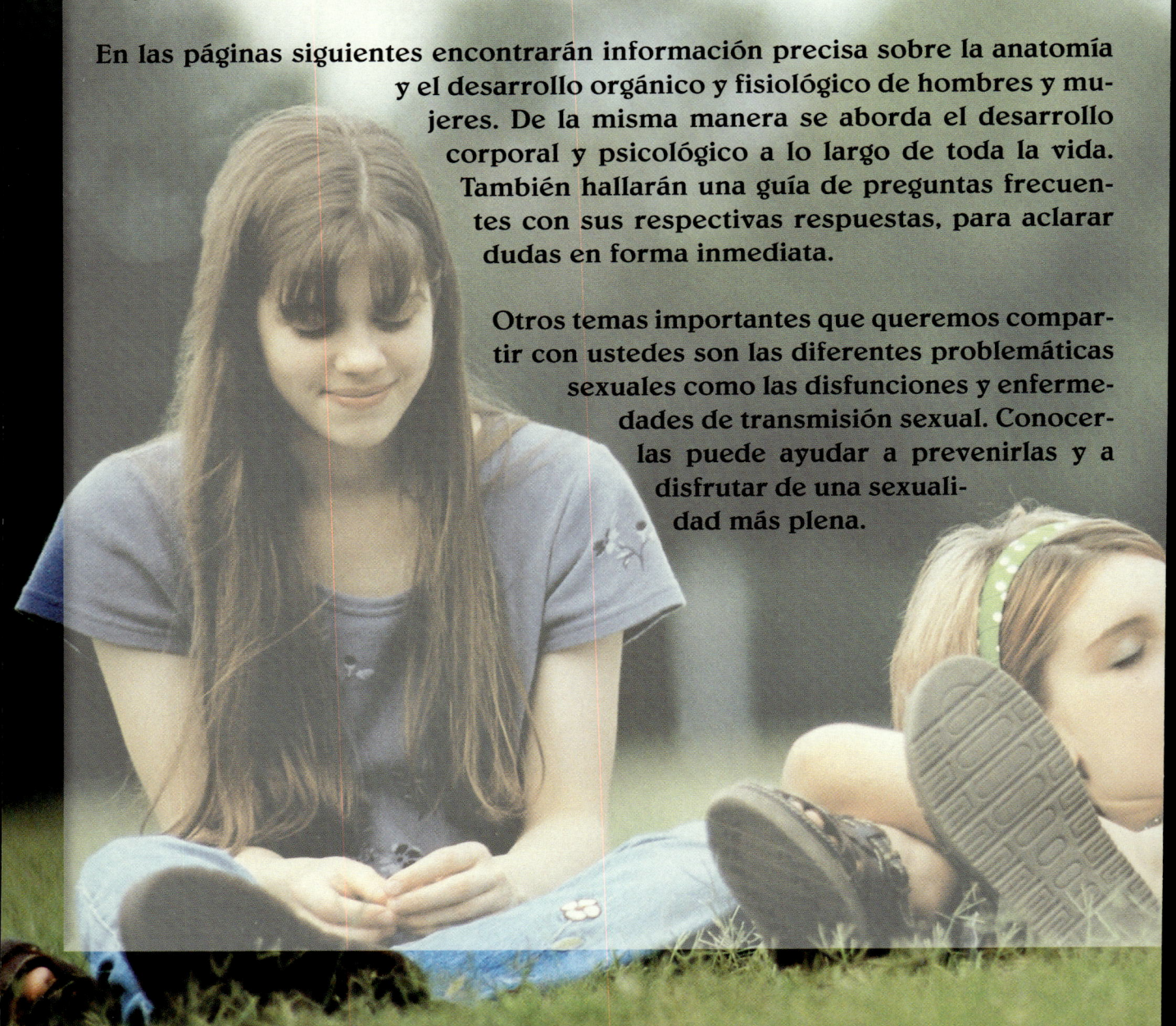

En las páginas siguientes encontrarán información precisa sobre la anatomía y el desarrollo orgánico y fisiológico de hombres y mujeres. De la misma manera se aborda el desarrollo corporal y psicológico a lo largo de toda la vida. También hallarán una guía de preguntas frecuentes con sus respectivas respuestas, para aclarar dudas en forma inmediata.

Otros temas importantes que queremos compartir con ustedes son las diferentes problemáticas sexuales como las disfunciones y enfermedades de transmisión sexual. Conocerlas puede ayudar a prevenirlas y a disfrutar de una sexualidad más plena.

presentación

En el mismo sentido, se incluye un extendido detalle de métodos anticonceptivos. Recalcamos que esta información no suplanta de ninguna manera el asesoramiento médico que es fundamental para resguardar la salud de la mujer y del hombre.

También mostramos la otra cara de la sexualidad, cuando ésta se convierte en un acto vejatorio: la violencia sexual en sus múltiples formas, sucesos que nos convocan a la reflexión y al cuidado. El libro cierra con un pequeño diccionario sexual, para completar la información general.

La obra contiene excelentes imágenes de tecnología digital, con la intención de ponerlas a disposición de los padres y los docentes que deseen compartirlas con los niños y adolescentes. El lenguaje utilizado es ya una característica de nuestro sello editorial: de estilo periodístico, ameno y comprensible para un amplio público. Además, a lo largo del libro, aparecen palabras destacadas que agregan datos complementarios en forma ágil, clara y precisa.

Por todas estas razones, nos enorgullecemos en presentar esta obra que será de gran utilidad para padres y docentes que forman a los niños del tercer milenio.

LOS EDITORES

Índice de la obra

La sexualidad, según pasan los años 9
Acerca de la sexualidad 13
Historia del cuerpo infantil 16
El desarrollo psicosexual 18
Teorías sexuales infantiles 22
¿Me dejan jugar? 24
El complejo de Edipo 26
¿Dormir con los padres? 28
La educación sexual 30
Educación sexual para niños con capacidades especiales 33
¿Se puede educar para el erotismo? 35
¿Es de nena o es de varón? 37
Sexualidad y medios de comunicación 39
Los papis quieren saber 41
Aparato reproductor femenino 48
Aparato reproductor masculino 50
El inicio de una nueva vida 52
Nueve meses maravillosos 54
Dar a luz 56
La sexualidad en el inicio de la vida 59
El primer año de vida 61
La primera infancia 63
La etapa escolar 65
Tiempos de cambios 67
El cuerpo en la adolescencia 69

La menstruación	**71**
La primera experiencia sexual	**73**
Ser adolescente, ser mamá...	**75**
Una nueva etapa en la vida	**78**
Sexualidad y vejez	**80**
Informarse es cuidarse	**81**
Enfermedades genitales y de transmisión sexual	**89**
Sida: de esto sí se habla	**95**
Trastornos sexuales	**99**
Disfunciones sexuales masculinas	**103**
Propuesta indecente	**106**
Cuando se impone la fuerza	**109**
El abuso sexual infantil	**111**
Las perversiones sexuales	**114**
La homosexualidad	**120**
¿Qué es el transexualismo?	**122**
Higiene de los órganos genitales	**124**
Pequeño diccionario sexual	**126**

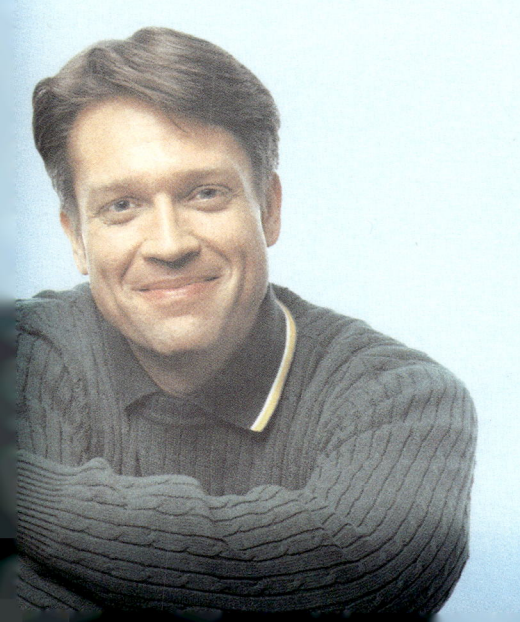

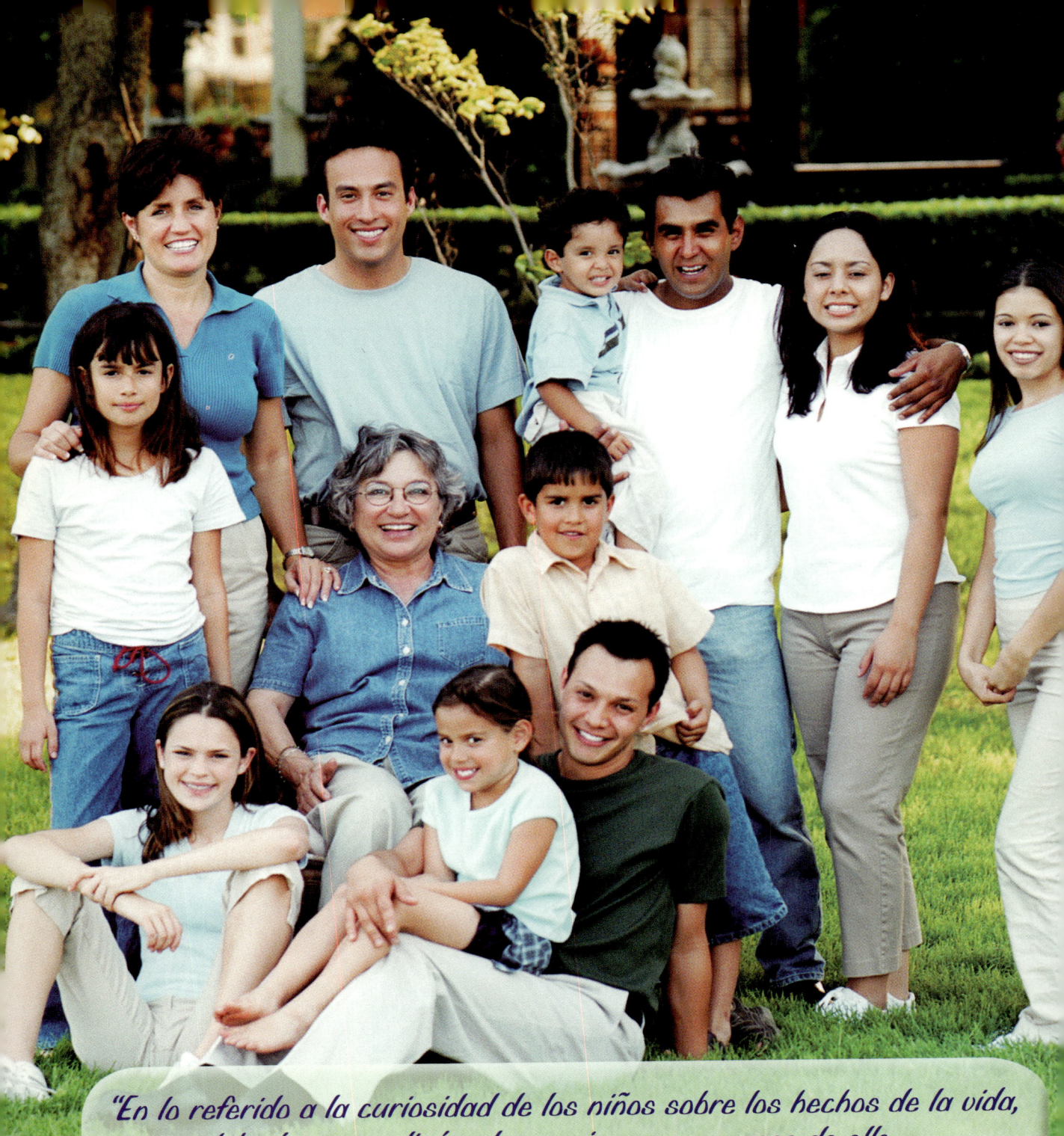

"En lo referido a la curiosidad de los niños sobre los hechos de la vida, deberíamos explicárselos —si somos capaces de ello— o confesarles nuestra ignorancia, en caso contrario. Nunca debemos darles falsos pretextos. Ellos saben más cosas de las que imaginamos. Si nos negamos a responder sus preguntas, se las arreglan para saber las cosas por medio de ciertos métodos discutibles. Pero si vamos a ocultárselas, deberemos aceptar ese riesgo."

Mahatma Gandhi

La sexualidad, según pasan los años

La vivencia de la sexualidad está condicionada por factores históricos, políticos y culturales. Las relaciones entre hombres y mujeres se han modificado a lo largo del tiempo, y nuestra concepción actual de la sexualidad puede entenderse como el producto de un largo camino histórico.

Las antiguas civilizaciones

Si nos trasladamos a la época de los antiguos imperios, más específicamente a la **Mesopotamia**, veremos que en esa civilización se rendía culto a Astarté, diosa protectora de la sexualidad, a la que las mujeres jóvenes ofrecían su virginidad entregándose a un extraño en el templo.

En **Grecia** se adoraba a Afrodita, en cuyo honor se realizaban **ritos de amor y de fecundidad**. Éstas y otras manifestaciones, cuya finalidad era la unión del sexo y lo sagrado, simbolizaban el vínculo del hombre con la naturaleza y con los dioses, pero además suponían una forma de mantener o incrementar los bienes familiares, algo que se refleja, por ejemplo, en los antiguos matrimonios: en Babilonia, Grecia y Roma se estableció la norma de intercambiar regalos o entregar a la hija una dote para contribuir a su seguridad durante el matrimonio.

La mujer comenzó a ser una mercancía de intercambio, al tiempo que la familia se instituyó como algo sagrado y el matrimonio se convirtió en un ritual.

Así, en el antiguo Egipto, se consolidó la costumbre de que el heredero del trono debía casarse con su hermana para ser considerado rey legítimo; en el fondo, el objetivo era la protección de su patrimonio.

En Babilonia se castigaba cruelmente el adulterio de la mujer, a la que se arrojaba al río junto con su amante, o bien a ella se le cortaba la nariz y él era castrado. En Babilonia y también en Israel, la finalidad del matrimonio era la procreación y el mantenimiento del poder del clan.

En el siglo V a. C., en Grecia, la construcción de las ciudades y el desarrollo de las actividades artesanales y comerciales dieron lugar a que el hombre comenzara a perder el contacto con la naturaleza, y se dedicara al ocio y al arte, por lo que la **sexualidad empezó a perder su sentido profundo** y se realizaron múltiples orgías que suponían simplemente una liberación personal.

Se sustituyó el culto de Afrodita por el de Dionisos, dios del vino, y se empezó a venerar al dios Apolo, caracterizado por su sabiduría y su tendencia a la moderación del instinto; con ello se intentaba lograr un equilibrio entre ambos extremos. Sin embargo, la tarea de la mujer ateniense era exclusivamente la de perpetuar la raza y ocuparse de los hijos, mientras los hombres recurrían a las **hetairas** para saciar sus impulsos sexuales, e intercambiar ideas sobre la cultura y el arte, pues se trataba de cortesanas que no sólo vendían su cuerpo, sino también su encanto, sus conocimientos y su amistad.

Además, la práctica de la **homosexualidad masculina** era algo muy extendido, pues se la consideraba como una búsqueda de la belleza y del amor.

En cambio, **en Roma**, en los tiempos de la **República**, aún se conservaba la estructura de la familia patriarcal y se mantenía el respeto a esa estructura de familia y a la religión. Pero con la corrupción de la clase dirigente y las guerras coloniales a las que debía hacer frente el Imperio para mantener unidos a pueblos tan diversos, la unidad familiar se rompe y el panorama cambia por completo.

La mujer se desentiende de los hijos,

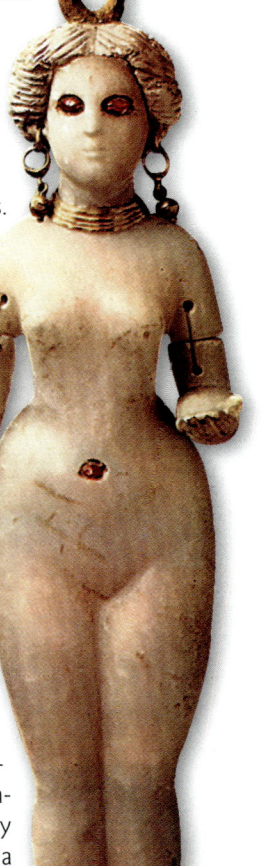

Ishtar, diosa del amor, la fecundidad y la guerra. Figura hallada en Babilonia. El nombre Astarté es de origen griego.

Interrupción del embarazo antes de los 180 días de gestación; puede ser espontáneo (natural) o provocado.

Los enamorados, pintura de la Escuela de Suabia hacia 1470.

Unión sexual voluntaria de una persona casada con otra que no es su cónyuge.

El pecado original y la expulsión del Paraíso, fresco de la Capilla Sixtina realizado por Miguel Ángel.

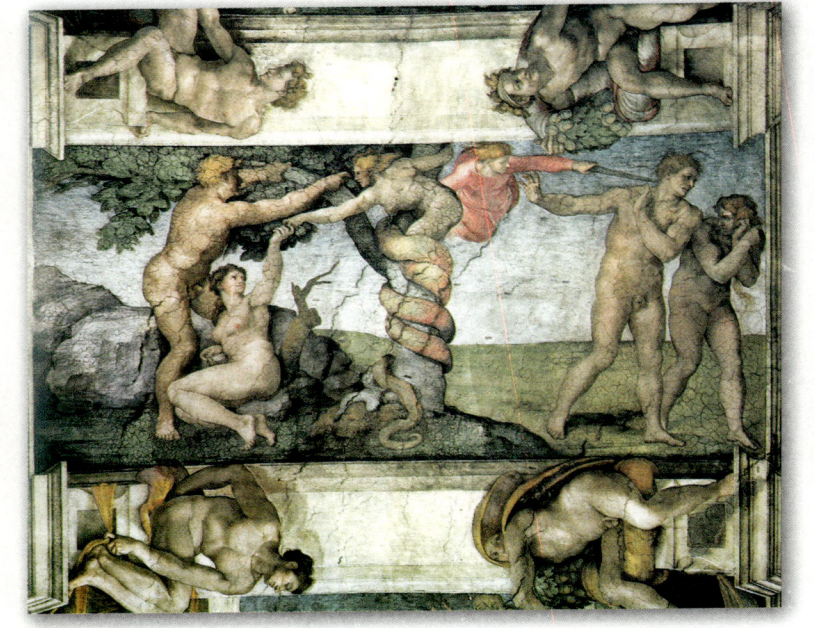

cuya educación es confiada a una sirvienta o a un esclavo, se extiende el **aborto como método anticonceptivo**, y se recurre al sexo y a la lujuria para alcanzar la realización personal, tanto masculina como femenina, puesto que la obtención de placer era el valor dominante al que se sometía todo lo demás. El **adulterio**, preconizado por Ovidio en *El arte de amar*, y el divorcio eran aceptados y practicados en numerosas ocasiones. Los excesos, la avidez sexual y el desenfreno caracterizaron a la última etapa del Imperio romano, si bien comenzó a surgir una corriente opuesta, encabezada por filósofos estoicos y neoplatónicos, que defendía la espiritualidad y unos nuevos principios.

Los comienzos del cristianismo

Tras las invasiones bárbaras, y el declive económico y territorial sufrido por los romanos, triunfa el **cristianismo**, que **impone ideas muy restrictivas en materia sexual**. El Antiguo Testamento califica como impuros el adulterio, la fornicación, la prostitución, la sodomía y la homosexualidad. La **monogamia es estricta y el matrimonio indisoluble**, al tiempo que se prohíbe tajantemente toda relación extramarital. Se exalta la **castidad** como símbolo de pureza y el acto sexual es considerado como algo pecaminoso. El mito de Adán y Eva sitúa a la mujer como foco de tentación, hasta el punto que San Pablo llega a afirmar, en la Epístola a los Corintios, que *"bien le está al hombre el evitar el contacto con la mujer. Sin embargo, por evitar la fornicación, que cada hombre tenga su mujer, y cada mujer su marido. [...] Si no pueden guardar continencia, que se casen. Es mejor casarse que abrasarse"*. San Jerónimo considera que cada contacto sexual aleja un poco más del Espíritu Santo y, por otro lado, el papa Gregorio el Grande, en el siglo VI, indica que el pecado original es hereditario: *"El apetito de nuestros padres por la carne es la causa de nuestra vida y por eso somos pecadores"*.

En el año 711, los árabes invadieron la península ibérica y la mayoría de sus habitantes se convirtió al islam, religión que, si bien toleraba el placer sexual, relegaba de nuevo a la mujer a vivir para el hombre, procurarle satisfacción, y cuidar de sus hijos y de su casa. Más aún: se llegaba incluso a considerarla como un instrumento de servidumbre o un simple vegetal. Averroes lo expresa así: *"No se ve entre nosotros mujer alguna dotada de virtudes morales; su vida transcurre como la de las plantas, al cuidado de los maridos"*.

Para rebelarse de este sometimiento, a menudo la mujer recurría al adulterio, por lo que se impuso entonces un drástico remedio: la extirpación del clítoris, con la finalidad de evitar que obtuviera placer con la relación sexual. Esta práctica se sigue realizando en la actualidad en algunos países islámicos cuando la mujer cumple nueve años.

Pero hacia el siglo XI ya todo era diferente en España: se produjo una relajación de las costumbres, y la sociedad era más tolerante y permisiva en materia sexual.

Sin embargo, con la caída del califato, los bere-

> *"Los planteamientos sobre sexualidad varían enormemente en función de las diversas culturas, sociedades y religiones, y aunque en muchos lugares se ha conseguido eliminar la mayoría de los tabúes existentes e implantar una formación en materia sexual, todavía hay países en los que queda un largo camino por recorrer para considerar la sexualidad humana en todas sus dimensiones."*

El preservativo se inventó en el siglo XVII, pero su uso no comenzó a divulgarse hasta el siglo XVIII.

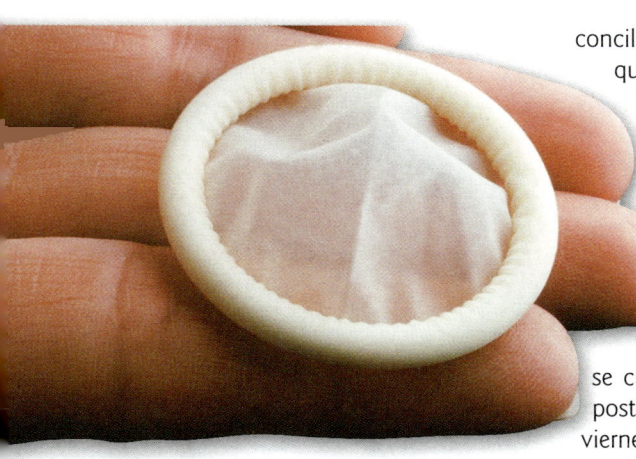

beres impusieron una estricta moral y una intensa vigilancia, llevada a cabo por censores, para evitar todo contacto entre hombres y mujeres que pudiera predisponer a la fornicación.

En la Edad Media

Durante la **Edad Media**, a pesar de las profundas creencias religiosas y del gran poder del clero, **existía cierta promiscuidad, y el sexo impregnaba muchas actividades de la vida cotidiana**. Se trataba de una válvula de escape, un desahogo ante una vida corta y sin comodidades, sometida a continuas guerras, hambre y epidemias.

Sin embargo, por ser un largo período, encontramos en la Edad Media muy diversas costumbres y prácticas amorosas. Así, por ejemplo, fue característico de los siglos XII y XIII el **amor cortés**, un amor platónico por el que el hombre rendía culto a la mujer de la que se había enamorado; el caballero se empeñaba en ser merecedor de la dama, elevada a una imagen mítica que la hacía inaccesible. Pero este amor sólo podía vivirse fuera del matrimonio, pues no sobreviviría a la rutina diaria, y pronto encontró la oposición de la Iglesia.

También era característico de la Edad Media el uso del **cinturón de castidad**, invento procedente de Oriente que imponían los maridos a sus mujeres para garantizar la fidelidad durante su ausencia; se trataba de unos pesados hierros con candados que impedían la realización del acto sexual.

Por otro lado, sólo a partir del siglo XVI y a raíz del concilio de Trento, se estableció la obligación de que el **matrimonio fuese público y ante un sacerdote**. La mujer podía casarse a los doce años y el hombre, a los catorce. Aunque el divorcio estaba prohibido, se admitía como causa de anulación que alguno de los cónyuges fuera incapaz de consumar el acto sexual. Además, la Iglesia reguló la frecuencia sexual dentro del matrimonio, de modo que las parejas debían abstenerse cuarenta días antes de Navidad, los ocho posteriores a Pentecostés, los miércoles, los viernes y los domingos, en las fiestas religiosas, los días de ayuno, cinco días antes de la Comunión y uno después. La homosexualidad femenina se llegó a permitir, a diferencia de la masculina, cuya práctica fue severamente reprimida.

En cuanto al aborto y al infanticidio, en muchas ocasiones suponían la condena a muerte de quien los efectuara.

Durante el **Renacimiento**, la mayor parte de Europa fue sometida a una represión sexual aún mayor, debido a la unión Iglesia-Estado, pero en España se gozaba de cierta libertad que posteriormente el clero intentó restringir.

Además, en esta época **comenzó a adoptarse un enfoque científico** para el estudio de cualquier fenómeno, y la sexualidad no escapaba a este análisis, aunque la falta de rigor todavía asomaba en multitud de documentos de entonces.

Mientras tanto, la <u>sífilis</u>, importada de América, hizo estragos en el continente europeo y se extendió al resto del mundo. El **preservativo** se inventó en el siglo XVII, pero su uso no comenzó a divulgarse hasta el siglo siguiente.

En el siglo XVII, España se encerró en sí misma y se mantuvo al margen de las ideas liberales de los países extranjeros. Imperaba la falta de cultura, el fanatismo y el desprecio al trabajo, en tanto que la vida sexual se caracterizaba por la constante oposición de la Iglesia al placer. Contrariamente, surgió una especie de doble moral que obligaba a la mujer a permanecer fiel mientras el marido adquiría relevancia social si mantenía a mancebas o queridas. Del mismo modo, como la mujer debía llegar virgen al ma-

Enfermedad de trasmisión sexual causada por una bacteria, treponema pallidum.

Representación de un matrimonio real (siglo XII) en una miniatura del *Liber Feudorum Maior*.

Durante la década de 1960 se produce la liberación sexual y en esa época surge la exaltación del erotismo y del amor libre.

trimonio, la **virginidad** se convirtió en un **valor muy apreciado** por los hombres, que incluso llegaban a exigirlo por escrito.

La liberación de las costumbres

La influencia de la **Ilustración**, en el siglo XVIII, supuso una renovación del pensamiento y la adquisición de nuevos valores en todos los órdenes. No sin ciertas reticencias por parte de algunos sectores, se implantó una **nueva visión de la mujer** que cuestionaba su inferioridad y su sumisión al varón en la institución matrimonial, y se le concedió la posibilidad de disfrutar de la vida. Se puso de moda el cortejo de las damas, y una mentalidad más abierta en materia sexual.

Ya en el siglo XIX, época del **Romanticismo**, se produjo una **exaltación de los sentimientos y una tendencia a la liberalización de las costumbres sexuales**. La clase acomodada mostraba a sus amantes y queridas sin pudor, el adulterio ya no era penado con la muerte y, en 1851, surgió un proyecto de ley de divorcio. Los burdeles se multiplicaron y las grandes cortesanas triunfaban entre la aristocracia y la realeza, al tiempo que aparecieron nuevas formas de seducción sobre los escenarios, tales como el **strip-tease** en Nueva York.

(Inglés): número de un espectáculo erótico, con música y otros efectos, en el que el artista se va desnudando lentamente.

La revolución sexual

La revolución industrial, los avances en las comunicaciones y las controvertidas teorías de Freud sobre la sexualidad humana, constituyeron factores fundamentales para que comenzaran a modificarse las actitudes de la sociedad en materia sexual.

Asimismo, los movimientos juveniles de la **década de 1960**, y la transformación política y económica de esa época, propiciaron la **ruptura de la ortodoxia sexual** impuesta por la religión a lo largo de los siglos, y se consideró que la sexualidad era una función básica del ser humano, algo natural e inherente a él que debía ser disfrutado sin temor ni sentimientos de culpabilidad. Se produjo entonces la exaltación del erotismo, del amor libre y de la no represión.

Otro aspecto crucial de esta revolución fue el **cambio de la situación social de la mujer**, debido al surgimiento de planteos de igualdad respecto del hombre. Ello se traduce en la valoración de su capacidad para asumir nuevas responsabilidades, no limitar sus funciones al cuidado del hogar y de los hijos, y su consecuente integración en el mundo laboral. Por otro lado, el desarrollo de los **métodos anticonceptivos** proporcionó a la mujer la posibilidad de disociar acto sexual y procreación, y una mayor libertad para entregarse al goce sexual.

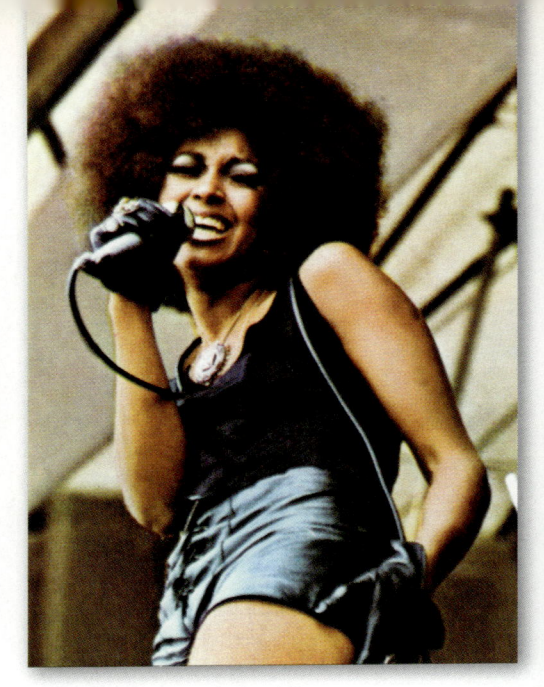

Sin embargo, todavía durante los años 1950 y 1960, sociedades tan conservadoras como la norteamericana, quedaron conmocionadas con la aparición de diversos estudios sexológicos, tales como los de Masters y Johnson o el Informe Kinsey, que revelaban, entre otras cosas, el hecho de que en la sociedad se habían extendido ciertas prácticas sexuales como la felación o el sexo anal, prohibidos por la ley en algunos estados. A pesar de las reacciones en contra, se implantó de forma progresiva un nuevo concepto de sexualidad y unas actitudes más permisivas al respecto, e incluso cierta promiscuidad en los años 80. Pero la aparición del sida como enfermedad de transmisión sexual dio lugar a un nuevo enfoque, tendiente a recomendar la adopción de las precauciones necesarias, tales como el uso del preservativo o la realización del acto sexual exclusivamente con una pareja estable.

Así, en la actualidad se observa el inicio de una corriente, hasta el momento minoritaria, caracterizada por el conservadurismo en materia sexual; y prueba de ello son los clubes de castidad que han aparecido en algunos países.

Pero los planteamientos sobre sexualidad varían enormemente en función de las diversas culturas, sociedades y religiones, y aunque en muchos lugares se ha conseguido eliminar la mayoría de los tabúes existentes e implantar una formación en materia sexual, todavía hay países en los que queda un largo camino por recorrer para considerar la sexualidad humana en todas sus dimensiones.

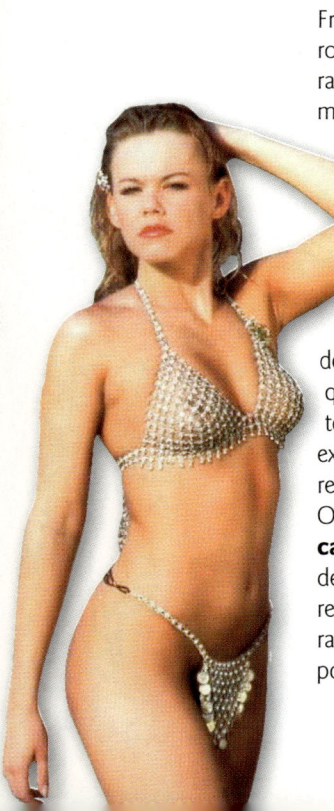

Acerca de la sexualidad

Cada vez con más frecuencia oímos comentarios sobre la sexualidad, aunque no siempre se aclara el sentido de este término. Analicémoslo juntos.

¿Qué es la sexualidad?

Como especie, el ser humano posee una serie de mecanismos y de funciones que persiguen su conservación. Alimentarse, cuidarse, reproducirse son algunos ejemplos de ello. Se trata de elementos fundamentalmente biológicos que, transmitidos genéticamente, de generación en generación, persiguen el mantenimiento de la especie. Estas cuestiones, comunes a todos los seres vivos, toman una condición especial y distinta en los seres humanos, condicionados no sólo por cuestiones genéticas sino también por los elementos culturales que vienen a ser algo así como su forma última de subsistencia. De esta manera, la necesidad de alimentarse, satisfaciendo sólo sus mínimas necesidades, se convierte en algo cualitativamente distinto al trasformarse en gastronomía. Lo que en principio podemos definir como una **necesidad biológica** se convierte en un medio de **expresión cultural y social** y, en muchas ocasiones, en **un medio de satisfacción personal**. Este mismo proceso se repite en todo el abanico de necesidades "primarias" humanas, probablemente porque la condición humana, si nos basamos en sus elementos biológicos, sólo es posible definirla en relación con el entorno social y cultural en donde se desarrolla y toma cuerpo.

La conducta sexual humana no sólo no es una excepción de este planteamiento sino que, muy probablemente, es posible entenderla como **paradigmática** para comprender la relación entre lo biológico y lo cultural que define al ser humano. La sexualidad humana posee unos códigos biológicos definidos genéticamente: la estructura y la disposición de los órganos genitales responden de una forma perfecta a la función reproductora, la fisiología de la sexualidad está destinada al mismo fin... A pesar de ello, la sexualidad humana trasciende totalmente su función biológica y cobra un sentido distinto al definirse como la relación más íntima entre personas, y es uno de los ámbitos donde la **comunicación** y la **expresión** de afectos pueden alcanzar el máximo grado de profundidad.

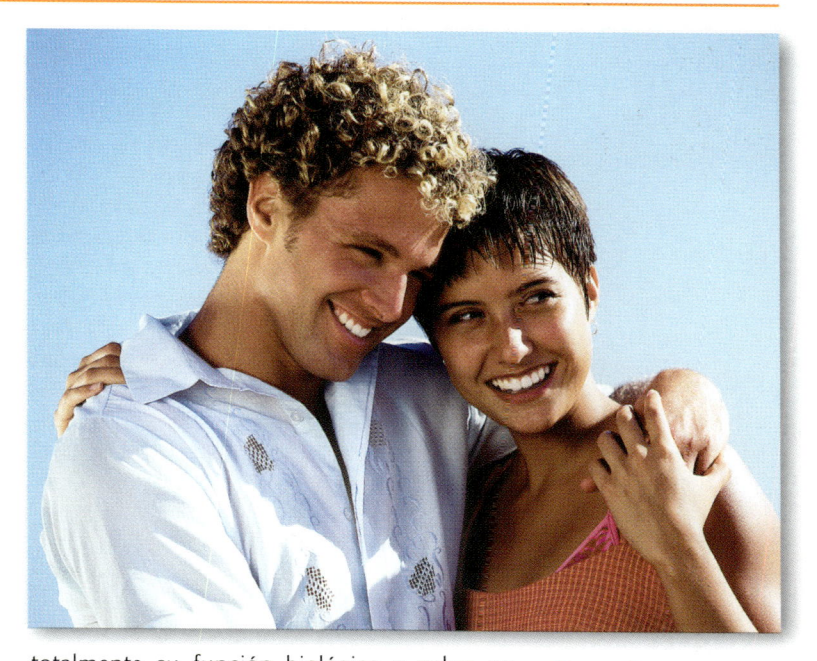

Sexo y sexualidad

El término **sexo** sirve para **clasificar a los seres humanos en dos grandes grupos: masculino y femenino**, y también, en su uso coloquial, para **aludir a la práctica sexual**; mientras que **sexualidad** remite al **conjunto de relaciones que los individuos establecen entre sí y con el mundo por el hecho de ser sexuados**.

Entonces, **sexo** es un término unívoco que se emplea para los seres vivos en general y, en cambio, **sexualidad** es un concepto complejo, adecuado para hablar del tema sexual en relación con los seres humanos. La sexualidad se

Las parejas reservan para su intimidad las máximas expresiones de la sexualidad.

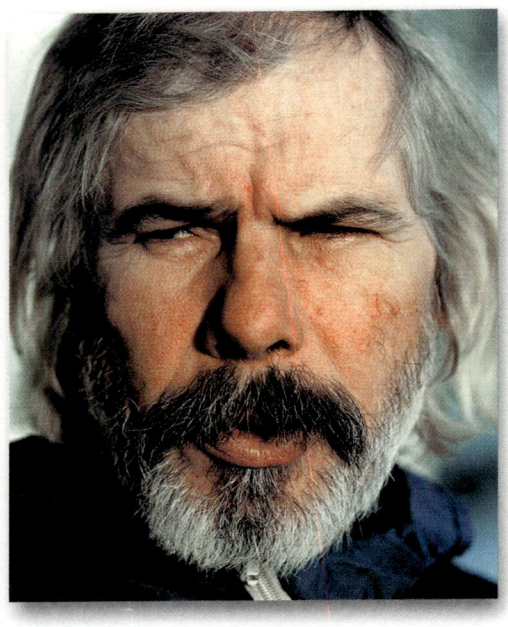

La barba es una signo de los caracteres sexuales masculinos.

El cromosoma sexual XX del embrión.

liga íntimamente a la autoestima, al placer, a los sentimientos, a la moral, a las costumbres. Los seres humanos han desarrollado una cultura a partir de la necesidad sexual y, con ella, del amor. Este sentimiento que nos parece universal e inmutable, ha modificado su sentido e implicancias de acuerdo con cada etapa histórica.

La sexualidad implica reconocerse como persona plena, con capacidad de dar y de recibir placer, que conoce su propia sensibilidad y la de la otra persona, y querer y ser querido, comprender y ser comprendido. La sexualidad es una dimensión de lo humano que las personas reservan al mundo de lo privado porque se relaciona con las emociones y los valores que cada uno tiene. Se trata, como vemos, de un elemento muy importante de la vida humana, y hasta podría decirse que modula la percepción que el individuo tiene de sí mismo y del mundo del cual forma parte. La sexualidad, por último, cobra sentido en función de múltiples relaciones en las cuales se inscribe.

Sexo cromosómico, hormonal y gonadal

La **determinación del sexo** de una persona **tiene lugar en el momento de la concepción**, cuando un óvulo es fecundado por un espermatozoide.

Los **cromosomas** son unas estructuras filamentosas que se encuentran en el núcleo de las células y que contienen los determinantes genéticos. Cada célula de nuestro cuerpo posee cuarenta y seis cromosomas, dos de los cuales son los cromosomas sexuales.

El óvulo siempre es portador de un cromosoma X, mientras que el espermatozoide puede ser portador de un cromosoma X o Y, lo que definirá el sexo del futuro ser. Cuando se unen el óvulo y el espermatozoide, se forma una célula llamada **cigoto**, cuyos **cromosomas sexuales** pueden ser **XX** (por lo que el desarrollo embrionario dará lugar a una **niña**) o **XY** (de modo que el resultado será un **varón**).

Así pues, el cromosoma Y del espermatozoide determina si el embrión desarrollará testículos u ovarios.

Durante el primer mes de existencia del cigoto aún no se manifiesta ninguna diferencia entre ambos sexos. Pero a partir de la sexta semana de gestación, cuando el cigoto se ha convertido en embrión y mide menos de un centímetro y medio, aparecen las zonas que se convertirán en **gónadas** o **glándulas sexuales** (**sexo gonadal**).

Si se trata de ovarios, éstos se desplazarán desde la parte alta del abdomen hasta la zona de la pelvis, mientras que si son testículos, saldrán del abdomen y se situarán dentro del escroto.

Cuando el embrión tiene los cromosomas femeninos XX, las **hormonas maternas** llamadas **estrógenos** estimulan el desarrollo de órganos sexuales femeninos en dicho embrión. Pero si el par de cromosomas sexuales es XY, a los dos meses de gestación comenzará la producción de **testosterona**, **hormona masculina** que dará lugar a la formación de los genitales masculinos (**sexo hormonal**).

Las hormonas tienen una gran importancia durante toda la vida, pues además de regular la evolución de los caracteres sexuales y determinar la aparición de ellos, como la barba, el vello púbico o el crecimiento de las mamas, influyen en el funcionamiento y en el deseo sexual.

Sexualidad no es genitalidad

A menudo se confunde la sexualidad con la genitalidad: se supone que la sexualidad se relaciona con hacer el amor y los órganos reproductivos; pero ése no es el sentido cabal del concepto. La sexualidad incluye la genitalidad, por supuesto, pero es profundamente más abarcadora. Desde el

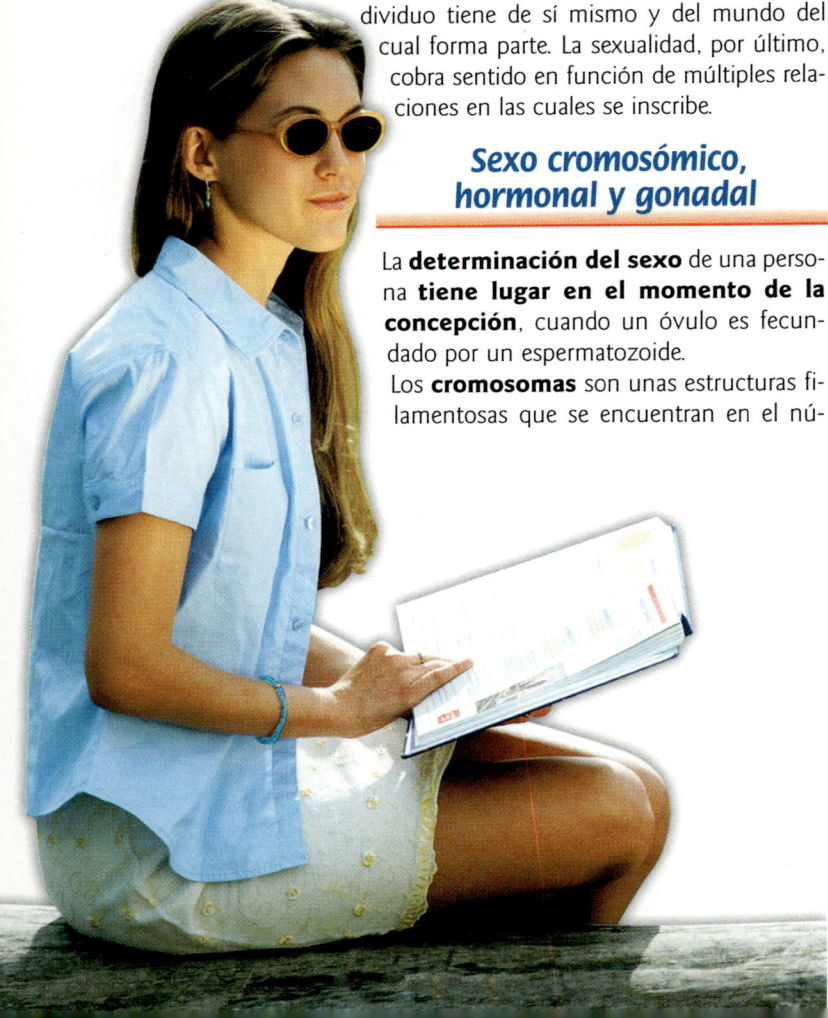

> *"La sexualidad es una dimensión de lo humano que las personas reservan al mundo de lo privado porque se relaciona con las emociones y los valores que cada uno tiene."*

> "Para el psicoanálisis, la sexualidad se entiende como la manera vital de vincularnos con los demás y con los objetos. Nuestra manera de ser, de sentir, de gozar, se relaciona con nuestra sexualidad."

psicoanálisis, la sexualidad se entiende como la manera vital de vincularnos con los demás y con los objetos. Nuestra manera de ser, de sentir, de gozar, se relaciona con nuestra sexualidad.

Es importante que cada uno de nosotros reflexione sobre qué entendemos por sexualidad, ya que nuestra concepción influirá decididamente en la forma en que actuemos ante nuestros hijos.

A la vez, nuestras propias ideas acerca de este concepto están íntimamente ligadas a nuestras experiencias familiares e infantiles. Por eso hablar de sexualidad es mirar hacia nuestro pasado, nuestros vínculos, nuestra particular historia.

Un tema difícil de abordar...

La sexualidad es siempre un tema polémico. Muchas veces, los propios papás han sido educados en el silencio y según la idea de que estos temas son reservados, prohibidos, tabú. La sexualidad es cosa de grandes y por eso no se la aborda con los niños. Algunos padres se niegan a aceptar que sus hijos poseen sexualidad y deseos desde que nacen. Entienden que sólo serán seres sexuales cuando crezcan…, y ya habrá tiempo para que se enteren.

Nada más alejado de la realidad: la sexualidad nos constituye como personas desde antes de nacer, y en todas las relaciones que los niños establecen, las formas de vincularse con el mundo, los afectos que dan y reciben se encuentran atravesados por la sexualidad. El niño utiliza su sexualidad no sólo como fuente de placer, sino también de conocimiento.

Es un medio para comprender el mundo, para divertirse, para relacionarse, para conocerse a sí mismo y a los demás.

El problema, por lo general, sobreviene cuando los padres, por desinformación, se escandalizan con las actitudes que hacen evidente alguna presencia de sexualidad en su hijo y lo reprimen violentamente, lo que muchas veces puede producir verdaderos traumas: esto puede generar que cuando el niño se convierta en adulto sufra de una incapacidad para relacionarse sexualmente y una profunda frustración, lo que tendrá como consecuencia trastornos en la **psiquis** del sujeto.

psiquis: Término griego, sinónimo de mente, que designa el objeto de estudio de la psicología.

INSTINTO O IMPULSO: DE LA ANIMALIDAD A LA HUMANIDAD

Los animales viven en un mundo que no dominan, guiados por las leyes del instinto. El instinto es una tendencia heredada y universal de la especie, que los lleva a actuar siempre de determinada manera. La animalidad se liga a la naturalidad como forma de relación con el medio.

En los seres humanos el estado natural no existe, pues todos están atravesados por el lenguaje, por lo simbólico que instala la cultura.

*Freud explicó este pasaje de lo natural a lo simbólico por medio de una instancia mítica: la horda primitiva. No intenta Freud ubicar este relato en un pasado histórico determinado: el relato más bien funciona como un estructurante inconsciente de cada uno de nosotros. En la **horda**, el hombre está liberado a sus instintos sexuales y violentos. El padre es el único que puede tener acceso a todas las mujeres, y a medida que los hijos varones crecen, los expulsa de la horda. En algún momento, los hijos expulsados se unen, matan al padre y se lo comen. Así consuman el mayor de los homicidios. Llevan a cabo un acto de bestialidad, pero al hacerlo incorporan en sí mismos al padre, se identifican con él. Para Freud, este acto violento da origen, paradójicamente, a la cultura, porque con la muerte del padre, los hombres lo incorporan como ley.*

Esta incorporación es la prohibición del incesto; es decir, internalizan que no podrán hacer suyas a las mujeres de su familia y que deberán tomar las pertenecientes a otros clanes. De allí se abre para el hombre la humanidad, las normas que reglan la vida social y la hacen posible. Los hombres acuerdan someterse todos a la misma ley.

Para el psicoanálisis, la vida cultural es posible a costa de dominar los impulsos y canalizarlos, construyendo diques de moralidad. A la vez, el crimen que da principio a la cultura deja a la humanidad con una culpa originaria, culpa que permanece inconsciente y que da origen a todas las acciones de reparación y fraternidad humanas.

horda: Tribu nómada, de escasa organización social. Por extensión, grupo de gente indisciplinada.

15

Historia del cuerpo infantil

La sexualidad está íntimamente ligada al cuerpo. Durante siglos, el cuerpo del niño estuvo olvidado, oculto, negado. Viajemos en el tiempo y conozcamos la infancia cuando todavía no era infancia.

Ser niño en la Antigüedad

Podría afirmarse que en la antigua Roma (siglos I y II) el niño, para sobrevivir, debía pasar por un doble nacimiento: cuando salía del vientre materno y cuando superaba el rito de ser alzado por el padre del suelo donde era colocado al nacer. Elevación física y acogimiento que tenía el significado de la aceptación, del reconocimiento por parte del padre, y que le daba el derecho a la vida. Si este acto no se realizaba, se sobreentendía que el niño era rechazado, y por eso se lo abandonaba, expuesto a las inclemencias..., lo cual le producía la muerte si no era recogido por alguien que se compadecía de su suerte.

El mundo antiguo se transforma en el siglo VI y con él la concepción del niño. Relata Philips Aries, uno de los más importantes historiadores dedicados al tema de la infancia: "En el siglo VI empiezan y durarán mucho, tiempos duros, en los que las ciudades se contraen y se fortifican, se erigen castillos, y diversos vínculos de dependencia sustituyen a las relaciones de derecho público existentes en la **polis** antigua y en los estados griegos: vínculos de lealtad personal, compromisos de hombre a hombre.

El poder de un individuo ya no depende solamente de su rango, del cargo que ocupa, sino además del número y lealtad de su clientela (Aries hace referencia a los siervos y criados que viven en las tierras del señor y mantienen fuertes vínculos con él), la cual se confunde con su familia, y de las alianzas que se puedan establecer con otras redes clientelares... De este modo, los hijos legítimos, los ilegítimos y los tomados por adopción logran un papel extraordinario. Hacen falta hijos, muchos hijos, para constituir una reserva a la cual poder recurrir, en el caso, frecuente, de incidentes y de mortalidad".

El niño disfrazado

Françoise Dolto, prestigiosa psicoanalista francesa, analiza las concepciones de la infancia a través de la historia por medio de las pinturas y el arte. Encuentra que, en los siglos XV y XVI, el niño disfrazado de adulto es una constante de la pintura. Señala que en la mayoría de la pinturas de la época los niños aparecen con cara de adultos. Hasta el siglo XVIII, el cuerpo del niño está oculto bajo la ropa y lo que distingue a los niños de las niñas son los botones delanteros. Todos tienen en común el uso de cintas o tiradores. En esa época, los hombres usaban pantalones más cortos, calzas, pero a los niños no se les permitía hacerlo: se les ponían los vestidos que los adultos llevaban dos o tres siglos atrás. En el siglo XVII aún no se había inventado nada en materia de vestimenta infantil, y los niños usaban la ropa de los adultos de otros tiempos.

Desde la época clásica hasta la Edad Media, el cuerpo del niño era verdaderamente "encarcelado", ocultado. Sólo se lo descubría para azotarlo, lo cual se constituía en una verdadera humillación, porque se trataba de partes que tenían que quedar ocultas. Cuando los pintores italianos utilizan al niño desnudo, lo hacen para representar a un angelote.

El cuerpo era negado, ya que no se encuentran referencias en los relatos de la época acerca de alegría de sus movimientos o logros.

La muerte de un niño carecía de la significación que tiene en la cultura actual. Nacían muchos hijos y también morían muchos de ellos. Dolto cita a Montaigne cuando éste relata que ha per-

---

Don García de Médicis, tabla de Agnolo Bronzino. En esta pintura se puede apreciar que las ropas del niño (que cuenta con dos años de edad en el retrato) son iguales a las que usaban los adultos en esa época; nada apropiadas para un niño tan pequeño.

Ciudad Estado de la antigua Grecia. Comprendían la zona urbana y el agro circundante. Se gobernaron por la monarquía, la tiranía y la democracia esclavista.

> "La concepción sobre la infancia dio un salto cualitativo: la Convención Internacional de los Derechos del Niño, los colocó como sujetos de derecho, con libertad de expresión y de palabra."

dido dos hijos de la misma manera que podría haber dicho "he perdido dos gatos". En el texto, Montaigne no se refiere a estas muertes con dolor, no habla de ellos como individuos que han dejado de vivir, parece haber perdido objetos. En esta época, el niño todavía no es considerado sujeto. Antes de 1789, el niño sólo era reconocido cuando se convertía en aprendiz y estaba en condiciones de abandonar la propia casa; pero entonces se lo trataba como una máquina de producir. Era usual azotarlo, maltrato que muchas veces le producía la muerte.

La profesora Yolanda López, de la Universidad de Bogotá, describe que una concepción de niño incapaz, inepto, imposibilitado para comprender el mundo por sí mismo, se extendió y profundizó entre los siglos XVII y XIX, y cuyas consecuencias pueden estimarse en los rigores del sometimiento de que fue objeto en las instituciones educativas, en la familia y en la sociedad en general. Pero además, como efecto de su "debilidad mental", fue considerado como un ser puro, lo cual lo fue elevando ante los ojos de los otros, en el transcurrir de los siglos mencionados, hasta el punto de constituirlo en un símbolo, con claras analogías con lo divino. El esfuerzo familiar, educativo, social debía orientarse a preservar su pureza, vale decir, a no descubrir ante él los misterios de la vida —léase de la sexualidad— hasta tanto su razón, que debía consolidarse con la adultez, se lo permitiera.

La Edad Moderna y la invención de la infancia

En la Edad Moderna y luego en la Contemporánea, vemos un paulatino surgimiento de la infancia como período propio y particular en la vida de una persona. Con el desarrollo industrial y la necesidad de nuevos aprendizajes, surge en los Estados modernos la necesidad de escolarizar a los sujetos para educarlos en el nuevo orden. La escuela emerge como institución formativa, y la infancia como el momento de la vida ideal para realizar este proceso. Así, escuela e infancia irrumpen como conceptos paralelos. Es importante entender, en este sentido, que la infancia como tal es una construcción cultural e histórica.

De a poco los niños son considerados en su especificidad y se reconocen sus propias formas de ser, de sentir y de actuar. Los estudios psicológicos produjeron una revolución en el pensamiento de los adultos: tal como nos señala la profesora Yolanda López, Freud develará que los niños tienen su propia sexualidad. Freud nos muestra que el niño implica el adulto. La comprensión de lo que el adulto es, supone la reactualización de su historia infantil en su presente y en su futuro.

Del discurso freudiano emerge el niño como sujeto. En adelante, a pesar de las fuertes resistencias culturales y subjetivas, el niño será reconocido como portador de una sexualidad y de un saber sobre ella. Saber que construye en sus intercambios con los otros y con su imaginación. Paradójicamente, indaga a los otros sobre su sexualidad porque sabe de ella. Sabe y quiere saber sobre sus propios orígenes —es decir, sobre los misterios de la procreación, esto es, de la vida—, la forma de advenir al mundo, sobre el placer propio y el de sus padres; y, contra toda evidencia, se aferra a la indiferenciación sexual.

Décadas más tarde, Jean Piaget investigó las formas propias del pensar infantil. Ambos aportaron al conocimiento de la humanidad algo revelador: tanto el pensamiento como la sexualidad infantil explican y condicionan la sexualidad y el pensamiento adulto.

En la década de 1980, el niño se convirtió en objeto de protección del Estado y sus derechos quedaron consagrados en el decálogo de derechos del niño.

Entre éstos se encuentra el del cuidado de la persona y la protección contra toda forma de abuso y maltrato corporal y psicológico.

Ya en la década de 1990, la concepción sobre la infancia dio un salto cualitativo: la Convención Internacional de los Derechos del Niño los colocó como sujetos de derecho, con libertad de expresión y de palabra.

De objeto a sujeto pleno de derechos, con un cuerpo propio, que siente, juega y piensa, el niño de nuestra época se hace un lugar en el pensamiento adulto.

Es nuestro deber velar por su protección y su pleno desarrollo.

Este niño, a diferencia del que aparece en el retrato de Bronzino, luce ropas cómodas, que le permiten moverse libremente, y son acordes con su edad.

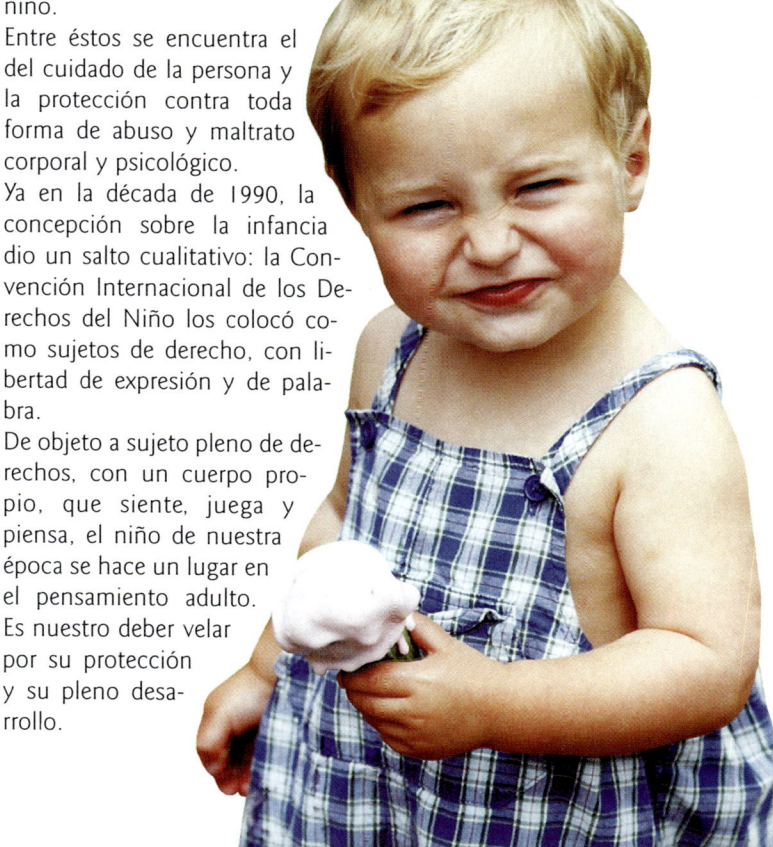

El desarrollo psicosexual

La sexualidad se desarrolla a lo largo de toda la vida. Conocer sus diferentes manifestaciones nos ayudará a comprender mejor las relaciones afectivas de nuestros hijos.

Los niños tienen sexualidad

Sigmund Freud es el máximo representante y fundador de la corriente psicoanalítica; sus estudios arrojaron verdadera luz sobre los procesos psicológicos y dieron a la sexualidad un lugar fundamental en la vida humana. Freud puso ante el mundo una verdad ocultada durante siglos: los niños también tienen sexualidad y las primeras experiencias afectivas marcan a fuego la vida de un sujeto. Para comprender mejor su desarrollo es importante entender lo que Freud denominó *pulsión*. La **pulsión** es un concepto fronterizo entre lo biológico y lo psicológico, y podría definirse como un **impulso energético**, empuje y motor que orienta al organismo hacia una finalidad.

Tres elementos se distinguen en el concepto de pulsión: la **fuente u origen**, que es un estado de excitación interno; la **finalidad** (supresión de ese estado de tensión), y el **objeto**, que es el instrumento por el cual se obtiene la satisfacción. La pulsión es una entidad que se supone existe detrás de las necesidades y las actuaciones de cada uno de nosotros. Freud denominó **libido** a las pulsiones cuya energía tiene un origen sexual que recubre al yo de la persona y a las relaciones con los demás. Más tarde, Freud vinculó la libido a la pulsión que denominó **de vida**, fuerza constructiva que le permite al ser humano desarrollarse, y también relacionarse afectivamnete con los otros. La libido se manifiesta de maneras distintas, no sólo en las relaciones afectivas, pues, modificada, es fuente del pensamiento, de la ciencia, del arte y, por extensión, de las actividades vitales del hombre.

Así podemos entender que, para el psicoanálisis, la sexualidad es la **dimensión constitutiva** de la persona.

La pulsión se desarrolla

Dijimos que la fuente originaria de la pulsión es orgánica. La maduración corporal de una persona hace que la pulsión también se desarrolle. Esta determinación biológica actúa durante toda la vida de la persona y se manifiesta sobre todo en las etapas de grandes cambios corporales (infancia, pubertad, menopausia, vejez). Podemos decir que existe una cronología y un encadenamiento de **estadios piscosexuales**.

Para entender los estadios de desarrollo de la sexualidad debemos considerar otro concepto importante: el de **zonas erógenas**. Las zonas erógenas son las **regiones del cuerpo cuya estimulación condiciona la satisfacción libidinal**. En ellas se experimenta el nivel de tensión y se obtiene placer. La zona erógena dominante cambia con la edad y el crecimiento del organismo. También en cada estadio se modifican las relaciones consigo mismo, con los demás y con los objetos.

El estadio oral

Este estadio corresponde a los **primeros seis meses de vida**. La boca es la zona erógena por excelencia y el modo de aproximación al mundo es la **incorporación**. Incluye la succión, por medio de la cual

Durante el estadio oral, investigan el mundo a través de su boca.

Impulso o deseo sexual.

> "Freud denominó libido a las pulsiones cuya energía tiene un origen sexual que recubre al yo de la persona y a las relaciones con los demás."

el recién nacido incorpora la leche materna, y todas las estimulaciones sensoriales que le llegan generan una intensa satisfacción libidinal. Cuando el niño está nervioso, tenso, ansioso, disminuye la sensación desagradable procurándose una satisfacción autoerótica: el bebé aprende rápidamente a succionar su pulgar o alguna otra parte de su cuerpo.

El **estadio oral tardío** se extiende desde los **seis a los doce meses**. La aparición de los dientes marca la sustitución de la succión por el **morder**. El niño siente satisfacción al morder a la vez que sus desarrollos motrices se hincan cada vez más en la realidad.

En relación con los demás, la conducta típica de este estadio la constituyen el tomar y el guardar. La tensión proveniente del surgimiento de los dientes lleva a que el niño necesite morder más, y lo pone en el conflicto de succionar el pecho materno y morderlo, lo que trae como consecuencia que su madre lo aleje del pecho. A esto se agrega la inminencia del destete. Aun cuando el ambiente sea comprensivo y contenedor, no se puede evitar el conflicto. El dolor que producen los dientes al salir y el conflicto con su madre introducen al niño en un estado de confusión que lo lleva a sentir que la unión con su madre está rota.

La unión con el objeto de amor (el pecho materno) marca también la destrucción del vínculo; por eso decimos que el niño se encuentra en una posición **ambivalente.**

El estadio anal

Algunos autores lo denominan *sádico anal*, y se extiende entre el **segundo y tercer año de vida**. Las tensiones tienen una principal forma de descarga: la **defecación**. No olvidemos que éste es el momento de iniciar el proceso de control de esfínteres, que señala un importante hito en la independencia del niño. Pero en este paso a la independencia se producen conflictos importantes y oposiciones al adulto. Para Freud, la satisfacción libidinal está unida a la **evacuación y a la excitación de la mucosa anal**, que puede ser aumentada por medio de la retención. Esta es una etapa marcada por lo que los psicoanalistas denominan **ambivalencia**. Las relaciones del niño se encuadran en el amorodio, posesión-no posesión de los objetos.

Son muy comunes los ataques de ira, las rabietas, los puntapiés y las expresiones de oposición al mandato adulto.

Lo importante aquí es entender que esto es parte de un proceso normal de desarrollo y que con estas actitudes el niño está aprendiendo sus límites y los límites que el mundo adulto le impone. En esta etapa, a los niños les gusta estar sucios, se manchan con barro, meten las manos en el polvo, les gusta jugar con arena y agua. Debemos saber que estas actividades son placenteras porque se asocian a la satisfacción libidinal de expulsar las heces, por eso el niño experimenta gran placer al ensuciarse. Muchas veces los padres prohíben al niño estas activida-

CONDUCTAS FEMENINAS Y MASCULINAS

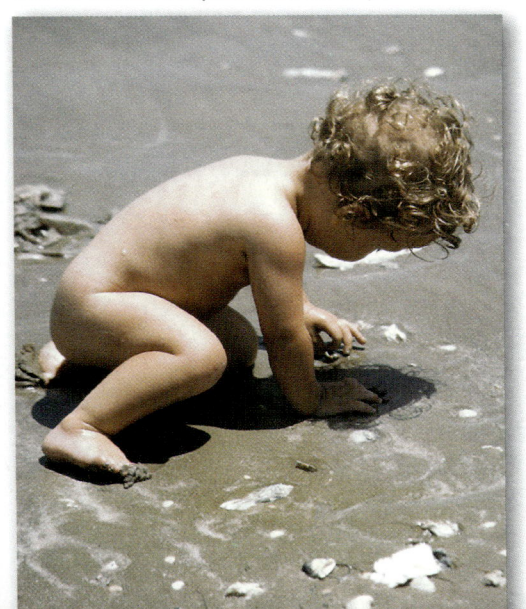

Como en este momento el género del niño no está definido (pues el género no sólo depende del condicionamiento biológico que indica que se es hombre o mujer), será común que adopte conductas femeninas y masculinas indistintamente. Esto no debe causar preocupación, ni es un indicador de que haya confusión en el niño, sino que todos lo vivimos en alguna etapa de nuestro desarrollo, que luego es superada.

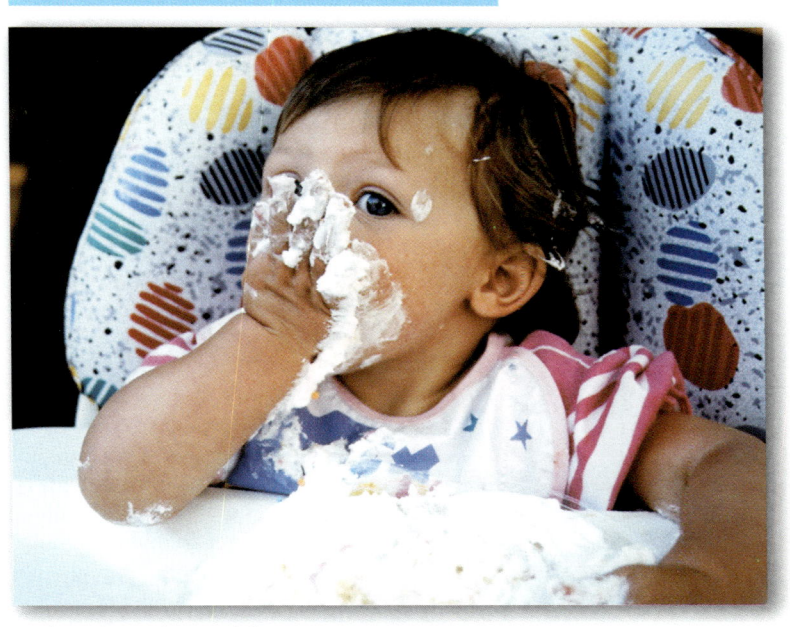

Jugar con arena y agua es una actividad placentera para los niños que están en la etapa anal, pues lo asocian a la satisfacción libidinal de expulsar las heces.

des, que quedan asociadas a cosas feas y sucias. Es necesario reflexionar y permitir a los niños que puedan ensuciarse en determinados momentos, porque prohibírselo puede originar inhibiciones en el desarrollo afectivo y relacional. No estamos diciendo que el niño deba permanecer sucio, sólo que es parte del crecimiento disponer de un espacio para ensuciarse, para luego proceder a darse un lindo y divertido baño.

El estadio fálico

Se ubica entre los **tres y los cinco años**. Los órganos genitales —el pene en el varón y el clítoris en la niña— se constituyen en las zonas erógenas. Las tensión se descarga por medio de la **masturbación**, acompañada de fantasías. Se constituyen en este momento las relaciones amorosas con los otros, propias de la vida adulta. El complejo de Edipo —así llamado por el psicoanálisis— tiene una importancia fundamental en el desarrollo de las relaciones afectivas y marca principalmente la elección del objeto de amor.

De este tema nos ocuparemos con mayor detalle más adelante. Sólo señalaremos aquí la importancia de estos años en la vida de cada uno de nosotros.

Del período de latencia a la sexualidad adulta

Corresponde a un debilitamiento de la fuerza impulsiva, determinada por el peso de la cultura. Es la sociedad la que les señala al niño y a la niña que no pueden enamorarse de la madre o del padre y que deben relacionarse con otros individuos ajenos al grupo familiar. Ante sus deseos, el niño construye diques de **moralidad**, y la energía sexual es canalizada hacia otras actividades, como el estudio, el deporte y el arte. Por eso es la etapa propicia para la enseñanza sistemática.

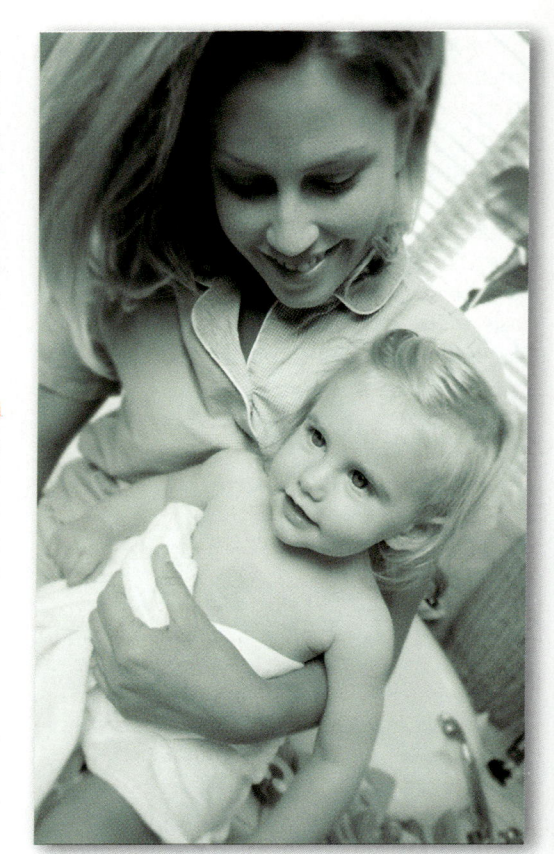

En la pubertad, el desarrollo corporal volverá a colocar al niño en un conflicto importante. Hacia el final de la adolescencia, las satisfacciones parciales (orales, anales, genitales) no desaparecen, pero quedan subsumidas en la forma de **sexualidad adulta**: la satisfacción sexual por medio del coito.

Estimulación de los propios órganos sexuales. La masturbación mutua se produce cuando ambos miembros de una pareja estimulan los órganos sexuales del otro.

La etapa propicia para la enseñanza sistemática de los niños es el período de latencia, pues sus impulsos sexuales se canalizan hacia otras actividades.

EDUCACIÓN DE LOS IMPULSOS

Es necesario aclarar que el desarrollo de los impulsos sexuales no se produce solo ni es interno a los sujetos; nada más alejado de la realidad. El desarrollo se produce en un marco cultural y en un mundo adulto: la acción del ambiente es la que modela y da forma a los impulsos del niño.

De perversos polimorfos —como Freud llamó a los niños por considerar que en su nacimiento son sólo impulso e instinto— la cultura nos constituye en sujetos humanos, con conductas apropiadas para la vida social.

Fijaciones y problemas de desarrollo

Si el desarrollo de estas etapas es coartado, el individuo puede progresar prematuramente o bien regresar a una etapa anterior, más segura para sí. A este mecanismo Freud lo denominó **fijación**. En la fijación, el sujeto tiene tendencia a utilizar formas de actuar propias de ese período, aunque ya lo haya abandonado, en momentos de angustia o conflicto. Este retorno juega para el psicoanálisis un importante lugar en la gestación de enfermedades como la **psicosis** (si la regresión se hace a una etapa muy primitiva, por ejemplo la oral) o la **neurosis obsesiva** (si la fijación es anal).

> "La tendencia a comer excesivamente se relaciona con la satisfacción oral; otras conductas, como fumar, por ejemplo, también se relacionan con esta satisfacción."

Características de la personalidad

Para las escuelas psicoanalíticas, el desarrollo psicosexual conforma nuestro carácter.

Así, la tendencia a comer excesivamente se relaciona con la satisfacción oral; otras conductas, como fumar, por ejemplo, también se relacionan con esta satisfacción.

Es posible observar manifestaciones de la conducta del estadio anal en las personas con características impulsivas, que dicen contenerse hasta estallar.

Este contenerse, "tragarse" las cosas, habla de la retención-expulsión propia de esta etapa. También la timidez, la reserva, la tacañería, la suciedad o, por el contrario, la obsesión por la limpieza. El hecho de gastar todo lo que se tiene o más también se asocia, para el psicoanálisis, con esta necesidad de expulsar y soltar, propia de este estadio.

EL PADRE DEL PSICOANÁLISIS

Sigmund Freud, uno de los más grandes teóricos y científicos de la historia contemporánea, nació en Freiberg (actual Príbor, República Checa), el 6 de mayo de 1856, y se educó en la Universidad de Viena. Cuando apenas tenía tres años, su familia, para huir de la persecución antisemita que entonces se producía en Freiberg, se trasladó a Leipzig; poco tiempo después, se instaló en Viena, donde Freud residió la mayor parte de su vida.

Aunque su ambición desde niño había sido dedicarse al ejercicio del Derecho, Freud se decidió a estudiar Medicina justo antes de entrar en la Universidad de Viena, en 1873.

Ya durante el tercer curso, Freud comenzó a investigar el sistema nervioso central de los invertebrados, en el laboratorio de fisiología que dirigía el médico alemán Ernst Wilhelm von Brücke. Estas investigaciones neurológicas fueron tan absorbentes que Freud descuidó sus obligaciones académicas, y tardó tres años más de lo habitual para obtener su título en Medicina.

En 1881, después de cumplir un año de servicio militar obligatorio, finalizó su carrera. Sin embargo, no quiso abandonar el trabajo experimental y permaneció en la universidad como ayudante en el laboratorio de fisiología. En 1883, presionado por Brücke, se vio obligado a abandonar la investigación teórica.

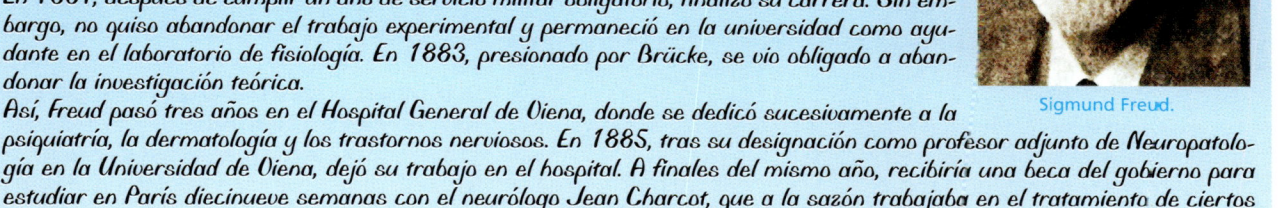

Así, Freud pasó tres años en el Hospital General de Viena, donde se dedicó sucesivamente a la psiquiatría, la dermatología y los trastornos nerviosos. En 1885, tras su designación como profesor adjunto de Neuropatología en la Universidad de Viena, dejó su trabajo en el hospital. A finales del mismo año, recibiría una beca del gobierno para estudiar en París diecinueve semanas con el neurólogo Jean Charcot, que a la sazón trabajaba en el tratamiento de ciertos trastornos mentales mediante la hipnosis, en el manicomio de Salpêtrière, del que era director.

Los estudios que Freud hizo con Charcot, centrados en la histeria, encauzarían definitivamente sus intereses hacia la psicopatología, el estudio científico de los trastornos mentales.

En 1886, Freud se estableció como médico privado en Viena, y se especializó en los trastornos nerviosos. Sufrió una fuerte oposición de la clase médica vienesa por su defensa del punto de vista de Charcot acerca de la histeria y el uso de la hipnosis, entonces considerada como un enfoque poco ortodoxo.

A partir de su experiencia clínica, Freud construyó una nueva y fundamental teoría psicológica.

La principal contribución de Freud fue la adopción de una perspectiva radicalmente novedosa para comprender la personalidad humana, al demostrar la existencia y el poder de lo inconsciente. Además, fundó una nueva disciplina médica e instituyó procedimientos terapéuticos básicos que, más o menos modificados, aún se aplican en el tratamiento (mediante psicoterapia) de las neurosis y, parcialmente, de las psicosis. Aunque nunca disfrutó en vida de un reconocimiento unánime, y ha sido a menudo cuestionado desde entonces, Freud es indudablemente uno de los grandes intelectuales del mundo contemporáneo.

Entre otros de sus trabajos hay que destacar *Tótem y tabú* (1913), *Más allá del principio del placer* (1920), *Psicología de masas* (1920), *El yo y el ello* (1923), *El malestar en la cultura* (1930), *El porvenir de una ilusión* (1927), *Introducción al psicoanálisis* (1933), y *Moisés y el monoteísmo* (1939). Cuando los nazis ocuparon Austria, en 1938, Freud se trasladó con su familia a Londres, donde falleció el 23 de septiembre de 1939.

Sigmund Freud.

Teorías sexuales infantiles

En algún momento de la infancia, los niños comienzan a percibir la diferencia de sexos y a darse explicaciones originales sobre las diferencias anatómicas, que ni les enseñaron ni aprendieron. Verdaderas teorías sexuales, Freud asombró al mundo al descubrir este pensamiento infantil, que cumple un papel muy importante en su desarrollo sexual.

Las teorías sexuales infantiles

En 1922, Freud concluye sus aportaciones a la teoría sexual desarrollada en los *Tres ensayos* con la afirmación de que, si bien en los años infantiles existe también una elección de objeto, no llega a haber una primacía de los genitales, una organización genital que subordine las pulsiones parciales que caracterizan a las llamadas *organizaciones pregenitales*.

Poco después, esta afirmación resultaría del todo insuficiente. En realidad, la afinidad entre la vida sexual infantil y la del adulto es mucho más amplia y no se limita a la elección de objeto. Pues, si bien no se llega a una síntesis perfecta de las pulsiones parciales bajo la primacía de los genitales, el interés por los genitales y su actividad alcanza una importancia apenas inferior a la de la edad adulta.

El desconocimiento de la vagina, del líquido seminal y del proceso de la gestación hacen fracasar todas sus investigaciones y le impiden al niño la constitución de una organización genital completa, como la que se lleva a cabo en la pubertad. No obstante, es en virtud de las teorías sexuales infantiles como el sujeto evoluciona en su particular investigación de los problemas que la sexualidad le ofrece.

La **primera y más importante de las teorías sexuales infantiles** es la que Freud denominó **supremacía universal del falo**.

Por esta fantasía, el niño cree que hombres y mujeres tienen como órgano genital el pene. En esta fase, la **fálica**, los niños y las niñas sólo admiten el masculino como órgano genital para ambos sexos.

Debido a esta teoría, que atribuye a todos los seres animados e inanimados órganos genitales análogos, las diferencias externas que el niño percibe entre el hombre y la mujer no pueden ser asociadas a una diversidad de sus órganos genitales.

Cuando el niño, por azar, observa en una hermana o una prima los genitales femeninos, se inicia en el descubrimiento de que el falo no es un atributo común a todos los seres semejantes a él. Ante la primera percepción de la au-

De acuerdo con la teoría infantil de la supremacía del falo, niños y niñas sólo admiten el masculino como órgano genital para ambos sexos.

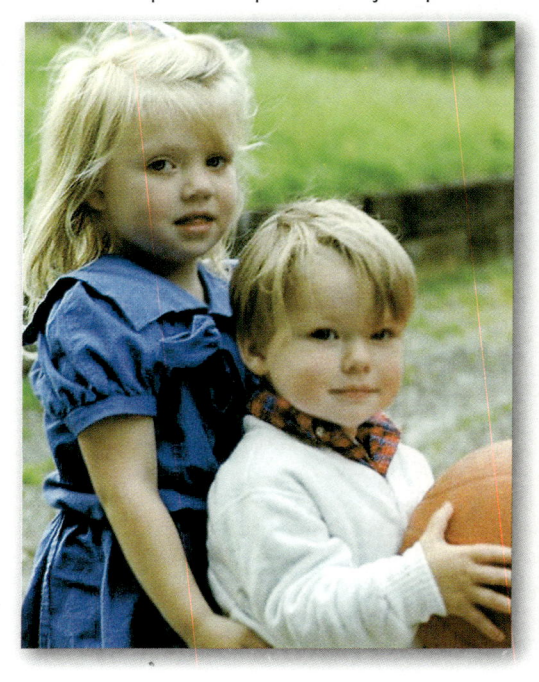

"Cuando se cuestione el nacimiento y el origen de los niños, el niño descubrirá que sólo las mujeres pueden parir y, por tanto, dejará de atribuirle a la madre un miembro viril."

> *"Sólo al final de la evolución, durante la pubertad, la polaridad sexual coincide con lo masculino y lo femenino."*

sencia de pene en las niñas, como ocurre con cualquier investigador que advierte que su teoría es refutada, niega esa falta, cree ver el miembro y salva la contradicción entre la observación y sus prejuicios alegando que el órgano es todavía muy pequeño y que seguramente ya le crecerá.

Posteriormente llega a la conclusión de que la niña debía poseer un miembro análogo al suyo, del cual ha sido despojada. Esta teoría sexual infantil supone que la niña es un niño castrado. La carencia de pene es interpretada, entonces, como el resultado de una castración, y surge entonces en el niño el temor de sufrir la misma mutilación.

Que en esta fase no haya distinción entre hombre y mujer quiere decir que la organización genital infantil tiene lugar del mismo modo para los niños y para las niñas. El complejo de castración es igual para ambos: en el niño se vive como amenaza y en la niña, como un hecho cumplido.

Sin embargo, no hay que creer que el niño generaliza rápidamente su observación de que algunas personas femeninas carecen de pene. Como hemos visto, semejante generalización se ve entorpecida por la hipótesis que atribuye la carencia de pene a una castración primitiva. Según sus teorías sexuales, sólo algunas personas femeninas indignas, culpables de impulsos incestuosos como los suyos, han sido despojadas de los genitales. Las mujeres respetables, como su madre, conservan el pene. La feminidad, en esta fase de la investigación infantil, no coincide aún con la falta de miembro viril.

Cuando se cuestione el nacimiento y el origen de los niños, el niño descubrirá que sólo las mujeres pueden parir y, por tanto, dejará de atribuirle a la madre un miembro viril. Sin embargo, no llegará a esa conclusión sin complicadas teorías que expliquen la sustitución del pene por un niño. La función de los genitales femeninos en la reproducción sólo se descubre posteriormente, pues el pequeño investigador imagina que los niños se desarrollan en el intestino materno y son paridos por el ano. Esta hipótesis, conocida como teoría de la cloaca, dura más que el período sexual infantil.

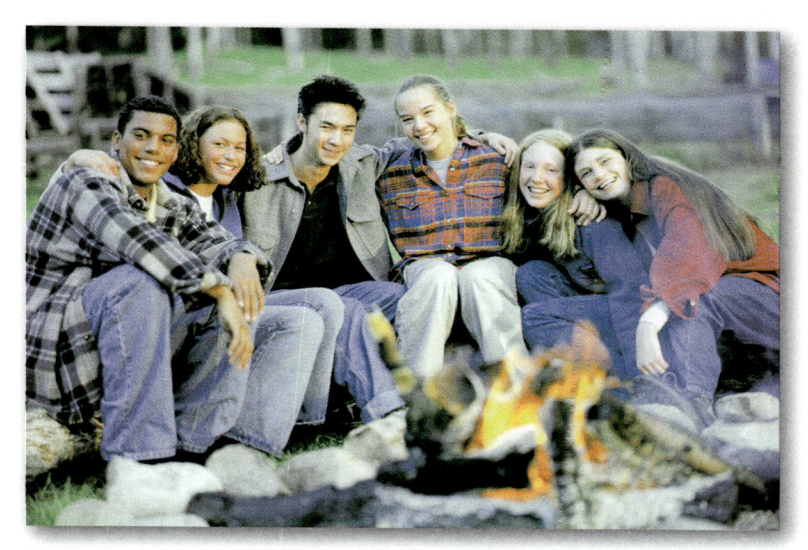

La heterosexualidad

Durante la evolución de la sexualidad infantil, la polaridad sexual masculino-femenino sufre diversas transformaciones. En el estadio de la organización pregenital sádico-anal no puede hablarse aún ni de masculino ni de femenino, sino que predomina la antítesis activo-pasivo.

En el estadio de la organización genital infantil hay ya un masculino, pero no un femenino. Como hemos visto, la antítesis es aquí genital masculino o castrado. Sólo al final de la evolución durante la pubertad, la polaridad sexual coincide con lo masculino y lo femenino. Lo masculino comprende entonces el sujeto, la actividad y la posesión del pene. Lo femenino integra el objeto y la pasividad, y la vagina es reconocida como albergue del pene, y viene a heredar al seno materno. Hombre y mujer, masculinidad y feminidad, señala Freud, son dos construcciones teóricas de contenido incierto, que nunca se hallan en estado puro en ningún sujeto.

La **heterosexualidad** es lo que distingue a la sexualidad adulta. Sólo la asunción de la castración permite tener una sexualidad distinta de la de las organizaciones sexuales infantiles. Frente a las teorías sexuales infantiles, la teoría sexual adulta construye la diferencia como heterosexualidad.

La pubertad es el momento en el que las niñas y los niños incorporan definitivamente la diferenciación de los sexos en femenino y masculino.

Relación erótica entre individuos de sexo opuesto.

¿Me dejan jugar?

A través del juego, los niños intentan representar la realidad e introducirse en el mundo adulto. Es normal que el juego incluya, a veces, la dimensión de los afectos y la sexualidad. ¡No nos asustemos! Investiguemos para descubrir todos los porqués del tema.

Jugando se aprende

Como hemos analizado anteriormente, la sexualidad humana no está determinada biológicamente y se desarrolla a lo largo de toda la vida.

Un niño pequeño no esta preparado física ni psicológicamente para la reproducción; sin embargo le pide casamiento a su vecinita, y juega a tener hijos y formar una familia.

Los **juegos simbólicos** se caracterizan por jugar a "hacer como si fueras". En estos juegos, los niños representan actitudes, gestos y funciones del mundo adulto. El juego les permite ir aproximándose a él y, en el caso que nos ocupa, al futuro rol sexual (representado en los juegos por ser el padre o ser la madre). La actividad lúdica constituye un recurso por medio del cual el pequeño se prepara para que, cuando su desarrollo se lo permita, el juego se vuelva realidad.

¿Los dejamos jugar?

Muchas veces, y principalmente en la primera infancia, los juegos incluyen explorar los cuerpos, mostrarse los órganos genitales, espiar. Para los niños es una manera de descubrir un mundo desconocido: su cuerpo y el de los demás, y reconocer las diferencias sexuales entre hombres y mujeres, ya que, recordemos, para un niño pequeño no existe diferenciación sexual aun cuando su percepción le indique lo contrario. Muchas veces, los adultos sienten miedo ante dichos juegos. Esto sucede porque se los connotan con intenciones y sentidos del mundo adulto. Para los niños son juegos; para los adultos, actividades peligrosas y prohibidas. Si los papás viven de esta manera las acciones de sus hijos, los niños se sentirán culpables y no sabrán manejar la situación.

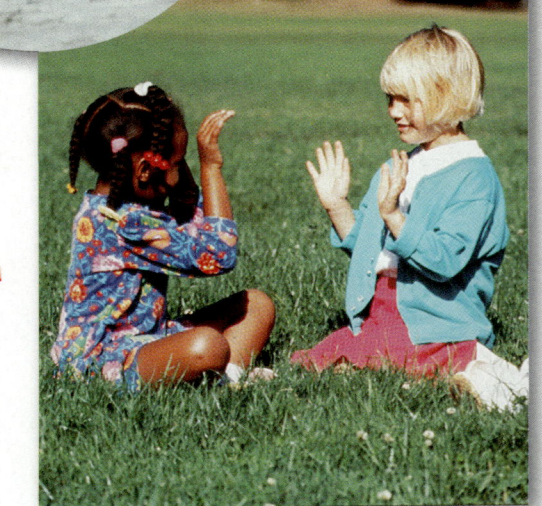

> *"La actividad lúdica constituye un recurso por medio del cual el pequeño se prepara para que, cuando su desarrollo se lo permita, el juego se vuelva realidad."*

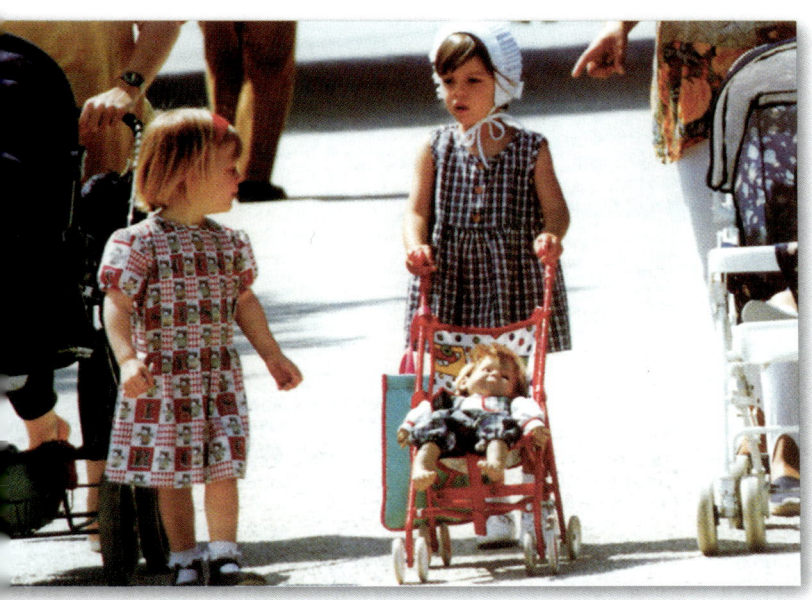

A través de sus juegos, los niños representan actitudes de los adultos, que los preparan para su madurez.

Pueden reaccionar de diferentes formas: reprimir el juego, ocultarlo o incrementar la atención sobre aquello que es prohibido.

La etapa escolar y los enamoramientos

¿Quién no se ha enamorado de su maestra o profesor alguna vez? En la etapa escolar, los niños se encuentran atravesando la latencia; aún así, se producen situaciones de enamoramiento de algunos adultos, en general profesores y maestros.

> "Para los niños es una manera de descubrir un mundo desconocido: su cuerpo y el de los demás, y reconocer las diferencias sexuales entre hombres y mujeres."

El psicoanálisis explica estos fenómenos como un proceso al que se denomina **identificación**. El niño identifica en esa maestra o ese profesor rasgos maternos o paternos, y los transfiere a esta persona. De ese modo, los educadores son depositarios del amor parental. Conforme los niños van creciendo, este primer amor queda grabado con afecto y ternura.

En la etapa escolar aparecen otros juegos que se relacionan con la vida afectiva: los prepúberes realizan juegos de preguntas y respuestas en los que introducen cuestiones sobre enamoramientos y relaciones, y también otros de *prendas* que consisten en darse besos, y en muchos países existe un juego muy tradicional como el del cuarto oscuro (encerrarse en grupo en una pieza sin luz y tratar de adivinar quién se esconde ahí). En este juego aparecen dos elementos relacionados fuertemente con la sexualidad: el cuarto, como lugar prototípico de la escena sexual, y la oscuridad, sinónimo de privacidad.

Es bastante frecuente que los niños se enamoren de maestros o profesores, en quienes depositan el amor parental.

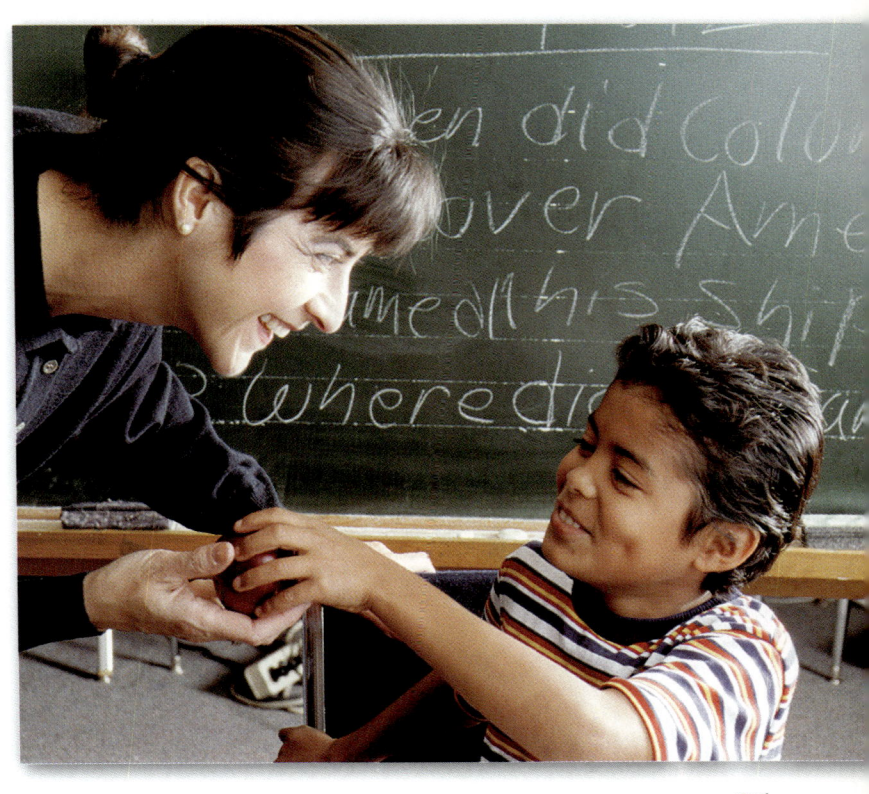

ALGUNOS CONSEJOS

- *Tomemos los juegos como signo de crecimiento e investigación de los niños.*
- *Revisemos nuestros propios prejuicios y sentimientos hacia los juegos. La manera en que cada adulto vivió y vive su sexualidad condiciona sus reacciones ante la sexualidad de sus hijos. Antes de actuar es bueno repensar la propia historia.*
- *Intervengamos en los juegos sólo si en ellos aparecen signos de violencia o alguno de los niños se ve angustiado o incómodo.*
- *Pongamos mucha atención a los juegos que muestren excesivamente escenas sexuales que los niños no podrían reproducir a menos que las hubieran presenciado. Los niños abusados sexualmente pueden representar en los juegos este padecimiento y negarlo en sus dichos. Estemos muy alertas.*

El complejo de Edipo

En los primeros años, el niño busca afirmarse en su naturaleza biológica de varón o mujer. La situación edípica es el marco donde se desarrollarán estos importantes cambios. Investigando descubriremos cómo podemos ayudar a nuestro hijo en la resolución de este "conflicto".

Un poco de historia...

Según la mitología griega, **Edipo** era el hijo de *Layo* (rey de Tebas) y de *Yocasta*.
Cierto día, el oráculo le vaticinó a Layo que su hijo lo mataría y se casaría con su madre. Layo, espantado, abandonó a su hijo apenas nació. Pero, pese a las medidas drásticas que había tomado, la predicción se cumplió.
Es necesario aclarar que Edipo ignoraba quiénes eran su padre y su madre, pero cuando se enteró de su verdadero origen, comprendió la fatalidad de los hechos. Entonces, se arrancó los ojos y renunció al trono. Basándose en este mito, los psicólogos denominaron **complejo de Edipo** al "enamoramiento" del niño por su madre.
En el caso de la niña, este conflicto se denomina **complejo de Electra o Edipo** (también se lo llama así, con el fin de generalizar).
El nombre proviene del personaje legendario de la antigua Grecia, hija de *Agamenón* y de *Clitemnestra*. **Electra**, junto a su hermano *Orestes*, vengó el asesinato de su padre.

El origen del conflicto

En el período que va de los 3 a los 6 años, el niño se enfrenta con la difícil tarea de encontrar un lugar en la estructura familiar: su lugar de hijo y, por lo tanto, de tercero excluido en la relación de la pareja parental.
Descubre que el vínculo de sus padres es anterior a su propio nacimiento, él es producto de esta relación y no a la inversa, lo cual significa una herida narcisista y otra forma de concebir la familia. A través de la situación edípica, el niño busca afirmarse en su naturaleza biológica de varón o mujer y afrontar a sus padres.
Progresivamente, va logrando la construcción de su identidad sexual discriminándose y reconociendo el otro sexo. Tiene curiosidad por el propio cuerpo, siente deseos de mirar y de ser visto y elabora así sus propias teorías teñidas de fantasías.

La situación edípica en el varón

Entre los 3 y 5 años, el niño afirma cada vez más su naturaleza sexual y ese deseo lo inclina a una elección: el pequeño varón, por su madre, y la niña, por su padre.
A partir de este hecho, el niño comienza a competir con su progenitor para conseguir el amor de su madre "sólo para él".
En el período genital, el varón debe renunciar, al mismo tiempo, a la madre deseada y a eliminar al padre omnipotente.
Más adelante, el varón resuelve el *complejo de Edipo* por el temor fantasioso a la castración.
El niño, al dar por perdido el deseo por la madre inaccesible y admitir al padre prohibitivo, acepta lo que representa el padre.

La situación edípica en la mujer

La niña ingresa a la situación edípica cuando vivencia el complejo de castración. La pequeña comienza a explorar sus órganos genitales y a comparar; así descubre que existen dos sexos diferentes. Ella siente que algo le falta *(comple-*

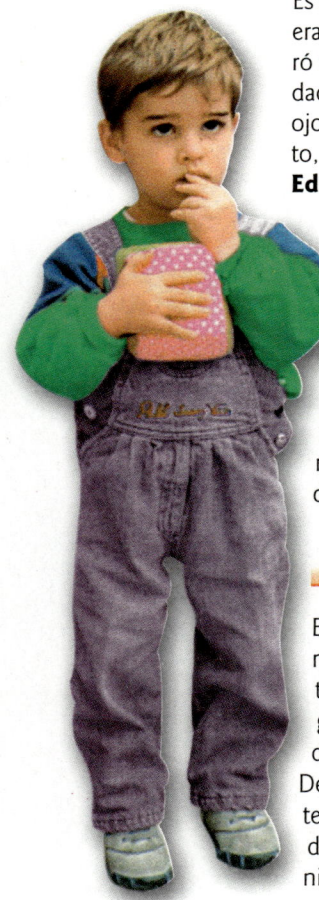

jo de castración), se siente inferior igual que su madre (por eso muestra hostilidad hacia ella) y se acerca a su padre que posee "eso" que a ella le falta. Esta relación también está influenciada por lo que los psicólogos denominan *"envidia del pene"*.

El padre representa el objeto de deseo y, a la vez, el símbolo de la autoridad prohibitiva. De allí resulta que el conflicto edípico femenino sea diferente al del varón, no sólo por la elección de la pareja, sino también por la naturaleza de los lazos que los unen.

La fuerza de la autoridad paterna y la ausencia de agresividad amenazadora son fundamentales para ayudar a la pequeña a resolver las tensiones de la situación edípica triangular.

Al sentir esta fuerza paterna como inaccesible a su deseo, la niña puede hacer su "renunciamiento".

Ella debe renunciar al padre y aceptar dejárselo a su madre. Estas operaciones se realizan en el plano inconsciente, donde dominan los valores simbólicos.

El valor educativo

Las renuncias impuestas por la situación edípica tienen un importante valor educativo: obligan al niño a renunciar al pasado y a las actitudes parasitarias y posesivas de la primera infancia. Si el niño no pudiera desligarse, permanecería fijado a la imagen materna. El pecho seguiría siendo el símbolo permanente de su relación sexual. Su fijación sería el retorno al vientre materno y, en consecuencia, regresión y huida de la vida.

La prohibición del **incesto**, al clausurar este retorno al pasado, es la condición esencial del desarrollo posterior del niño.

A través de la situación edípica, los padres y su intimidad son considerados como más exteriores y fuera de la omnipotencia mágica del deseo; de este modo el niño llega a la relación y al **pensamiento objetivo**, pero pierde al mismo tiempo la seguridad de la posesión subjetiva.

La resolución del conflicto

En el período genital, los niños pueden y deben salir de sí mismos y de sus procesos posesivos anteriores, para resolver así esta situación.

Inconscientemente, admiten la relación sexual del padre y la madre, y, por lo tanto, la supremacía del padre sobre ellos.

Se sitúan entonces en la cadena de las generaciones.

Toda esta serie de aceptaciones y renunciamientos angustiosos sólo pueden ser soportados si el **yo** de cada niño está bastante fuerte por la seguridad que brindan el amor y la ternura que liga a sus padres con él. (Por supuesto sólo si este amor es sano, es decir, ni posesivo ni agresivo.) La resolución del conflicto se debe en gran medida al súper-yo del niño, al principio del deber que es, en definitiva, quien impone las normas.

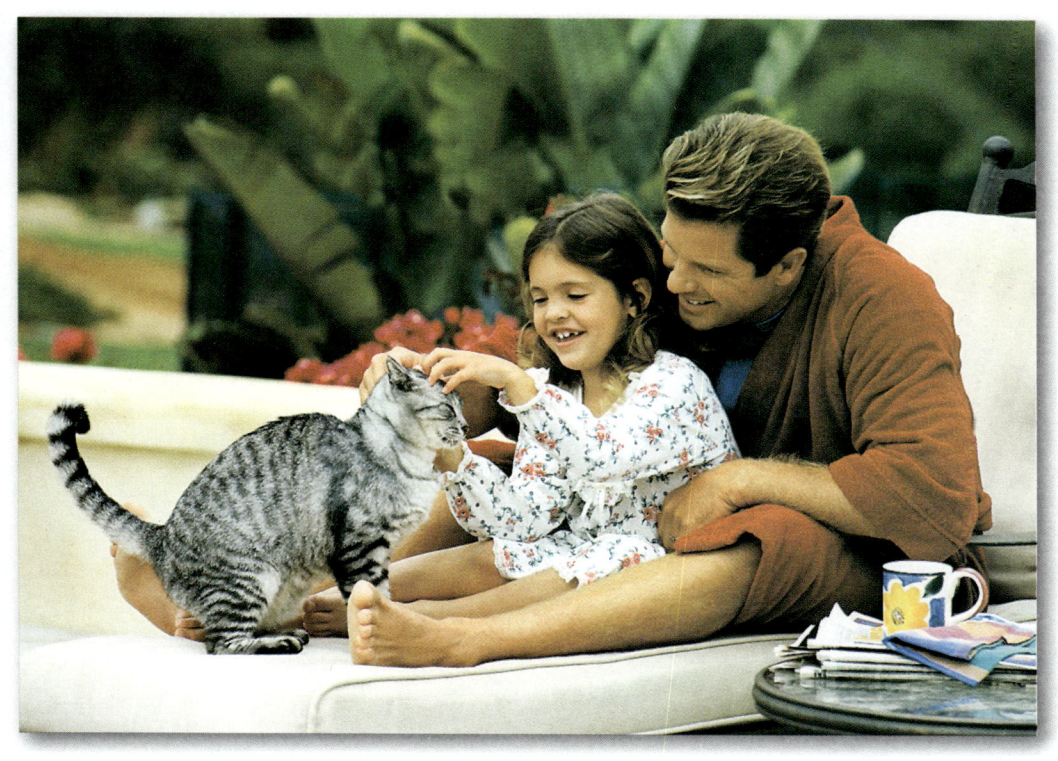

Relaciones sexuales (heterosexuales u homosexuales) entre parientes muy cercanos, por ejemplo, entre padre e hijo, o entre hermanos.

En psicología, el "enamoramiento" de las niñas por su padre se denomina complejo de Electra.

¿Dormir con los padres?

Es común que los niños pequeños intenten dormir en la cama matrimonial. En estas líneas entenderemos el por qué de sus deseos y la importancia de ponerles límites.

¿Puedo dormir con ustedes?

Dormir en la cama de los papás, en medio de ellos, es uno de los objetivos más acariciados de todo hijo o hija. Si se los mira con atención, se descubre en ellos una especie de fascinación cuando saben que existe una oportunidad de hacer realidad su anhelo, e igualmente una fuerza casi irresistible que se torna más imperativa cuantos más obstáculos descubren en el camino que los lleva al lugar de sus deseos y que saben está prohibido. Como se trata de una de las expresiones típicas de la sexualidad infantil, **dormir con la mamá y el papá les produce un placer comparable a la experiencia de mamar el pecho materno**, hasta el punto de que recurren a toda clase de subterfugios con tal de conseguir su objetivo.

Desde luego, se trata de estrategias, en su mayoría inconscientes, de las que nadie se percata y que poseen la fuerza suficiente como para hacer realidad el deseo. El miedo a la oscuridad, los sueños de angustia, el frío, ciertos trastornos físicos como dolor de cabeza o de estómago... Todo les sirve de excusa para que la mamá los lleve a su cama. La mayoría de los niños se acerca, paso a paso, sin hacer el menor ruido, y se introduce en la cama ajena, como quien sabe que hace lo indebido. Muchos padres se hacen los distraídos y, fingiendo que están dormidos permiten que lo hagan, porque piensan que no hay nada de malo en ello.

"Cada escena de amor que presencian en la televisión incrementa las sospechas de que sus papás hacen lo mismo cuando los sacan del dormitorio."

El sentido del deseo

Sin embargo, en la estructura sexual de los pequeños pasan cosas que sólo ellos perciben y

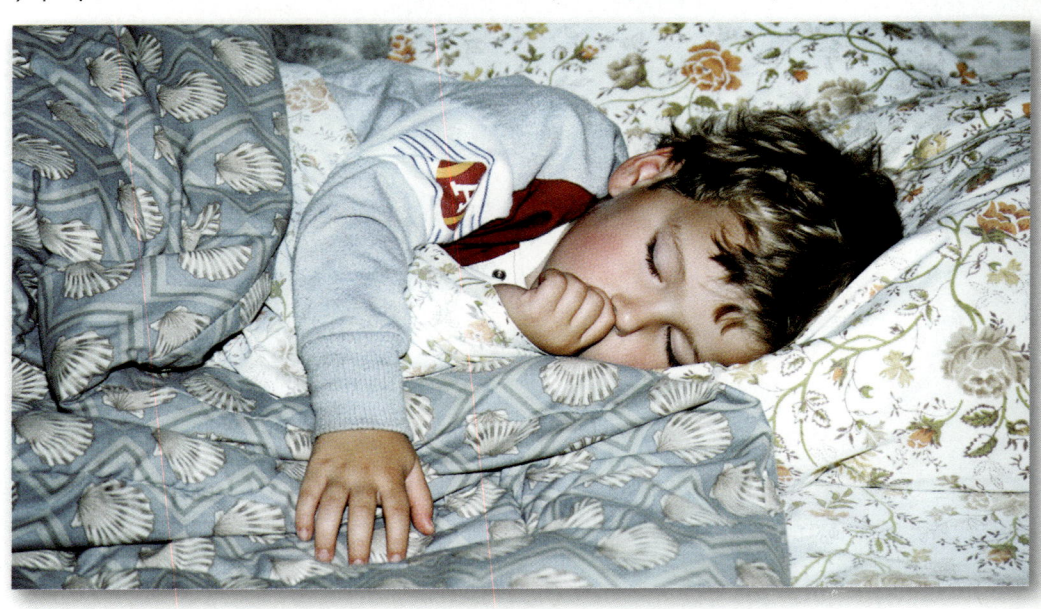

Es importante que el niño tenga su habitación y que se acostumbre a conciliar el sueño en su propia cama y no en la de los padres.

> "Es importante enseñarle al niño a golpear a la puerta del dormitorio de los demás integrantes de la familia antes de entrar, y que los padres hagan lo mismo cuando deseen ingresar al dormitorio del niño."

viven, y que no dejarán de actuar más tarde.

La cama matrimonial es exclusiva de la pareja, pues representa el lugar privilegiado para dar curso a las expresiones más íntimas de la sexualidad, del deseo y del goce de los cuerpos. Ello implica y exige privacidad.

Desde muy pequeños, niñas y niños intuyen que algo especial acontece en la cama de sus padres y de lo cual se sienten excluidos. Aun antes de que la palabra les permita alcanzar mayores sentidos, la televisión se encarga de fomentar sus fantasías, y de colmarlos de explicaciones y de deseos.

Cada escena de amor que presencian en la televisión incrementa las sospechas de que sus papás hacen lo mismo cuando los sacan del dormitorio. Si la curiosidad se une al deseo, harán lo posible para estar allí, como testigos de un mundo fantástico que no entienden. La cultura humana se sostiene en una ley que representa el prototipo de toda norma y prescripción: es la **ley de la prohibición del incesto, que regula el deseo y las relaciones de la sexualidad**. La mamá, en primer lugar, y luego el papá, la hermana y el hermano, quedan como objetos prohibidos para el goce sexual. A esta ley deben sujetarse todos, niños y niñas, como requisito indispensable para organizar su sexualidad y su identidad dentro de los parámetros de la cultura. Pero debe ser señalada e impuesta por papá y mamá a cada hijo e hija mediante actitudes y posiciones claras y constantes respecto de la prohibición de participar de su vida privada, del ejercicio de su sexualidad, es decir, de su goce. De ahí la importancia de que hijos e hijas sean excluidos de la cama matrimonial.

La pareja debe recuperar la intimidad y eso implica la necesidad de que el niño se habitúe a estar en su cuarto.

¿DESDE QUÉ MOMENTO LOS NIÑOS PEQUEÑOS DEBEN DORMIR EN UN CUARTO SEPARADO?

Algunas mamás sienten que deben tener a sus pequeños un tiempo largo cerca de ellas; así pasan los meses y los bebés no dejan el cuarto matrimonial. Las mamás explican que son pequeños, que las necesitan, que no los oirán si lloran, que el cuarto no está preparado...

¿Cuál es el momento indicado para que los niños dejen el dormitorio matrimonial?

No hay prescripciones para decidirlo. La unión que se produce entre madre e hijo es tan profunda en los primeros días de vida que cada una es distinta y tiene sus tiempos. En esta decisión es fundamental la presencia del padre, que, progresivamente, va reconquistando la atención de la madre. Es importante tener en cuenta que los bebés no deben estar en el cuarto matrimonial cuando la pareja haya reanudado sus relaciones sexuales.

Si el bebé o el niño pequeño experimenta temores o se despierta de noche, no es aconsejable pasarlo de cama para calmarlo. Lo mejor para él es permanecer en su cuarto durante un rato junto a él, hasta que pueda volver a conciliar el sueño. Es necesario explicarle al niño que ése es su lugar para descansar y que se lo acompañará sólo un momento hasta que retome el sueño. Si los padres ceden por angustia o por cansancio, el niño se habituará a dormir en la cama matrimonial y será difícil el despegue. Además, no olvidemos que conciliar el sueño es también un hábito. Si el niño se encuentra en su cama antes de quedarse dormido (no en brazos o en un sillón), comenzará a habituarse a ella y sólo con acostarlo en ella se calmará y se dormirá. Es importante enseñarle al niño a golpear a la puerta del dormitorio de los demás integrantes de la familia antes de entrar, y que los padres hagan lo mismo cuando deseen ingresar al dormitorio del niño. Una actitud sana es aquella que mantiene los límites y la privacidad.

Algunas madres postergan el momento de que los hijos dejen el cuarto de los padres por temor a que lloren y no los oigan, por ejemplo.

La educación sexual

Desde hace algunos años, la educación sexual ha comenzado a ser un tema de debate. Aunque no sistemáticamente, los niños reciben siempre un modelo de educación sexual. Conozcamos sus características.

La educación sexual y la sociedad

Cada sociedad, así como cada etapa o momento histórico de esa sociedad, establece unas normas y unos valores dominantes, ya sea de manera explícita o de manera implícita, por las que se regirá la población en general, y con las que se pretenderá guiar los comportamientos de las personas.

Asimismo, dentro de una misma sociedad y, especialmente, de las que se consideran democráticas, pueden darse de forma conjunta y en convivencia, diferentes modelos de vida que encarnan y plantean distintas normas, con sus valores correspondientes, a la hora de incidir en las formas de vida y comportamientos de la población. Es decir que, en una misma sociedad, pueden coexistir diferentes colectivos sociales o diferentes grupos dentro de un mismo colectivo, que defienden y se rigen según distintas categorías de valores.

Y, a veces, estos mismos valores pueden ser contradictorios entre sí, verse enfrentados y entrar en conflicto entre ellos, ya que se basan en concepciones de la vida opuestas o alejadas unas de otras.

Por eso es difícil hablar de una educación sexual única y homogénea para todos.

Modelos de educación

Al-garaia (una sociedad de sexología española) diferencia cuatro modelos de educación sexual que nosotros haremos extensivos a la que se brinda no sólo en la escuela sino también en la familia.

- El modelo *reproductor estricto*, basado en un marco normativo fuertemente **prohibitivo**.
- El modelo *reproductor progresista*, basado en un marco normativo fundamentalmente **preventivo**.
- El modelo *permisivo-orgásmico*, basado en un marco normativo básicamente **permisivo**.
- El modelo *humanista*, basado en un **enfoque humano**, **integrador y respetuoso** de las personas.

El modelo reproductor estricto

El modelo **reproductor estricto** se basa en planteamientos fuertemente prohibitivos con respecto a este aspecto de la persona y de la vida. No se tienen en cuenta las dimensiones placentera y de comunicación que hoy en día se hallan tan ligadas al concepto de sexualidad.

Todo lo que escapa al estrecho margen de la penetración vaginal (evidentemente heterosexual), realizada en el marco del matri-

La sexualidad nos acompaña desde el momento de la concepción hasta el fin de la vida.

"Las relaciones sexuales previas al matrimonio son tildadas de conductas anormales y, en definitiva, todo lo que rodea a la sexualidad soporta el peso del tabú moral y social."

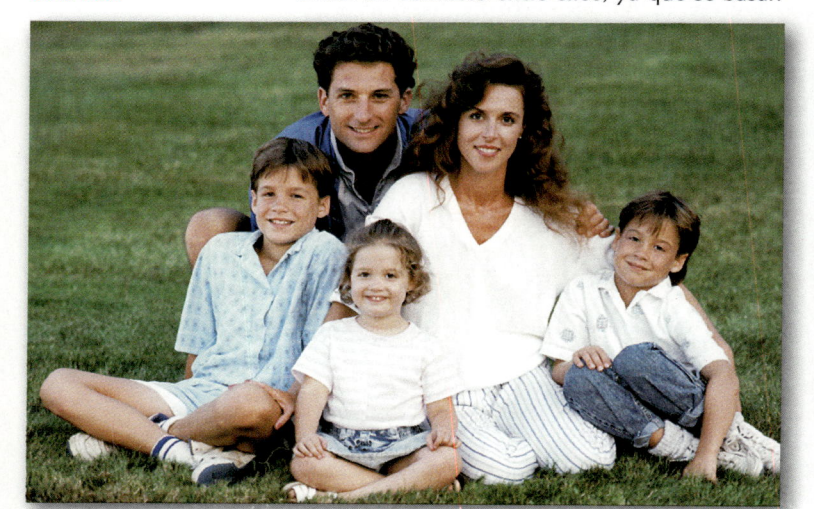

> "Se valora lo sexual desde un concepto más global y positivo, acerca de la necesidad de poner en práctica programas de educación sexual para que la población recoja estos conceptos y los desarrolle adecuadamente."

monio y con un fin reproductor, es calificado como algo sospechoso, ilícito, desviado o aberrante. Prácticas como la masturbación son castigadas a nivel religioso con la culpa y el pecado, y también se las carga con tremendas dosis de angustia por las supuestas consecuencias perniciosas que podrían acarrear para la salud. Los anticonceptivos están prohibidos. La homosexualidad y el lesbianismo son considerados enfermedades mentales. Las relaciones sexuales previas al matrimonio son tildadas de conductas anormales y, en definitiva, todo lo que rodea a la sexualidad soporta el peso del tabú moral y social. La falta de información clara y objetiva es muy grave, y los mitos y las creencias erróneas están generalizadas. Estas formas de considerar la sexualidad humana no son lejanas en el tiempo: nuestros padres y abuelos las vivieron, por no decir que las padecieron.

El modelo reproductor progresista

Surgió y se desarrolló con la influencia de las nuevas conceptualizaciones de educación sexual. En el año 1975, la OMS (Organización Mundial de la Salud) definió en este foro internacional y por primera vez "**salud sexual**" como *"el conjunto de los elementos somáticos, psicológicos y sociales del ser sexual (que somos todas las personas), que conviene cuidar, educar y desarrollar a través de las formas adecuadas, que faciliten su desarrollo integral, autónomo y libre como persona..."*. Y añade a esto una recomendación a todos los gobiernos del mundo en el sentido de desarrollar acciones y programas de información y educación sexual que lo faciliten, en aras de hacerlo realidad.

Por primera vez se tuvo en cuenta la sexualidad como una dimensión importante de cada individuo, y ligada a la salud, se valoró lo sexual desde un concepto más global y positivo, y se advirtió acerca de la necesidad de poner en práctica programas de educación sexual para que la población recoja estos conceptos y los desarrolle adecuadamente.

Al-garaia denomina a este modelo "**reproductor**", aunque progresista, porque no cuestiona los fundamentos del modelo de sexualidad ni el de relaciones sexuales previo, que se centraba en una única práctica sexual, la reproductora, que es la penetración. Es decir, se sigue considerando como "normal" en una relación sexual las mismas prácticas que antes, aunque ahora se reivindica la utilización de los anticonceptivos como una manera de evitar los embarazos que no se desean y las **enfermedades de transmisión sexual (ETS)**. Y es progresista en el sentido de que se comprende y comienza a valorar el placer sexual y el disfrute mutuo como algo importante, y se deja a la reproducción, en todo caso, como una opción que debe quedar en manos de la mujer o de la pareja para el momento de la vida que lo deseen. Hay un avance claro, pero sin una labor reflexiva que cuestione las formas previas fundamentales.

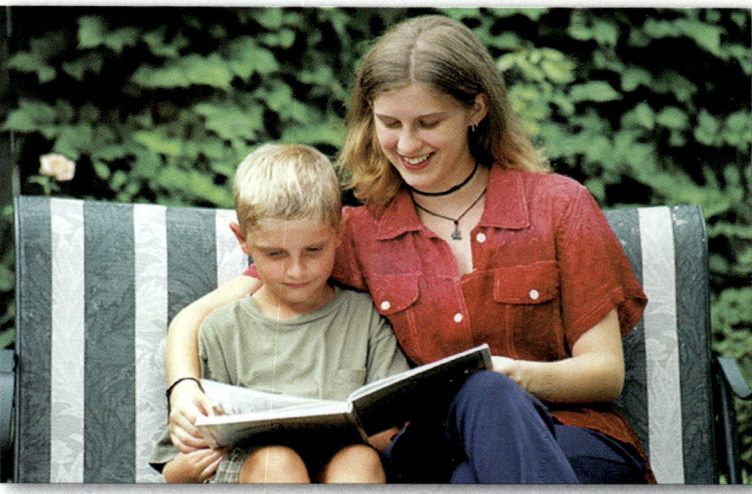

Su interés particular es el de la **prevención**. Fue un momento caracterizado, aunque con buenas intenciones, por la confusión. Confusión que llevaba a identificar "información sexual", por poner un ejemplo, con la información sobre reproducción humana y anticoncepción.

El modelo permisivo-orgásmico

El modelo **permisivo-orgásmico** está encuadrado en un marco normativo de tipo básicamente permisivo. Este nuevo modelo es una revisión del anterior, con la incorporación de elementos de análisis ideológicos más en consonancia con los modelos de sexualidad y de información sexual dominantes en la actualidad en muchos de los países occidentales.

Como su propio nombre sugiere, se trata de un modelo basado en la permisividad con respecto a las diferentes manifestaciones de la sexualidad humana. Se opone a la prohibición de cualquier forma sexual y, en principio, parece admitir la **diversidad sexual en las personas**, tanto a nivel de orientación del deseo, como de opciones en las formas de relación interpersonal y en

La educación sexual debe estar orientada hacia el respeto por la diversidad de las personas, para facilitar el desarrollo integral de las mismas.

Enfermedades cuyo contagio se produce por medio de la actividad sexual. Las enfermedades transmitidas sexualmente incluyen, entre otras, gonorrea, sífilis, sida, etcétera. El término ha ido reemplazando al de enfermedades venéreas.

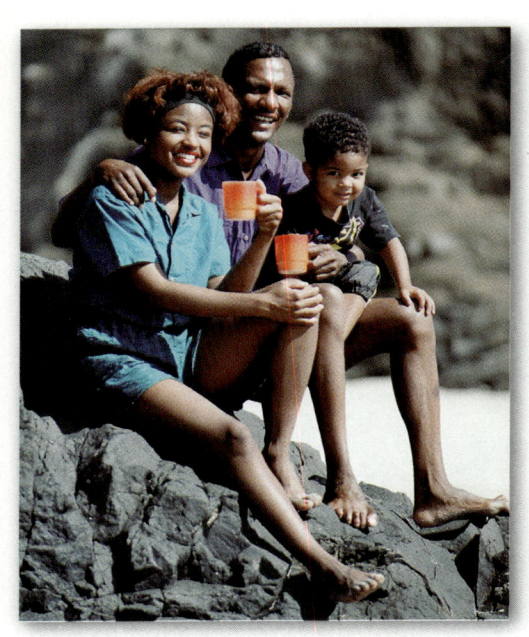

La sexualidad humana es una dimensión básica de todas las personas.

Uso de anovulatorios para evitar la concepción.

las prácticas sexuales y las preferencias individuales al respecto. Antes todo estaba prohibido y ahora "todo esta permitido" resulta válido. Se afirma claramente la importancia del **placer sexual** compartido como un elemento clave, así como la comunicación y el intercambio personal sostenidos por valores como el respeto mutuo, la responsabilidad y la libertad.

Como consecuencia de este modelo permisivo se originarán esquemas de intervención en información sexual más complejos y completos que los anteriores, que amplían las cuestiones tratadas e incorporan, por fin, contenidos referentes a las dimensiones placentera y comunicativa de las personas.

Aparentemente nos encontramos con un modelo acorde con los tiempos modernos y con los valores que se entienden como democráticos, siendo la tolerancia y la aceptación de la diversidad valores-guía incuestionables.

"Aparentemente", puesto que al defender la importancia de elementos como el placer, la comunicación, el respeto y la tolerancia, sigue apuntalando todavía un modelo de sexualidad centrado en la genitalidad y en la práctica de la penetración.

Así **se refuerza nuevamente el planteamiento de una sexualidad reproductora**, pues pretende mostrar que la práctica sexual (heterosexual) que puede llevar a un embarazo es la forma más deseable y placentera existente. Y esto no es cierto, pues lo desmienten tanto los datos científicos que se han recogido de la anatomía y fisiología de la sexualidad humana, como los reunidos en investigaciones (tanto cuantitativas como cualitativas) acerca de las conductas y preferencias eróticas de las personas.

• El modelo **reproductor-estricto** decidía que la sexualidad era una función humana al **servicio de la reproducción**.

• El modelo **reproductor-progresista** mantenía básicamente este concepto, pero liberaba el aspecto reproductivo priorizando la <u>contracepción</u>.

• El modelo **permisivo-orgásmico** plantea que el fin primordial de la sexualidad humana es el **disfrute sexual** compartido, pero la manera adecuada que nos ofrece como más placentera es la penetración con su correspondiente orgasmo. El resto de las prácticas sexuales son también placenteras, pero se las deja en segundo plano, reconocidas como "preliminares" o formas menores de disfrute.

El modelo humanista

Surge a la luz de las nuevas conceptualizaciones, y diferencia la capacidad de disfrutar sexualmente de la capacidad de procreación. Entiende la sexualidad humana, parafraseando a la OMS, como una **dimensión básica** de todas las personas, importante para la salud, el equilibrio emocional y la realización personal. Entiende que la sexualidad, como dimensión humana que es, nos acompañará desde el momento de nuestra concepción hasta el de nuestra muerte. Cada período evolutivo es importante y se caracterizará por una serie de aspectos concretos que conviene cuidar, tener en cuenta y educar. Reconoce, en consecuencia, la necesidad de establecer programas educativos, adaptados a las diferentes edades, con el objeto de asegurar una información sexual básica y una educación para la vida que incluya esta dimensión sexual. Reconoce la **aceptación del placer, del propio cuerpo y de la comunicación** como elementos centrales en la conceptualización de la sexualidad humana y diseña los programas de intervención educativa a partir de estas referencias básicas. Admite, a la vez, la sorprendente plasticidad de la sexualidad humana en el sentido de **no ofrecer modelos** de comportamiento "adecuados", "normales" y "deseables". En este sentido, diseña intervenciones educativas según un profundo respeto por la diversidad entre las personas, y con el fin de facilitar su desarrollo integral de manera acorde con las necesidades e intereses reales existentes en el medio en donde se tenga incidencia.

> *"El modelo humanista reconoce la necesidad de establecer programas educativos, adaptados a las diferentes edades, con el objeto de asegurar una información sexual básica y una educación para la vida que incluya esta dimensión sexual."*

> *"Como consecuencia de este modelo permisivo se originarán esquemas de intervención en información sexual más complejos y completos que los anteriores, que amplían las cuestiones tratadas e incorporan, por fin, contenidos referentes a las dimensiones placentera y comunicativa de las personas."*

Educación sexual para niños con capacidades especiales

Con el silencio, muchas veces, se elude el tema de la sexualidad. Lo mismo sucede con la discapacidad. Animémonos a saber más sobre ambos. Saber ayuda a comprender y a actuar mejor.

La sexualidad en niños con necesidades especiales

La capacidad de expresar, entender y comunicar nuestras necesidades sexuales de manera adecuada es un derecho básico. Como ya hemos analizado, la identidad sexual de un niño no puede considerarse como una característica innata de su personalidad y necesita educación al respecto, ya que es la experiencia en el seno familiar la que le permite lograr una imagen sexual positiva.

Lamentablemente, el tema es complicado. Si la sexualidad de los niños está lejos de ser aceptada, se presentan mayores dificultades en el caso de niños y jóvenes discapacitados.

Sin embargo, tal como lo ha señalado el psicólogo norteamericano Gordon, "los niños con necesidades educativas especiales poseen las mismas emociones e impulsos sexuales que sus compañeros no discapacitados, pero lamentablemente carecen del conocimiento adecuado, lo que los coloca en una situación en desventaja y, a pesar de toda la 'experiencia' que posean, son el segmento más vulnerable de la población en el aspecto relacionado con el tema de la explotación sexual y su patología".

Los estudiantes con autismo, dificultades de aprendizaje, problemas de comportamiento o impedimentos mentales no severos sienten la misma curiosidad sexual emergente que sus compañeros sin discapacidad, pero debido a las condiciones asociadas con su específica discapacidad, generalmente éstos encuentran problemas de carácter social que típicamente no se hallan en la mayoría de estudiantes jóvenes no discapacitados, como, por ejemplo, los siguientes.

- Tienen grandes dificultades al relacionarse socialmente con sus compañeros.
- Sus compañeros no discapacitados los consideran de bajo nivel mental.
- Poseen una conceptualización inferior en cuanto a problemas de salud.

La educación sexual ayuda a los estudiantes con necesidades educativas especiales a aceptar la responsabilidad de sus propios actos, y fomenta en ellos la madurez en forma muy positiva; esto los ayuda a rechazar el concepto erróneo de que no son dignos de ser amados o que nunca podrán mantener una relación sexual satisfactoria; la salud sexual es parte de nuestra salud general y necesitamos preparar a nuestros jóvenes en esta vida.

La educación sexual de los niños y jóvenes con capacidades especiales, por lo tanto, requiere un enorme esfuerzo mutuo para facilitarles todo el conocimiento necesario que les ayude a entender su desarrollo natural.

"La educación sexual ayuda los estudiantes con necesidades educativas especiales a aceptar la responsabilidad de sus propios actos."

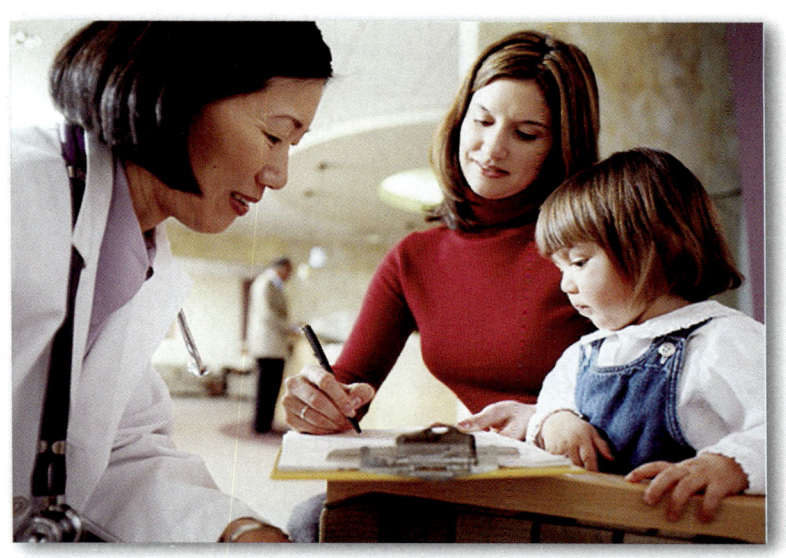

nal contribuirá con los padres para afrontar la educación de sus hijos sin miedos ni tabúes.

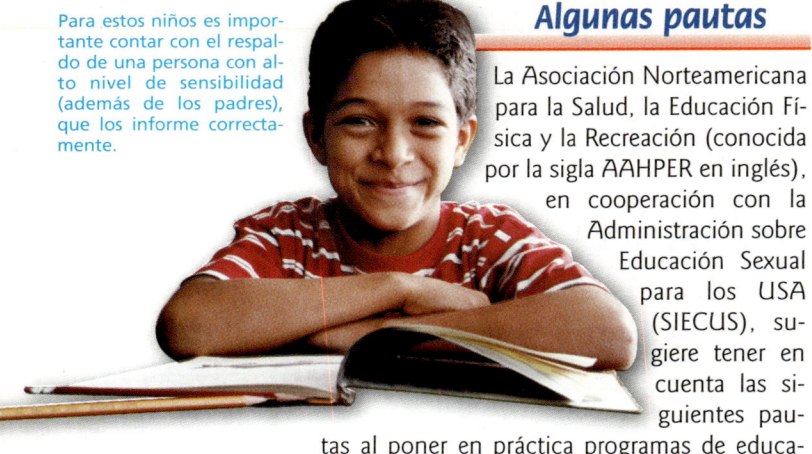

Para estos niños es importante contar con el respaldo de una persona con alto nivel de sensibilidad (además de los padres), que los informe correctamente.

Algunas pautas

La Asociación Norteamericana para la Salud, la Educación Física y la Recreación (conocida por la sigla AAHPER en inglés), en cooperación con la Administración sobre Educación Sexual para los USA (SIECUS), sugiere tener en cuenta las siguientes pautas al poner en práctica programas de educación sexual.

- Recordar que la edad cronológica del alumno es el mejor pronóstico de interés sexual para los estudiantes con necesidades educativas especiales.
- Evaluar y modificar cuidadosamente todo el material pedagógico antes de su implementación en niños y jóvenes con necesidades educativas especiales.
- Considerar de una manera muy cuidadosa los valores morales de los estudiantes con necesidades educativas especiales, ya que podrían diferir de los del educador.
- Escuchar cuidadosamente y no ofrecer simplemente información sexual.
- Preparar y modificar el contenido de cualquier información para que ésta cumpla con el interés específico y las necesidades individuales de la persona con necesidades educativas especiales.
- Evitar hacer comentarios o usar expresiones prejuiciosas sobre la base de creencias personales.

Las investigaciones han demostrado que los estudiantes con necesidades educativas especiales de alta incidencia son curiosos, tienen un deseo inagotable de enterarse de muchas cosas y precisan, por lo tanto, del respaldo de una persona con un alto nivel de sensibilidad que les proporcione una información correcta, ya que al igual que sus compañeros no discapacitados, estos estudiantes pasan por una etapa de crecimiento y desarrollo sexual natural, y aun cuando su estilo de aprendizaje sea diferente, experimentan las mismas necesidades afectivas. Es nuestra responsabilidad, como padres de familia y como profesionales, velar por que no se desestimen las necesidades sexuales de las personas con capacidades especiales.

Un instante de reflexión

La sexualidad de los niños con discapacidad puede provocar en los padres una serie de interrogantes y de angustias. **Es importante entender que todos las personas merecen una vida afectiva plena. Los niños con discapacidad tienen derecho a vivir su sexualidad al igual que los demás niños.** Los padres pueden recurrir, en caso de tener dudas y temores, a especialistas y educadores: ellos ayudarán a transitar estos momentos de la manera adecuada.

La pregunta por la **sexualidad** del hijo no deja de ser una interrogación por la propia sexualidad; por eso es importante reflexionar sin tabúes sobre la propia historia, la educación recibida, las ideas y los prejuicios, para estar en mejores condiciones de ayudar a los hijos.

"Los niños con necesidades educativas especiales poseen las mismas emociones e impulsos sexuales que sus compañeros no discapacitados."

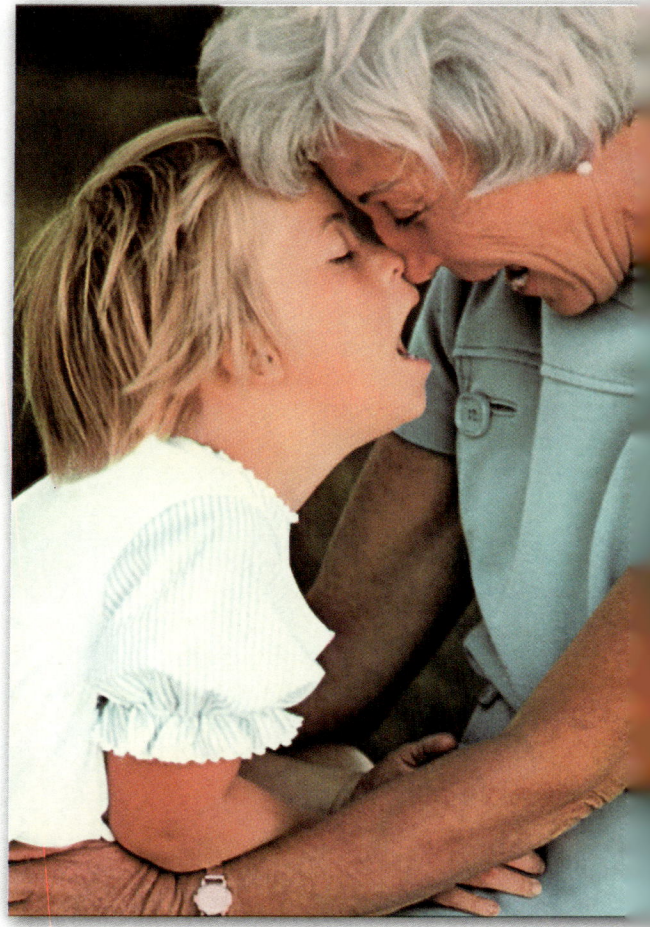

Es indispensable que los niños con capacidades especiales reciban una educación adecuada para que puedan desarrollar su sexualidad sin temores.

34

¿Se puede educar para el erotismo?

En un mundo que ha llegado a banalizar lo erótico hasta convertirlo en mera pornografía, educar a los niños y los jóvenes para un redescubrimiento de los valores del amor erótico es, según algunos sexólogos, una necesidad urgente. Ahora bien, ¿qué significa educar para el erotismo?

Erotismo, cuerpo y felicidad

El primer contenido de esa educación debería ser la valorización y el aprecio por el propio cuerpo y su bienestar. Eso llevará a la revalorización del cuerpo de los demás como un "otro" que merece también respeto y admiración. En ese sentido, la realidad familiar y las imágenes que de ella guarde la persona son fundamentales para la construcción de una idea del cuerpo propio y el de la pareja. De acuerdo con ella, ese cuerpo puede ser la sede del placer o del rechazo, del amor o de la violencia.

En segundo lugar, debemos dar al niño una educación para el placer. En general, la enseñanza es admonitoria con respecto al goce, y hace hincapié sólo en los aspectos de "privación", de "responsabilidad", de "abstención" y de "riesgo". La visión de los polos placer-dolor sólo desde el punto de vista moral ha hecho que durante siglos las personas tuvieran graves problemas para insertar sus necesidades eróticas en la vida cotidiana y en sus relaciones sociales.

"Para poder educar en el erotismo necesitamos primero superar nuestros propios tabúes y limitaciones respecto de lo sexual."

El punto anterior se complementa con la noción de respeto y libertad. No hay goce lícito sin los límites del respeto por el propio cuerpo y por el de los demás, en tanto seres libres e independientes. En ese sentido, la familia y las instituciones educativas deben tender a la imagen de la persona como un sujeto, y no como objeto de las necesidades de otros. Abusos, violaciones y maltrato provienen, en parte, de esta falencia.

Educar para el erotismo

Educar para el erotismo significa, además, propiciar el valor del pudor. Éste no debe ser entendido como vergüenza del propio cuerpo, de la desnudez y de las relaciones corporales, sino como la necesaria condición de intimidad que debe preservar la faz erótica de la persona y de las parejas. La exposición obscena de lo erótico, de la cual es testigo la sociedad actual, lejos de acrecentar la libertad y la felicidad sexual, rebajan el erotismo a una actividad sin encanto, sin misterio. Por último, debemos reconocer que para poder educar en el erotismo necesitamos primero superar nuestros propios tabúes y limitaciones con respecto a lo sexual. Difícilmente una persona que no desarrolle su autoerotismo podrá gozar de la sexualidad y, mucho menos, educar a otros en ese aspecto.

Cuando las escenas de ternura entre adolescentes no pueden terminar en una relación sexual, ellos suelen apelar a actos masturbatorios.

La masturbación infantil

La masturbación es una forma de autoerotismo a través de la cual se obtiene placer sexual mediante la manipulación directa de los genitales, o bien frotándolos o rozándolos con otra superficie: las almohadas, la cama, el agua de la ducha, etcétera.

Es una práctica muy generalizada en la adolescencia, tanto entre las jovencitas como entre los muchachos, y constituye la forma más utilizada para lograr el placer sexual y también esa suerte de descarga emotiva que, a ratos, buscan los adolescentes. Las fantasías eróticas, las escenas de ternura vividas entre enamorados que no pueden concluir en una relación sexual suelen terminar en actos masturbatorios.

También los niños y las niñas recurren a una especie de masturbación mediante las mismas estrategias. Desde que descubren que la zona genital es proveedora de sensaciones placenteras, una niña o un niño pueden apelar a ella como alivio de su tensión, de su angustia, de su tristeza o de su soledad. En la niñez no es lo erótico lo que suele movilizar la práctica masturbatoria, sino lo conflictivo. Se trata de una pequeña máquina para producir placer ante la soledad, el abandono y la falta de significación en la realidad en la que se halla inmerso el niño. En este sentido, por lo general, puede considerarse un síntoma de angustia.

Las niñas suelen hacerlo con las almohadas, los brazos de los sillones o incluso mediante algún juguete. Se las ve excitadas y sudorosas hasta que llegan a una especie de clímax que las tranquiliza.

Como forma parte de la sexualidad infantil, no se debe regañar o castigar a niños o niñas porque, al hacerlo, se estaría inscribiendo la sexualidad dentro de los actos considerados "malos". Es mejor tratar de descubrir el origen de la angustia o de la preocupación. Si persiste y se convierte en un síntoma, conviene consultar a un psicoterapeuta.

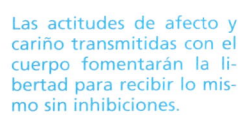

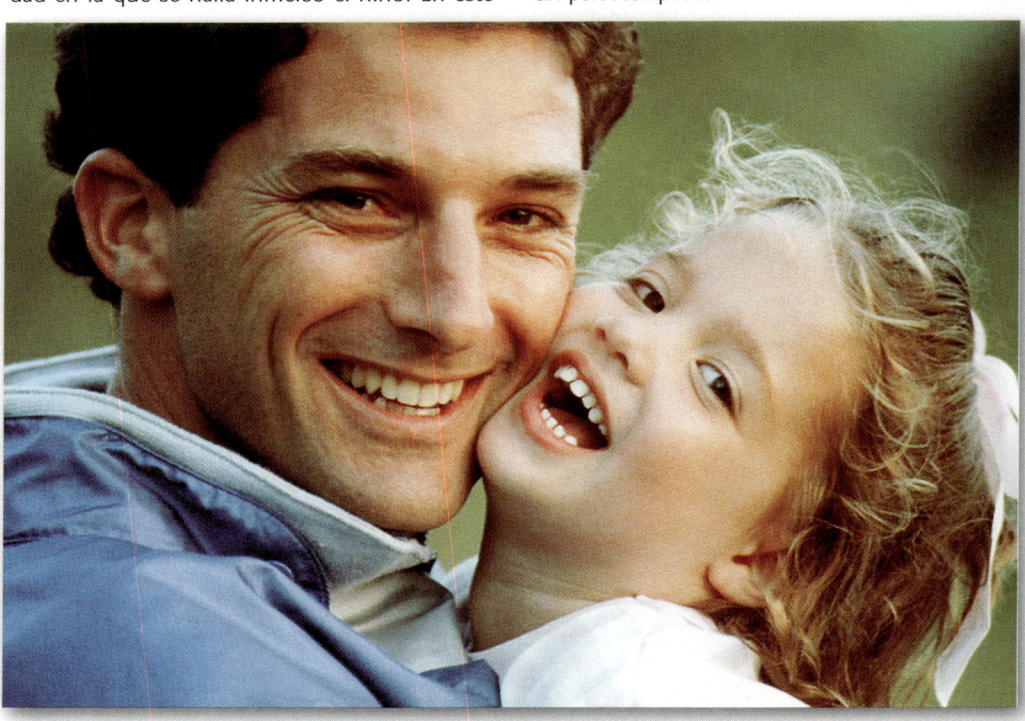

Las actitudes de afecto y cariño transmitidas con el cuerpo fomentarán la libertad para recibir lo mismo sin inhibiciones.

CONVIENE RECORDAR

- *Educamos a nuestros hijos con nuestras actitudes. De nada sirve que le expliquemos que el cuerpo es valioso y fuente de gratificaciones si en la práctica lo vivenciamos como vergonzoso o lo maltratamos.*
- *Darle un lugar al cuerpo en las relaciones con los demás significa permitirnos transmitir, por medio de él, cariño, ternura, aprecio. De la misma manera, tengamos la libertad para recibir también de los demás estas manifestaciones.*
- *No censuremos en los niños las manifestaciones de afecto; por el contrario, incentivémoslos para que demuestren sus sensaciones y sus sentimientos.*

"De acuerdo con la imagen familiar, el cuerpo puede ser la sede del placer o del rechazo, del amor o la violencia."

¿Es de nena o es de varón?

La cultura va a establecer actitudes esperables en un niño o en una niña. Estas actitudes no son determinadas por el sexo biológico, sino por variables culturales e históricas.

Sexo biológico y género

"Te comportas como una varón"... "El color rosa es de nena"... "Aprender baile siendo varón"… "¿Qué van a decir del nene?", son pensamientos comunes a los papás cuando se enfrentan a situaciones de crianza de sus hijos.

Ahora bien, **no existen determinaciones biológicas que signen la conducta de las personas**. Todos nacemos con un sexo biológico que determina diferentes características anatómicas y distintos roles en la reproducción. No obstante, estas diferencias no dicen nada de la forma de ser mujer o ser varón.

Esta idea de ser varón o ser mujer, y todas las imágenes que se asocian a ello, hacen referencia a un concepto que los cientistas sociales han denominado **género**.

El género es una construcción cultural, con significados sociales, históricos y económicos. En cada época, lo esperable para la imagen de varón y de mujer adoptó características distintas.

El género hace referencia a los roles esperados para cada sexo, las actitudes consideradas propias y adecuadas, las limitaciones que el sexo le impone a las personas por el sólo hecho de ser varón o mujer.

Varón y mujer en la cultura occidental

En las culturas modernas y occidentales, los roles masculinos y femeninos están muy diferenciados.

Estas **diferencias** se procesan como **desigualdades**. Así, la mujer tiene menores posibilidades de acceso al poder, a los cargos gerenciales y a una cantidad de trabajos relacionados con el éxito y el dinero.

En los últimos 50 años, una larga lucha permitió que las mujeres alcanzaran plenos derechos de ciudadanía y otras conquistas de igualdad.

Aun hoy, en todo el mundo, las mujeres siguen peticionando por la igualdad de oportunidades en la educación, reconocimiento de sus derechos reproductivos, de salarios, etcétera.

Lo importante aquí es ver cómo estas diferencias se van construyendo ya en **la crianza de los niños**; en otras palabras, las familias, imperceptiblemente, forman niñas y niños con actitudes distintas.

El **ser varón** se asocia con la fuerza, la capacidad intelectual, el empuje. Se educa al varón para la toma de decisiones, el estudio y el trabajo.

El **ser mujer** se asocia a la sensibilidad y a la intuición; puede ser inteligente, pero no será su cualidad más valorada, en cambio, se esperará de ella un trato sensible y cuidadoso.

La rudeza se asocia con el varón; la delicadeza, con la mujer. Pensar en hijos, aun hoy, se asocia más con la mujer que con el varón.

Lo tibio, lo **cerrado**, lo contenedor tiene más cabida en una mujer. Lo **reacio**, lo **frío**, lo racional es pensado como masculino.

Repetimos que estas formas de ver y percibir el género no son individuales, son construcciones sociales muy poderosas que actúan en todos nosotros y a las que nosotros contribuimos a perpetuar si no reflexionamos sobre sus implicaciones.

La crianza de los hij@s

Cuando un niño o una niña nacen, los padres tienen sobre él o ella múltiples expectativas y fantasías. El sexo biológico dispone a los padres a tener diferentes pautas de crianza con respecto a los varones y las mujeres.

Las diferencias pueden observarse, por ejemplo, en los juguetes: es común que a los niños se les regale, desde muy pequeños y antes de que los puedan usar, pelotas y autitos. Es extraño

La diferenciación de roles en masculinos y femeninos, está bien marcada en las culturas modernas.

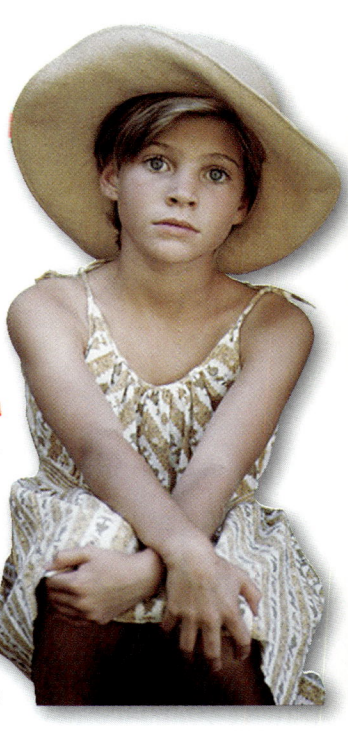

Si en principio los niños tienen interés por todos los juguetes, sin importar a qué sexo "pertenecen", el entorno familiar los irá encaminando hacia los que tengan que ver con sus futuros roles en la adultez.

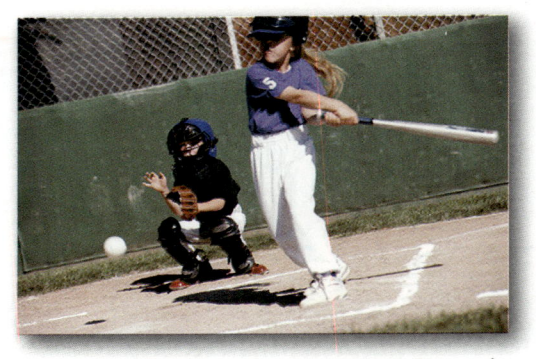

que reciban de obsequio una muñeca. Eso es de "mujer".
Así se los **estimula** con aquellos juguetes que les permiten desarrollar más rápidamente **destrezas físicas**. Sería imprudente afirmar que todos los hombres tienen necesariamente más habilidad motriz que las mujeres, cuando en general ninguna de ellas ha tenido la posibilidad ni el estímulo de desarrollarla desde pequeña, como los varones. De igual manera, los niños reciben pautas de crianza que determinan, "no llores, sé fuerte, no te quejes", etc. De este modo, la cultura también **limita a los hombres la posibilidad de expresar sus sentimientos libremente**.
Una mujer recibirá muñecas. Sus juegos serán más tranquilos y delicados. Cuando una niña quiera jugar a la pelota, probablemente no reciba estímulo para ello en su hogar, si en el principio de su desarrollo todos los niños tienen igual interés por todos los juegos, la cultura irá luego encaminando cada una de las diferentes conductas que se corresponden con los roles que luego ocuparán cuando sean adultos.
La pregunta para los padres es: ¿cuánto se limita a un niño o una niña con estas pautas de crianza?

Género y educación

Las pautas de crianza continúan en las instituciones escolares.
En las **escuelas** también se esperan **distintas formas** de actuar de varones y mujeres. Algunas de estas expectativas no son dichas, pero actúan **implícitamente** en la forma de evaluar que practica la escuela.
Así se entiende que los niños son, por naturaleza, más desprolijos, y las mujeres, más ordenadas.
Los varones usarán más la fuerza, se pelearán a puñetazos y serán más indisciplinados. Por esto, es probable que sea más tolerada una indisciplina en un varón que en una mujer; si una niña contesta a una agresión y se pelea de manera brusca, será calificada como "poco femenina".
Los libros de lectura y de estudio muchas veces **estereotipan los roles** femeninos y masculinos. Los niños emprenden las aventuras, las niñas tienen otras peripecias. De esta manera, también en la escuela se aprende qué es esperable de una mujer y de un varón.

Hacia una educación diferente pero equitativa

Resulta claro que la sociedad establece diferencias entre varones y mujeres. Lo importante es que esas diferencias no impliquen desigualdades ni impedimentos para ningún género.
Algunas sugerencias:
• Para los padres que tienen un hijo varón:
- No es aconsejable **limitar** las expresiones de sensibilidad. Llorar, sentir afecto es característico de los seres humanos, no de uno u otro género en particular.
- Permitan a su hijo **jugar** con otros juguetes que no sean exactamente los previstos para varones.
- Si su hijo expresa ganas de dedicarse a una disciplina artística, estimúlelo.
- **No creen diferencias** entre él y sus hermanas mujeres con respecto a sus responsabilidades en las tareas hogareñas.
- Edúquenlo en el respeto por todos los seres humanos, más allá de su género.
• Para los padres que tienen una hija mujer:
- **Estimulen** el desarrollo de su habilidad motriz.
- Permitan que su hija juegue a otros juegos, aunque éstos no sean los "habituales".
- Edúquenla para que sea una persona independiente.
- **No asignen más responsabilidad** en el hogar a sus hijas mujeres que a los varones.
- Permitan que elija la carrera que ella decida.
No teman que estas actitudes provoquen confusiones el rol sexual de su hijo. La identidad sexual de una persona se relaciona con la clase de vínculos construidos en el seno de su familia y su constitución depende de cuestiones bastante más complejas que las actitudes cotidianas.

EL LENGUAJE Y EL GÉNERO

Muchos científicos sociales han llamado la atención sobre la forma en la que el lenguaje también discrimina. Así, en español, basta que en un grupo haya mujeres y un sólo varón para que el artículo que se utilice sea los (masculino, plural).
Desde una perspectiva no sexista, se intenta modificar estas formas discursivas mencionando a "los niños y las niñas", es decir que todos son nombrados, varones y mujeres. En revistas y libros ya comienza a utilizarse esta forma niñ@s para encontrar una grafía que haga referencia a los dos géneros.

Sexualidad y medios de comunicación

Los niños pasan muchas horas frente a la televisión. Cada vez más, los programas televisivos abordan de diferentes maneras la sexualidad. ¿Cómo ayudamos a los niños a comprender mejor estos mensajes? ¿Qué consecuencias tienen en su desarrollo? Reflexionemos juntos…

La sexualidad, ¿cada vez más presente?

No es novedoso afirmar que en la última década los programas de televisión han sufrido una especie de "destape" en temas ligados a la sexualidad. Películas, novelas, *reality shows* abundan en imágenes y relatos que se relacionan con la vida amorosa de las personas.

Los niños consumen gran cantidad de horas ante la televisión e incorporan acríticamente sus mensajes.

¿Implica esto que los niños saben más de sexo que en otras épocas? Si nos guiamos por las palabras que los niños utilizan, y los temas sobre los que hablan y dicen saber (desde hacer el amor hasta la homosexualidad, pasando por travestismos, infidelidad, embarazo, abuso sexual), pareciera que hoy la infancia maneja un cúmulo de información más grande que, a veces, deja atónitos a los padres. Y ni qué hablar de la posibilidad que tienen de ingresar a páginas de Internet que ponen colorados a más de un adulto…

Pero si pensamos con más calma, recordemos que los niños siempre asimilan la información según el nivel de pensamiento y desarrollo psicosexual que transitan. No es cierto que los niños comprendan todo lo que ven, y en esto reside el peligro.

Los niños pueden tener a mano más información y más imágenes, pero esto no implica de ninguna manera que puedan entenderla.

Pueden utilizar ciertas palabras en sus relatos, pero basta conversar con ellos y pedirles explicaciones para verificar lagunas, incorrecciones, incoherencias, que responden en realidad a un intento del niño de ponerle lógica a una información que no está preparado para recibir.

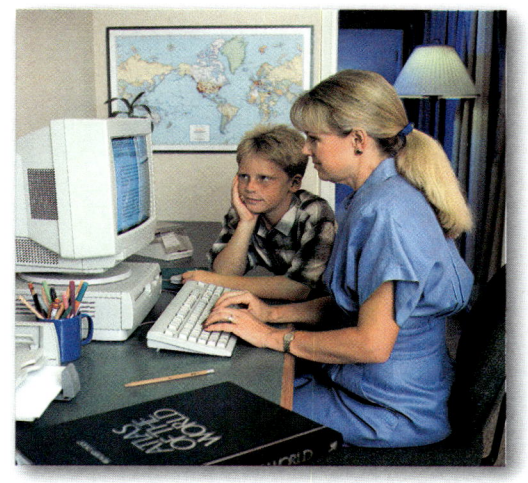

Internet brinda un gran cúmulo de información, pero debemos orientar a nuestros hijos para que seleccionen el material que puedan comprender.

> "Los niños consumen gran cantidad de horas ante la televisión e incorporan acríticamente sus mensajes."

Un espectador crítico

Como cualquier otra situación cotidiana, los niños merecen compartir con los adultos la posibilidad de ver televisión. Con respecto a los medios de comunicación, es fundamental que los padres estén cerca del niño y colaboren en explicar y analizar la forma en que éstos abordan la sexualidad y, más aún, emitan su opinión al respecto.

Los padres son los que deben tener la primera y última palabra en este tema, por tanto deben decidir qué programas tienen la calidad necesaria para que los niños los vean.

Los *reality shows* son un formato de programación que incluye generalmente relatos escandalizadores de personas que hacen ostentación de su vida sexual. En dichos relatos, muchas veces aparece la violencia, la incomprensión, la igno-

39

Compartir los momentos en que miramos televisión con los niños es importante, porque así podemos explicarles las diversas situaciones que se plantean en los programas, y ayudarlos a formar una actitud crítica.

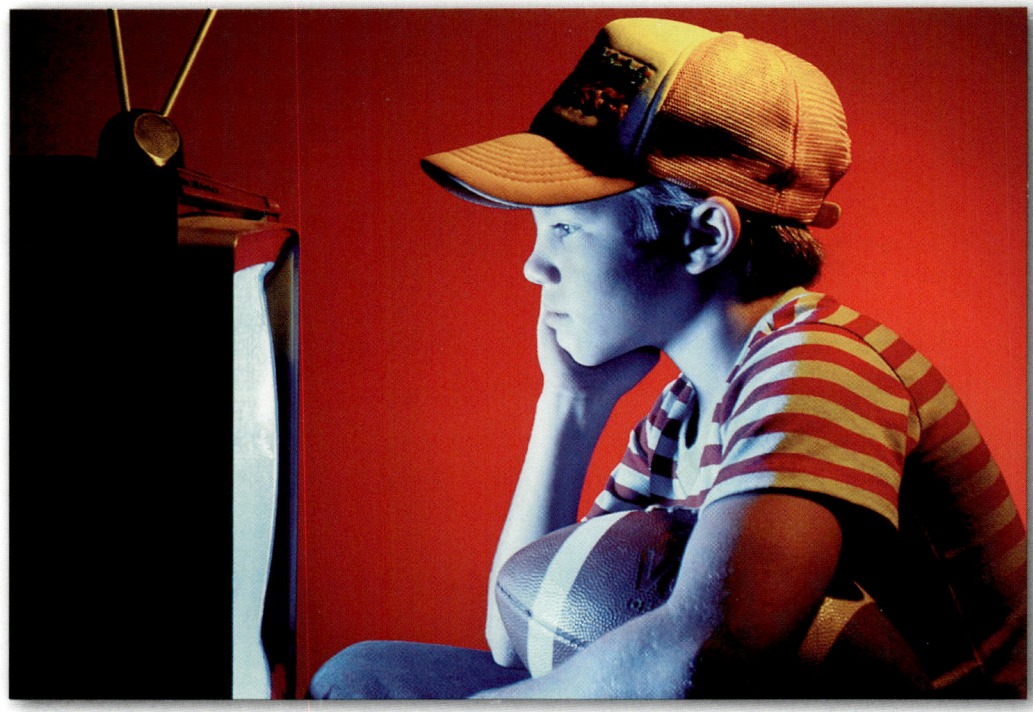

rancia y la promiscuidad. Los padres deben estar muy alertas a este tipo de programas, de baja calidad, y explicar a sus niños los objetivos que éstos tienen. Es importante subrayar que la **vida sexual de las personas es privada y no motivo de escándalo público** pues resulta pernicioso relacionar la sexualidad con el éxito y el consumo: por el contrario, hay que marcar qué lugar ocupa aquélla en la **vida afectiva** de las personas.

Asimismo, existen programaciones en las que se aborda la homosexualidad de manera prejuiciosa, o a partir de humoradas o chanzas.

Los niños deben ser educados en **el respeto a la diversidad humana, y sin prejuicios**. Muchos de éstos son sostenidos desde los medios de comunicación, y los padres deben hacerlo notar cuando se hacen presentes. Ante personajes que asumen un rol **homosexual**, será importante explicar a los niños en qué consiste la homosexualidad y hacerles saber que la vida sexual de las personas no debe ser juzgada, a menos que sus acciones perturben la vida de los demás.

Las *telenovelas* también han incorporado intensamente la problemática amorosa y son comunes las "escenas de alcoba". Si decidimos que los niños pueden verlas, invitémoslos a reflexionar sobre estas escenas. Saber qué piensan y qué sienten es fundamental.

Muchas veces en las historias se producen situaciones de infidelidad, separaciones, uniones, etc. Es importante conversar con los niños y las niñas sobre estos conflictos que se les presentan a las personas. Cada familia lo hará según sus propios valores, y es lícito comunicarles los acuerdos o desacuerdos con las conductas de los personajes de esos dramas televisivos.

Podemos aprovechar la oportunidad que brinda la ficción para comentar cómo cada persona vive su vida afectiva, y plantear las similitudes y las diferencias con la vida real y familiar.

homosexual: Persona que siente atracción sexual por otras personas del mismo sexo, exclusivamente.

DECIR QUE NO

Los padres deben también decir que no se pueden ver algunos programas. ¿Cuáles?
- Aquellos que contengan escenas de violencia sexual.
- Aquellos que transmitan una imagen de mujer asociada al consumo, a la exhibición de su cuerpo, y que denigre su integridad.
- Aquellos que no resalten los aspectos placenteros y afectivos del cuerpo, y de la relación de éste con los de los otros.
- Aquellos en donde los desnudos no tengan un fin artístico o educativo.

Los niños deben aprender a decir no a los programas de baja calidad. Apagar el televisor es signo, en algunos casos, de inteligencia.

Con respecto a Internet:
- Impedir a los niños entrar a sitios no seguros.
- Prohibir que ingresen a páginas donde se difunda la prostitución o las pornográficas.

Debemos ser conscientes de que los niños pueden tener acceso (y de hecho muchos lo tienen) a estos materiales. Escandalizarnos no nos ayudará. Con calma y con la responsabilidad de ser padres podremos ayudar a los niños a comprender este mundo que se presenta en los medios.

Los papis quieren saber

En estas páginas encontrarán algunas preguntas que las familias realizan habitualmente a los especialistas en la materia. Hemos preparado aquí un pequeño compendio de las más frecuentes. Esperamos que las respuestas resulten de utilidad para ustedes.

la educación sexual?

La educación sexual de los niños es una de las obligaciones más importantes de la familia. Incluso hoy, muchas veces es un espacio vacío, una laguna en la conductas de los padres.
Si bien otras instituciones, como la escuela, brindarán al niño espacios de formación, es tarea indelegable de los padres ayudar a los niños a desarrollarse de manera sana y feliz.

¿Qué sienten los padres ante la sexualidad de sus hijos?

Ante el planteo de la temática sexual, algunos padres recurren al silencio, la postergación ("lo sabrás cuando seas grande"), o directamente la mentira. Estas indecisiones reflejan tabúes y conflictos de los padres con respecto a la sexualidad.
Otros padres, a veces educados con mayor libertad o que han podido repensar su propia sexualidad, se sienten en mejores condiciones para dialogar con sus hijos sobre la vida afectiva. Lo importante es que todos deben reflexionar acerca de ella y encarar concientemente la educación de sus hijos desde el nacimiento.
Esto no significa saber todo; muchas veces los padres se sienten desorientados o no saben cómo abordar esta problemática. El primer paso es conversarlo entre los padres, y con los profesionales (médicos y psicólogos); las publicaciones ayudarán también a señalar el camino, que siempre es propio y personal.
En la actualidad, existen escuelas para padres donde es posible reflexionar sobre dichas situaciones con otros y prepararse para abordarlas.

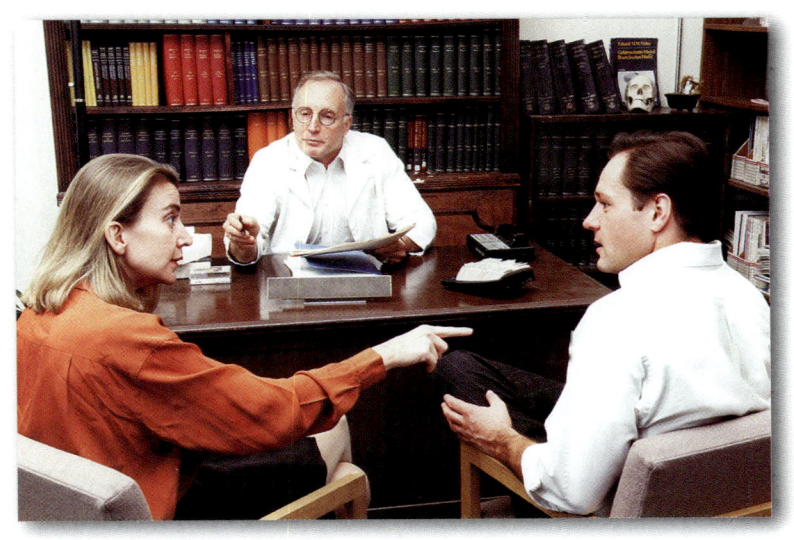

¿Cómo llevar adelante la educación sexual?

Tal como lo señalaba Florencio Escardó, reconocido pediatra y psicoanalista argentino, la educación sexual es parte de la educación general que imparte una familia. Él insistía en que las nociones con respecto a la vida sexual, su función e importancia, se van cumpliendo naturalmente, a medida que se presentan las ocasiones. La educación sexual forma parte de una serie natural de explicaciones sobre la vida, según la oportunidad y la necesidad, y no una lección concreta y única que se da en un momento serio y solemne.

¿Qué sucede en la familia cuando no se habla de sexualidad?

Debemos tener en cuenta que todos los sexólogos y los psicólogos advierten sobre las gra-

Un profesional orientará a los padres para que puedan abordar el tema de la sexualidad con sus hijos con libertad y sin prejuicios.

Conversar con los niños y aclararles sus dudas hará que confíen en sus padres y recurran a ellos siempre que necesiten ayuda.

ves consecuencias que ocasiona esta falta de información a los niños.

Los niños siempre tienen preguntas; si éstas no se contestan en el ámbito familiar, accederán igualmente a la información por otras vías, a veces inseguras o erróneas. Esto de por sí es dañino; pero, además, aprenderá a desconfiar de sus padres y se sentirá engañado. Si más adelante se le presentan dudas o problemas, no procurará recurrir a ellos, y se sentirá solo e inseguro.

Algunos padres pueden creer que hablar de sexualidad hace que los niños pierdan la inocencia. Olvidan que la inocencia, como lo señalaba Escardó, no reside en el desconocimiento de la vida sino en una actitud pura frente a ella. Ocultar a los niños los expone a la agresión de las revelaciones inoportunas y a la incertidumbre angustiosa de las seminociones.

¿Es bueno que los niños vean a sus padres desnudos?

Si niños pequeños de distintos sexos se ven desnudos en algún momento (como en el baño, por ejemplo), no sentirán una excesiva curiosidad al ver desnudos a sus padres.

Una de las primeras nociones que los niños deben incorporar es la diferencia anatómica de los sexos. Para ellos es adecuado que los niños pequeños de diferentes sexos puedan verse desnudos. Si formulan preguntas acerca de los órganos genitales, se les debe responder de manera precisa y sencilla. Es importante proceder de forma tal que no se genere misterio en torno a la existencia del sexo. Si el niño ve a los adultos desnudos, esto no debe ocasionar una situación de escándalo o de huida; sin caer en el exhibicionismo, se seguirá actuando con naturalidad. Si el niño pregunta algo, se le contesta sin ahondar en más detalles.

La presencia de estatuas o pinturas con desnudos ayudan a completar la información con naturalidad.

¿Es necesario explicarle a los niños qué es la lactancia?

Es importante que los niños entiendan qué es la lactancia, ya que es común que nazcan hermanos y se encuentre en la situación de ver a su madre dándole el pecho al recién nacido. Los niños asocian la lactancia a la unión madre e hijo, y no a un proceso alimenticio.

Por eso es conveniente que el niño vea con anterioridad al nacimiento del hermano, cómo otros niños maman, y explicarles que ésa es una función materna de la que él también disfrutó en su momento y de la que disfrutan también otros animales. Es de mucha riqueza para el niño presenciar cómo maman perritos o gatitos. Conviene mostrarle que la lactancia es un privilegio de los seres recién nacidos, que son indefensos, y que él ya ha superado ese período.

¿Qué hacer ante la pregunta por el origen de la vida?

Las leyendas del repollo y de la cigüeña son peligrosas mentiras. El niño debe saber que es el fruto de una relación afectiva y placentera de sus padres, y que ha sido gestado en el vientre de su madre. Tiene que vincular su nacimiento a una función natural orgánica y no a una fantasía. Es necesario explicar con palabras sencillas cómo se formó en el vientre, cómo creció, la ma-

"Evitar hablar de la sexualidad a los niños los expone a la agresión de revelaciones inoportunas, y a la incertidumbre angustiosa de las seminociones."

nera en que se alimentaba a través del cordón umbilical y mostrarle la huella que éste ha dejado: su ombligo. La explicación puede acompañarse con láminas e ilustraciones. Si se supone que el niño ha quedado con dudas, es bueno ayudarlo a expresarlas. Si el niño está en contacto con una mujer embarazada y puede tocar su panza, esto será de gran beneficio. Explicarle que lleva un niño en formación tal como él también lo estuvo será valioso para él. Florencio Escardó aconsejaba que los niños presenciaran desde pequeños partos de perros o gatos. Los hámsters son buenos recursos domésticos para presenciar un momento de profunda trascendencia como es el nacimiento.
Si el niño estuvo en contacto con nacimientos de animales, cuando pregunte por su propio nacimiento, se le podrá decir que fue similar al de estos animales; se le explicará que el suyo produjo gran afecto y alegría a su mamá, pero que también debió atravesar esfuerzos y dolores.

"La pregunta por la unión sexual llegará cuando el niño esté en condiciones de entender la respuesta."

¿Cómo explicar la unión sexual?

Los sexólogos señalan que si todas las etapas de crecimiento se fueron dando con naturalidad, la pregunta por la unión sexual llegará cuando el niño esté en condiciones de entender la respuesta. El consejo es el mismo que el que brindamos con anterioridad: la explicación será realista, sencilla y sin rodeos.
Si hasta el momento la educación sexual ha sido natural, la explicación no será una revelación para el niño. También el médico puede colaborar en esta tarea. Los niños de ciudad pueden ser ayudados a entender el acto sexual con la observación de animales domésticos. Muchos padres tienen la tendencia de delegar las conversaciones a parientes cercanos que suponen con más experiencia o posibilidades de diálogo; esta es una forma de evasión. Es fundamental que el niño reciba estas explicaciones de sus padres, única manera en que no existan zonas de silencio.

¿Qué otros temas podemos abordar con los niños de entre tres y cinco años?

• Enseñarles los nombres correctos de las partes del cuerpo.
• Mostrarles y analizar láminas con ilustraciones simples y claras.
• Señalar la presencia de vagina en las niñas (no la ausencia de pene).
• Diferenciar la zona vaginal de la anal.

¿Qué temas se pueden abordar con los niños en edad escolar?

En esta etapa es importante indagar qué saben los niños y qué piensan de ello; ayudarles a seleccionar la información adecuada y organizarla con ellos; brindarles explicaciones completas, que incluyan datos y referencias científicos.
Algunos niños de entre once y doce años están interesados en noviar, mientras que otros, de la misma edad, siguen jugando a las canicas. En ambos casos deben manejar información básica, no sólo de biología, sino también sobre las relaciones sexuales y sus consecuencias. El embarazo, las enfermedades transmitidas sexual-

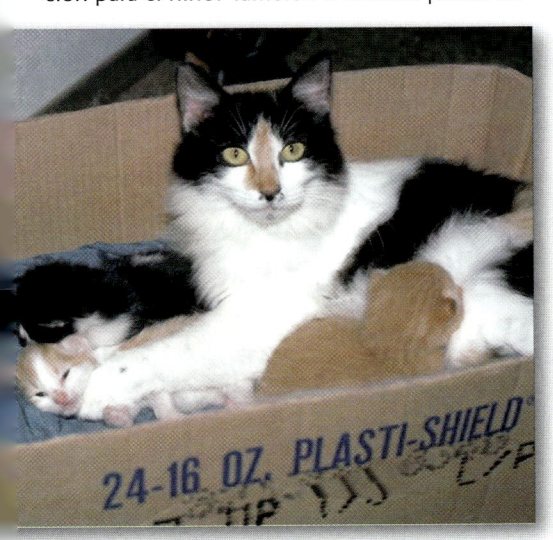

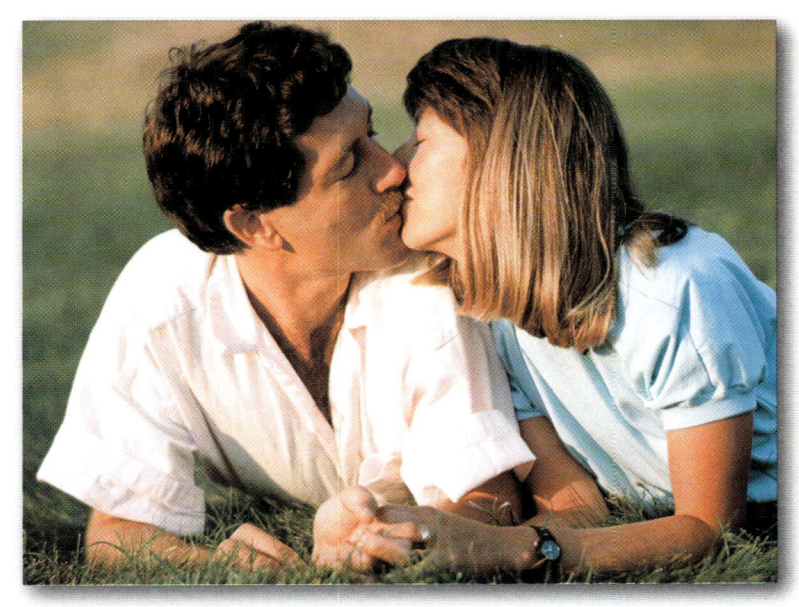

Las explicaciones sobre el origen de la vida y la unión sexual deben ser dadas a los hijos por los padres, para evitar que se genere desconfianza.

Para que los niños comprendan el sentido de la lactancia es bueno que vean animales domésticos amamantando a sus crías.

43

mente son temas que, entre otros, pueden ser discutidos abiertamente.

¿Cuándo intervenir si los niños no preguntan?

Hay dos ocasiones que merecen la intervención directa de los padres, aun cuando no se plantee una pregunta: la aproximación de la menstruación en las niñas obliga a las madres a una explicación clara, completa y detallada de su nuevo estado sexual, sus consecuencias fisiológicas y psicológicas, y su condición de trance natural y positivo, que debe ser tomado de modo simple y sin precauciones extraordinarias.

Para el varón, la primera polución deberá ser motivo de una charla con su padre y si, como es corriente, el chico se masturba, también será necesaria una explicación qu excluya todo halo pecaminoso o de terror. Todas las temáticas referidas al sexo merecen respeto. Jamás se debe decir al niño que por que se toca o se mira el cuerpo hace algo asqueroso o sucio y mucho menos amenazarlo con castigos: las amenazas tienen un efecto altamente nocivo.

¿Cuáles son los errores más comunes que se cometen en la educación sexual?

Un error frecuente es nombrar las distintas partes del cuerpo con la misma palabra. Por ejemplo, en algunos países es frecuente que la palabra "cola" designe el trasero, y el órgano masculino y el femenino. Esta falta de discriminación produce confusión respecto de las funciones excretoras y genitales.

También es común colocar sobrenombres a los órganos genitales, para evitar darle al niño los nombres verdaderos. Los niños deben conocer cada parte del cuerpo por su nombre, sin misterios ni eufemismos.

Los niños en edad escolar pueden comprender las explicaciones acerca de las relaciones sexuales y sus consecuencias.

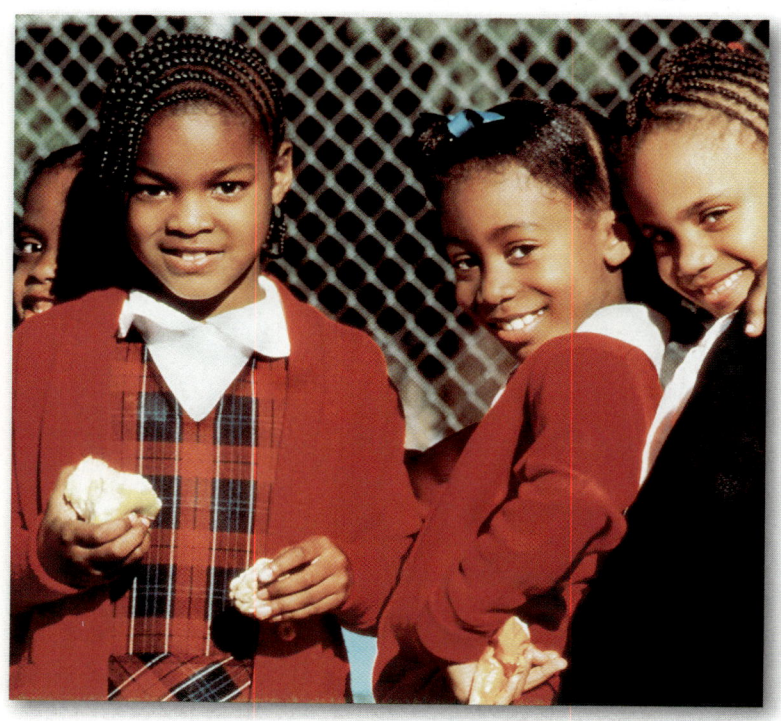

"Muchos padres tienen la tendencia de delegar las conversaciones a parientes cercanos que suponen con más experiencia o posibilidades de diálogo, esto es una forma de evasión."

¿Es bueno que los padres acaricien a los niños en sus zonas erógenas?

Con la buena intención —a veces— de provocar la risa y la picardía del niño, con la creencia de estar promoviendo una buena higiene, o mediante juegos, caricias y bromas, los adultos excitan a los niños más de la cuenta.

Se incrementa así la tensión sexual, el cuerpo y la mente se sobreestimulan y se busca algún tipo de descarga que, obviamente, nunca es eficaz. Los padres deben respetar el cuerpo del niño.

¿Qué consecuencias puede tener una educación sexual demasiado rígida?

La imposición de una moral demasiado estricta produce, por un lado, un sentimiento de culpabilidad que puede llega a torturar al niño y, por otro, una gran tentación por conocer y experimentar lo "pecaminoso".

Cualquiera de estas fallas en la educación sexual se manifiesta en forma de síntomas. Entre los más frecuentes se encuentran:
• El desconocimiento de la anatomía sexual.
• La masturbación compulsiva y en público.
• El exhibicionismo (placer en mostrar las zonas genitales) y el *voyeurismo* (placer por ver y espiar las zonas genitales), más allá de los 4 ó 5 años.
• Deseos constantes de orinar (sobre todo en las niñas).
• Enuresis es decir, incontinencia urinaria (especialmente en los varones).

¿Qué relación existe entre el saber y la sexualidad?

Freud elaboró el concepto de *pulsión epistemofílica* para hablar de la energía sexual puesta al servicio del conocimiento de la propia sexualidad.

En principio, el saber es un saber sobre sí mismo y sobre las relaciones con los otros. Freud investigó y descubrió que los niños tienen distintas teorías sexuales sobre el origen de la vida y el coito. La pulsión epistemofílica permite al hombre conocer los objetos que lo rodean gracias al despertar del deseo y la curiosidad por ellos.

La libido, fuerza vital del hombre de origen sexual, se desplaza, se sublima y se canaliza en otras actividades como el pensamiento, la investigación, el arte, el deporte.

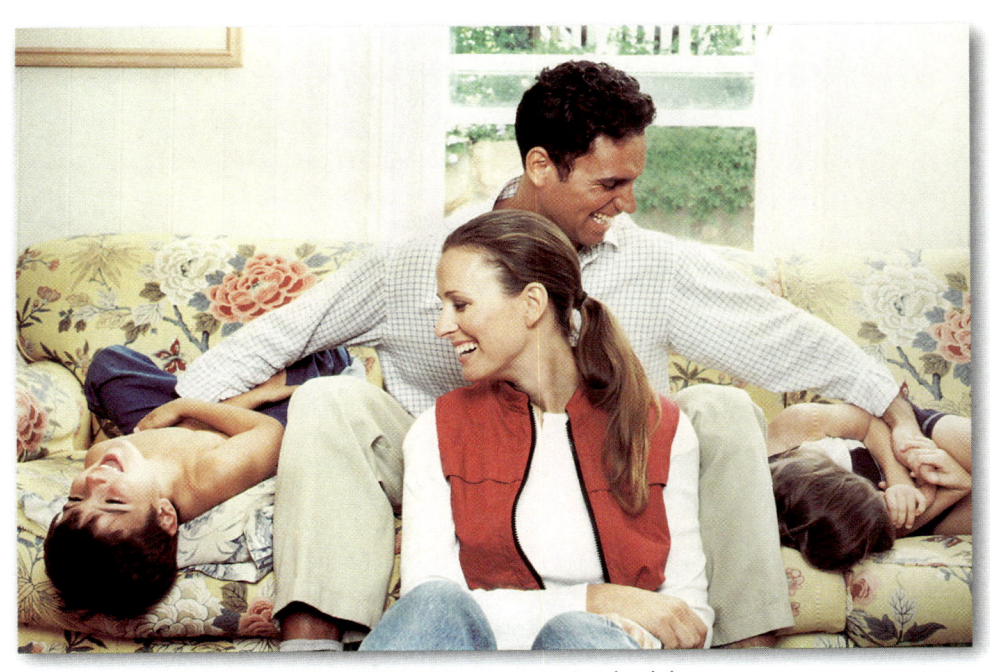

A veces, los juegos de los adultos con los niños pueden provocar (sin mala intención) una excitación que no es adecuada pues, por supuesto, no tendrán luego una descarga eficaz.

¿Es cierto que los trastornos de aprendizaje se relacionan con conflictos de la sexualidad?

Como dijimos, para el psicoanálisis el saber y el aprender se relacionan directamente con la pulsión de vida o *libido*. Para aprender es necesario tener a disposición una gran energía libidinosa que se desvía de su objeto original y se desplaza como curiosidad de saber hacia el mundo.

Si se producen trastornos en la vida afectiva y el deseo se ve cercenado fuertemente, esta prohibición termina por extenderse a todo el saber, y provoca dificultades en el aprendizaje y en la memoria.

¿Es normal que un niño o una niña se masturben?

Cuando los niños atraviesan el estadio fálico, descubren sus órganos genitales como fuente de satisfacción, y es normal y totalmente natural que se los acaricien. Es una actividad autoerótica que les produce placer y les permite conocerse. Conforme atraviesan este estadio, la necesidad de masturbarse cederá en el período de latencia (etapa escolar). No tiene nada de malo, y no debe ser sancionado como algo feo o pecaminoso. Hacia la adolescencia, la actividad autoerótica se incrementará; el adolescente busca fuentes de placer y reconocer el nuevo cuerpo que posee. Es un proceso que se da en todas las personas, y forma parte de su vida sexual, privada, que debemos respetar.

"Los niños deben conocer cada parte del cuerpo por su nombre, sin misterios ni eufemismos."

¿Por qué muchas veces los niños pequeños se niegan a cambiarse de ropa y les gusta estar sucios?

Como parte de su desarrollo los niños atraviesan la etapa anal, caracterizada por el proceso de control de esfínteres. Debemos entender que para el niño sus heces son parte de

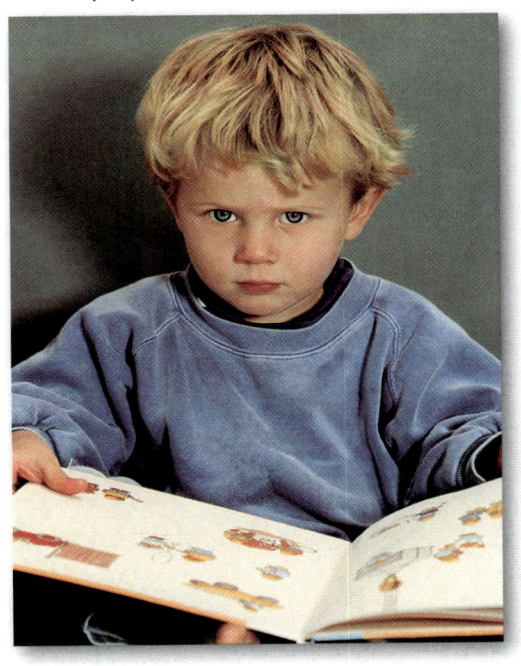

Para los niños que tienen entre 3 y 5 años las láminas e ilustraciones brindan información clara a la hora de responder preguntas.

45

su cuerpo, y que por tanto son queridas por él. Expulsarlas equivale a perder partes propias. Por eso elaborará la idea de posesión. Ver que desaparecen en el retrete y no vuelven, le permite al niño comenzar a preguntar por el vacío, la pérdida, la muerte. Aunque a los adultos nos parezcan ideas disparatadas, debemos entender que el pensamiento del niño es distinto del adulto, pero perfectamente lógico.

El proceso de control de esfínteres es también un proceso de independización del mundo adulto. La manera en que los adultos reaccionan ante este proceso (marcada fundamentalmente por cómo lo vivieron ellos) es de importancia fundamental para el desarrollo posterior de sus hijos.

¿Debemos explicarles a nuestros hijos los métodos anticonceptivos?

En la actualidad se constata una disminución cada vez más acentuada del inicio de las relaciones sexuales en los adolescentes.

La sociedad modifica sus pautas de conducta y sus valores. La iniciación sexual es un hito fundamental en la vida sexual y afectiva de una persona, que origina profundos temores a los padres. La angustia más común es el temor por el embarazo adolescente; pero muchas veces tras esta explicación se oculta el rechazo de aceptar el inevitable paso del tiempo y la apertura de otra etapa en la vida de la pareja.

Si los jóvenes han decido iniciar su vida sexual, es muy importante que antes de la primera relación estén asesorados sobre el método de anticoncepción más adecuado para su organismo. Los padres tienen la obligación de enseñar a los jóvenes a cuidarse en este aspecto. Las consecuencias de un embarazo no deseado son graves. Proteger a los jóvenes es ayudarlos a transitar la vida sexual sin miedos. Muchos padres creen que no es necesario hablar con sus hijos sobre estas cosas porque lo harán con sus amigos o alguien se las explicará. Muchas veces se cree que sólo deben hablar con sus hijas mujeres. Todo esto constituye un gravísimo error. La adopción de un método anticonceptivo es decisión de ambos miembros de la pareja. Los padres pueden colaborar asesorando y acompañando a sus hijos a médicos especialistas que estarán en condiciones de informarlos. Los jóvenes deben saber que se abre ante ellos una etapa llena de experiencias placenteras que deben vivir con responsabilidad. La problemática actual del sida obliga a ser más precavidos y terminantes en el uso de preservativos en todas las relaciones sexuales. Los jóvenes deben incorporar esta pauta de protección sin excusas, y son los padres quienes deben recordarles que los tienen que utilizar.

Aquí no hay diferencias de género: a las jóvenes hay que educarlas para que acepten la necesidad de exigir a su pareja el uso de preservativos; por esto deben ser capaces de comprarlos y llevarlos ellas mismas si es que deciden tener relaciones sexuales.

La iniciación sexual provoca una profunda movilización en los padres. Nada ganarán "escondiendo la cabeza" simulando que nada sucede. Es importante recordar que la educación que se brinda a los hijos comienza a rendir sus frutos cuando éstos crecen. La confianza, la responsabilidad, los valores, la autonomía que se les ha inculcado harán sin duda de los hijos seres adultos felices y plenos.

El control de esfínteres representa también un paso hacia la independización del mundo de los adultos.

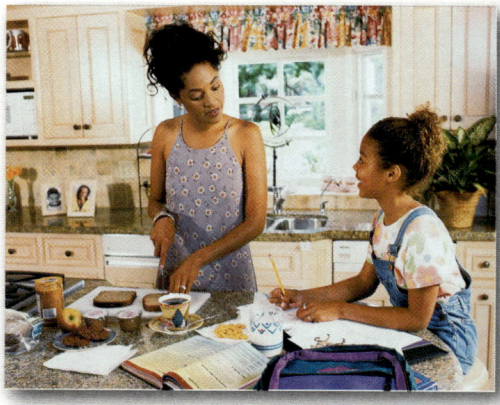

La confianza, la responsabilidad, los valores, la autonomía que se les ha inculcado harán sin duda de los hijos seres adultos felices y plenos.

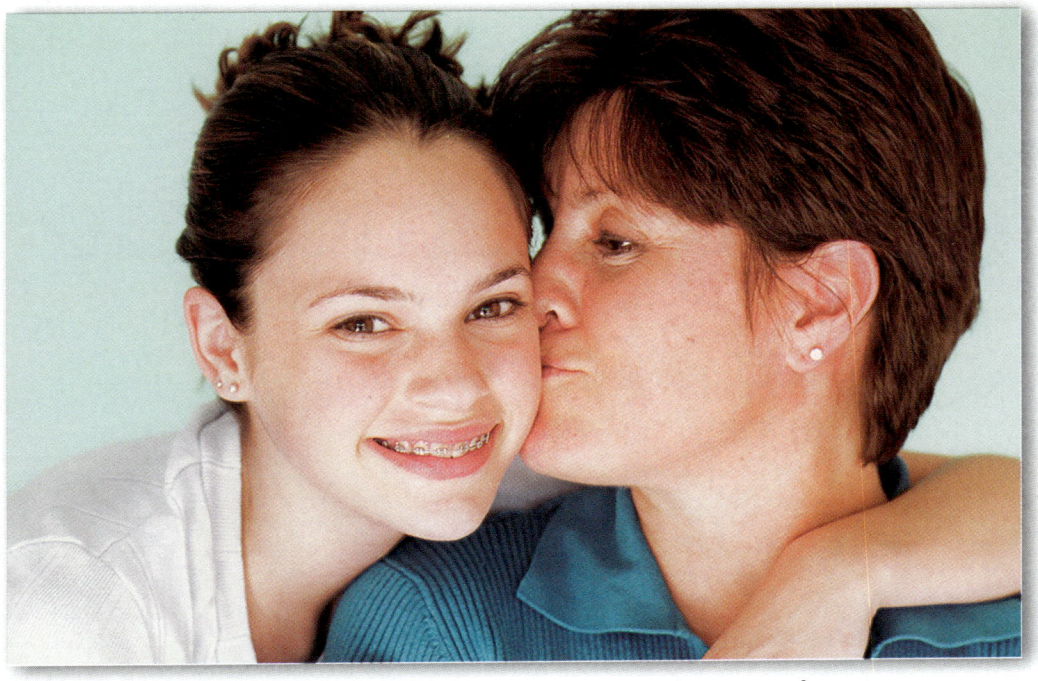

Los adolescentes tienen que conocer los métodos anticonceptivos porque así, además de evitar un embarazo no deseado, se protegen de las enfermedades de transmisión sexual.

¿Qué valor tiene la iniciación sexual dirigida por adultos de la familia?

En muchas culturas, el padre o el tío —a veces los amigos— incitan a los jóvenes, a determinada edad, a mantener su primera relación sexual con una prostituta o una mujer elegida con anterioridad. Si bien en algunos momentos esto pudo funcionar como rito de iniciación, es una práctica que disocia el placer, el afecto y la decisión personal. La elección de establecer relaciones sexuales debe ser personal y de acuerdo con los tiempos de cada joven. Es importante que ellos decidan el momento y la persona con la cual establecer esta relación.
En general, los jóvenes prefieren hacerlo con alguien con quien mantienen una relación afectiva, y tienen razón. Esto no significa que tendrán esa pareja por siempre: lo más probable es que la relación resulte transitoria. Lo importante es que los propios jóvenes sean quienes decidan, y entiendan la importancia del paso que van a dar.

"El proceso de control de esfínteres es también un proceso de independización del mundo adulto."

¿Cuáles son las frases que no debemos decir?

Hay ciertas frases que se oyen comúnmente y pueden afectar a los niños. Antes de decirlas, reflexionemos.

- Si te tocas el pene, te enfermarás.
- Si te tocas el pene, te lo corto.
- La niñas que se tocan "abajo" son malas.
- A los jóvenes que se masturban les salen pelos en las manos.
- Los jóvenes que se masturban tienen granos en la cara.
- ¡"Hacer eso" es feo y pecaminoso!
- Las mujeres que han mantenido relaciones con distintas personas son prostitutas.
- Si estás con la menstruación, no puedes bañarte.
- Si te bañas, se interrumpe la menstruación.
- Si no eres virgen, nadie te querrá.
- Existen mujeres para casarse y otras para divertirse.
- Los hombres sólo piensan en eso.

En general, los adolescentes tienen su primera relación sexual con una persona con la cual establecen un lazo afectivo.

47

El aparato reproductor femenino

que cumplen importantes funciones. Hagamos un repaso de ellos para conocerlos mejor.

Los órganos del sistema reproductor

Estos órganos se clasifican, por su posición, en **órganos genitales internos y órganos genitales externos**.

Forman el primer grupo la trompa de Falopio, el útero o matriz y la vagina.

Los **ovarios** son dos órganos muy pequeños con forma de almendra, situados en la pelvis. Se distinguen en ellos dos estructuras: una cortical y otra medular. La primera está compuesta por los folículos ováricos, los cuales contienen los ovocitos.

El ovario es la glándula sexual femenina encargada de formar las células aptas para la reproducción, los **óvulos**.

Los folículos primarios contienen dentro de sí el ovocito inmaduro; cuando éste madura, es expulsado por el folículo de Graaf a la trompa de Falopio. Este proceso se denomina **ovulación**.

Una vez expulsado el ovocito, el folículo se convierte en cuerpo amarillo, y degenera luego en *cuerpo albicans*, una especie de cicatriz en el ovario. Se denominan *cuerpos atrésicos* a los restos de folículos que antes de la salida del ovocito sufren un proceso de regresión.

Las **trompas de Falopio** o trompas uterinas son dos conductos que se extienden desde el ovario hasta el útero.

Se distinguen varias partes: la intramural, situada en el espesor de la pared uterina; la porción ístmica, de dos o tres centímetros; la **ampolla** o porción más dilatada, que acaba en el **infondíbulo**, de borde irregular y recortado, y forman las franjas o **fimbrias**, que se adaptan a los ovarios como si los abrazaran.

Una de esta fimbrias llega incluso a adherirse al ovario y se denomina *franja ovárica de la fimbria*.

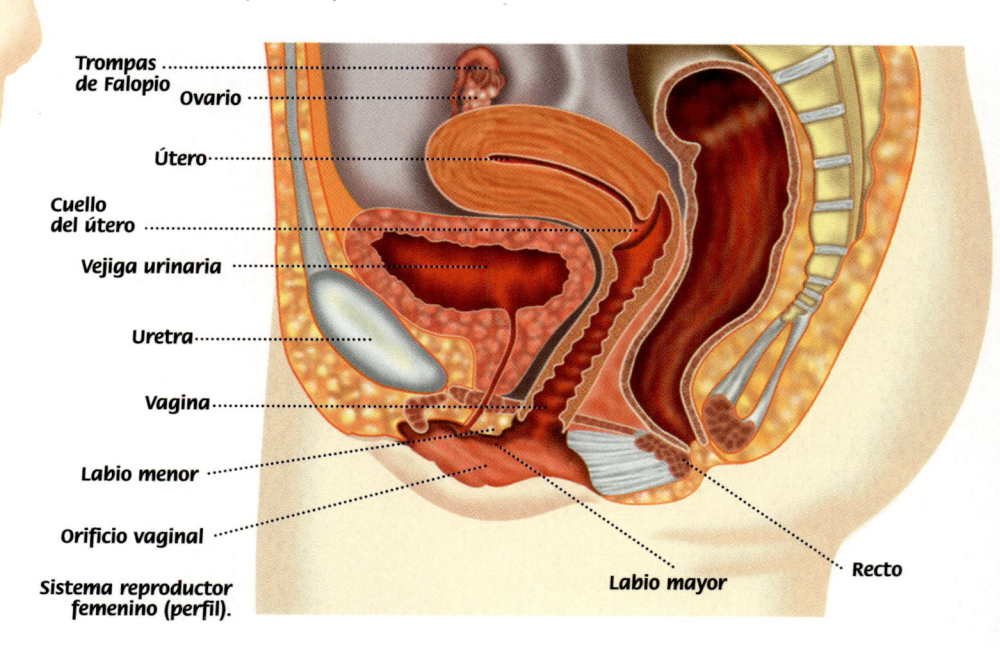

Ubicación del sistema reproductor femenino.

Trompas de Falopio
Ovario
Útero
Cuello del útero
Vejiga urinaria
Uretra
Vagina
Labio menor
Orificio vaginal
Labio mayor
Recto

Sistema reproductor femenino (perfil).

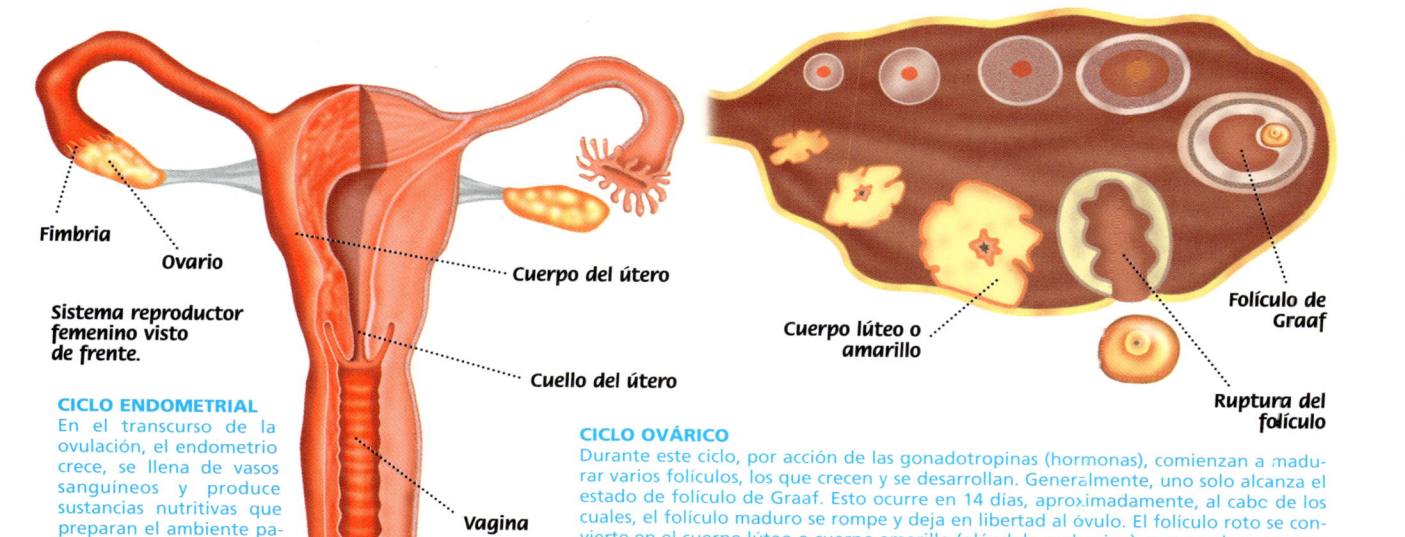

Fimbria

Ovario

Sistema reproductor femenino visto de frente.

Cuerpo del útero

Cuello del útero

Vagina

Cuerpo lúteo o amarillo

Folículo de Graaf

Ruptura del folículo

CICLO ENDOMETRIAL
En el transcurso de la ovulación, el endometrio crece, se llena de vasos sanguíneos y produce sustancias nutritivas que preparan el ambiente para el desarrollo del embrión durante la gestación. Si se produce la fecundación del óvulo, el endometrio. Si no ocurre esto, el endometrio se desprende parcialmente, dando origen a la menstruación. Este ciclo es simultáneo con el ovárico, y tiene una du-

CICLO OVÁRICO
Durante este ciclo, por acción de las gonadotropinas (hormonas), comienzan a madurar varios folículos, los que crecen y se desarrollan. Generalmente, uno solo alcanza el estado de folículo de Graaf. Esto ocurre en 14 días, aproximadamente, al cabo de los cuales, el folículo maduro se rompe y deja en libertad al óvulo. El folículo roto se convierte en el cuerpo lúteo o cuerpo amarillo (glándula endocrina), que produce progesterona, hormona que ayuda a mantener la gestación. Si no se produce la fecundación

La trompa uterina cumple una doble función: conducen el óvulo desde el ovario hasta el útero y es el lugar donde se produce la fecundación.

El **útero o matriz** es un órgano muscular, impar y medio, situado detrás de la vejiga y delante del recto. Consta de tres partes: el cuerpo uterino, la más voluminosa, el cuello y el istmo, éste entre las dos anteriores.

Practicando un corte longitudinal se observa un órgano hueco, de paredes muy gruesas con tres orificios: dos superiores, donde se implantan las trompas (orificios tubáricos) y una inferior (orificio cervical interno). A la vez, el útero está formado por tres capas de membranas: el **endometrio**, una cubierta sumamente irrigada que se transforma a lo largo del ciclo menstrual, una túnica muscular intermedia o *miometrio*, y una tercera externa llamada *parametrio*.

El útero alberga el óvulo fecundado para nutrirlo y protegerlo en sus estadios de embrión y feto. En su parte inferior, el útero se conecta con la vagina por medio del cuello uterino.

La **vagina** es un tubo que va desde el cuello uterino hasta la vulva, dirigido de arriba abajo y de atrás hacia delante.

El límite entre vagina y vulva lo constituye un repliegue —el **himen**— cuya rotura se produce en el primer coito, si bien normalmente es ya una membrana perforada.

A cada lado de la abertura de la vagina hay dos glándulas de medio milímetro, llamadas de Bartholino, secretoras de mucus que lubrifica la vagina, especialmente en la copulación. La función de la vagina es recibir el pene en el coito, ser el canal de salida del feto en el momento del parto, y expulsar el contenido menstrual.

Los órganos genitales externos

La vulva conforma el conjunto de los genitales femeninos externos.

Se distinguen en ella las siguientes regiones anatómicas: el monte de Venus o **región púbica**, cubierta de vellos; los **labios mayores**, que son dos repliegues de piel que cubren los **labios menores** o ninfas; el **clítoris**, órgano eréctil, de alta sensibilidad y de fundamental papel en el goce femenino; el **meato** u orificio urinario, y el **orificio vaginal**.

VULVA
Se denomina al conjunto de los órganos externos de la mujer. Se ubica en la cara interna de los muslos.

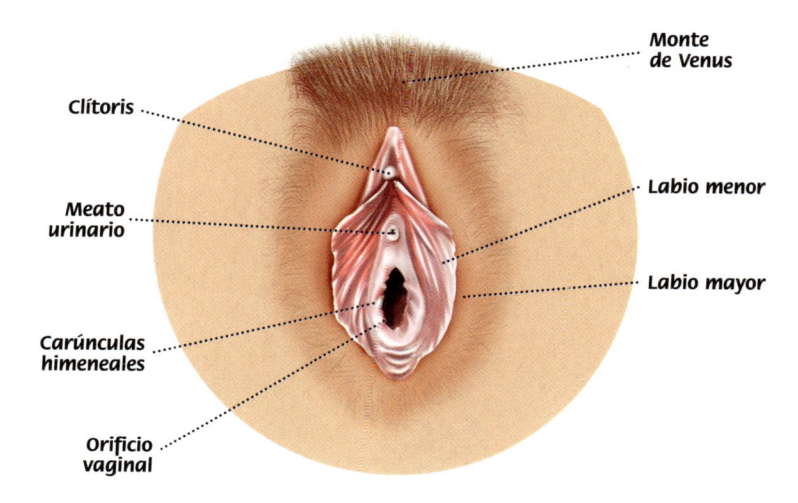

Monte de Venus

Clítoris

Meato urinario

Carúnculas himeneales

Orificio vaginal

Labio menor

Labio mayor

El aparato reproductor masculino

Al igual que el aparato reproductor femenino, está compuesto por una serie de órganos complejos. ¿Los conocemos?

Los órganos genitales internos

Son los testículos y las vías espermáticas.

Los **testículos** son dos glándulas sexuales masculinas cuya función es formar los espermatozoides, es decir, las células sexuales masculinas. Son de forma ovoidea, de color blanco azulado y superficie lisa. Están situados en la porción inferior de la bolsas, y provistos de un apéndice o epidídimo.

Un corte en sección longitudinal muestra: una cápsula conjuntiva externa, la **túnica albugínea**, muy resistente y considerablemente engrosada en una región llamada de *higmoro*, cuyo interior se halla divido en lobulillos (unos 250) separados entre sí por tabiques, y dispuestos radicalmente, dentro de los cuales se hallan los tubos seminíferos; todos ellos confluyen en un ovillo alojado en el espesor del cuero de higmoro.

A partir del cuerpo emergen del testículo unos conductillos arrollados, los *conductos deferentes*, que desembocan en el epidídimo.

Los **tubos seminíferos** son la parte más importante del testículo. Constan de dos tipos de células: las espermatogonias, que tras efectuar meiosis darán origen a los espermatozoides, y las células intersticiales de Leydig, de las que dependen las hormonas sexuales.

Las **vías espermáticas** son el **epidídimo** y, a continuación de él, el **conducto deferente**, que transporta los espermatozoides hasta el punto en donde sufren evaginación y forma la vesícula seminal; a partir de este momento recibe el nombre de conducto eyaculador, con de-

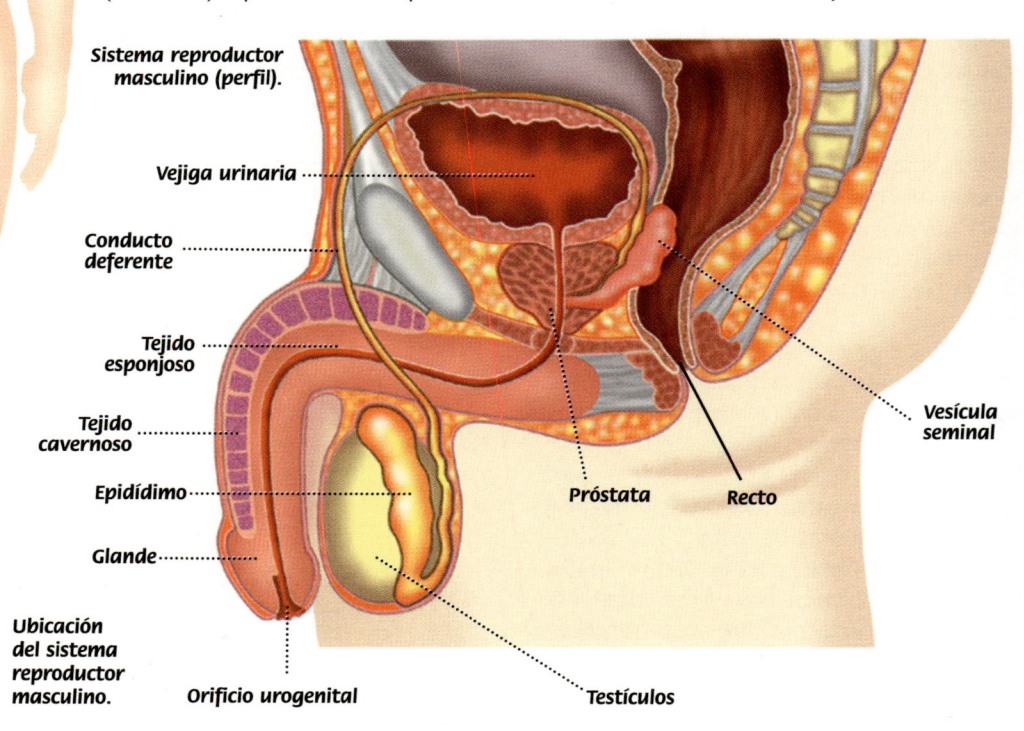

Ubicación del sistema reproductor masculino.

Sistema reproductor masculino (perfil).

- Vejiga urinaria
- Conducto deferente
- Tejido esponjoso
- Tejido cavernoso
- Epidídimo
- Glande
- Orificio urogenital
- Próstata
- Recto
- Vesícula seminal
- Testículos

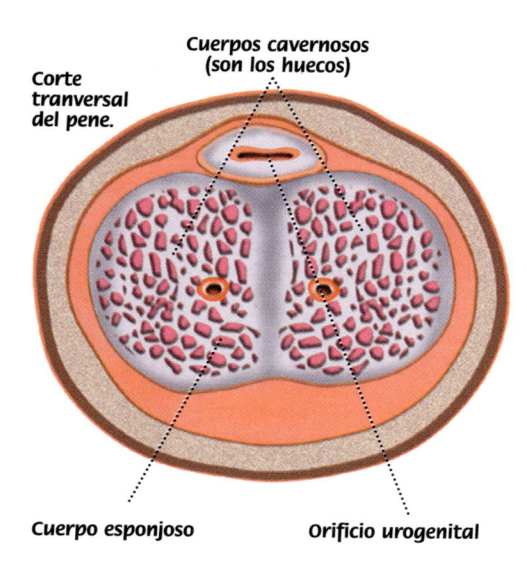

Cuerpos cavernosos (son los huecos)

Corte tranversal del pene.

Cuerpo esponjoso   **Orificio urogenital**

Cuando las arteriolas del cuerpo cavernoso del pene vuelcan la sangre en los senos (espacios), éstos se llenan, y producen un aumento del volumen del mismo (erección).

Uretra
Próstata
Glándula de Cowper
Bulbo de la uretra
Partes del sistema reproductor masculino visto de frente.
Cuerpos cavernosos
Uretra
Glande
Orificio urogenital

Cuando el varón alcanza la madurez sexual, durante la pubertad, la hipófisis envía hormonas que estimulan a los testículos para la producción de espermatozoides. Éstos, unidos a los líquidos producidos por la próstata y por la vesícula seminal, conforman el semen. En cada centímetro cúbico de semen se hallan entre 200 y 300 millones de espermatozoides. El proceso por el cual el semen traspasa la uretra y es descargado al exterior se denomina eyaculación.

sagüe en la **uretra**, órgano impar de confluencia de los dos conductos eyaculadores procedentes de cada testículo.

Los órganos genitales externos

Son el pene y el escroto. En el **pene** se distinguen anatómicamente una raíz y una parte libre terminal, cuyo extremo anterior es el glande (en forma de bellota), revestido de un caparazón cutáneo llamado *prepucio*. El *frenillo prepucial* es el tirante de piel que mantiene unido el glande al prepucio. Por el interior del pene se desliza la porción terminal de la uretra, conducto por el cual se expulsa la orina y el esperma.

Esta constituido interiormente por dos estructuras cilíndricas, o cuerpos cavernosos, situadas a cada lado, y una estructura por debajo, o cuerpo esponjoso, que alberga la uretra membranosa. Dentro de cada cuerpo cavernoso hay una arteria cavernosa que, mediante sus ramificaciones, llena de sangre dichas estructuras en el momento de la erección.

El **escroto** es el saco cutáneo que contiene los testículos, y los mantiene algo separados del cuerpo, lo cual determina que su temperatura sea sensiblemente inferior a la corporal: ello es importante, porque la temperatura óptima vital del espermatozoide es inferior a la del cuerpo. El músculo *cremaster* es una de las partes que componen el saco escrotal. Su función es hacer descender o elevar la temperatura del testículo según la del ambiente.

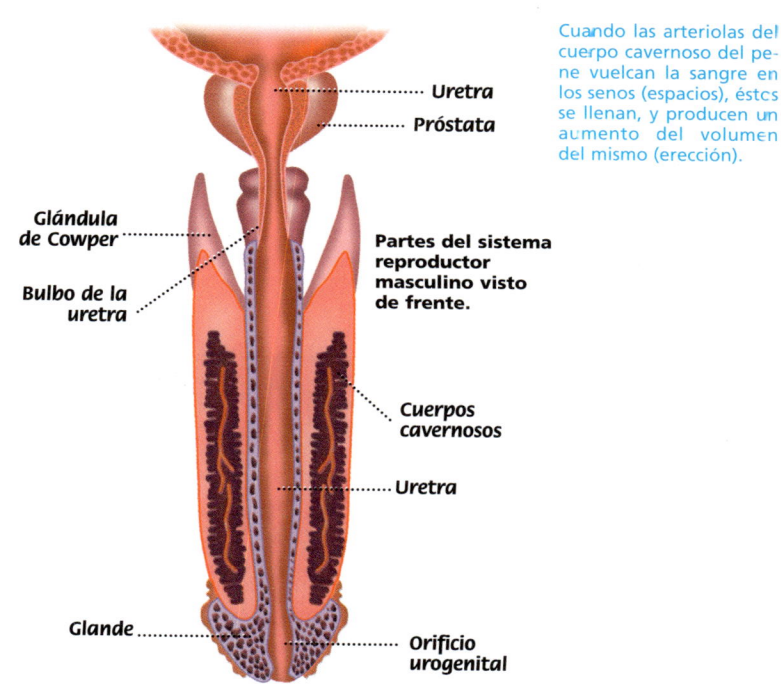

Las glándulas anexas

Las glándulas anexas al aparato reproductor masculino son la próstata, la vesícula seminal y la glándula de Cowper.

La **próstata** es una glándula situada debajo de la vejiga urinaria, que recuerda por su forma y volumen a una castaña. Segrega un líquido que, al mezclarse con el esperma antes de la eyaculación, facilita el movimiento de las células sexuales, fenómeno de suma importancia para la fecundación.

La **vesícula seminal** tiene una doble función: elaborar el líquido seminal, de naturaleza proteica, que se mezcla con los espermatozoides para formar el **semen** o esperma, y actuar de reservorio de éste antes de la eyaculación.

La **glándula de Cowper** es una glándula mucosa cuya secreción es viscosa y débilmente alcalina, que neutraliza los residuos de la orina existentes en la uretra. El olor característico del semen se debe a esta secreción.

ESPERMATOZOIDES
Los espermatozoides son las células sexuales masculinas. Constan de una cabeza, un cuerpo y una cola. La cabeza contiene la información genética que, al producirse la fecundación, contribuirá a conformar los rasgos genéticos del nuevo ser.

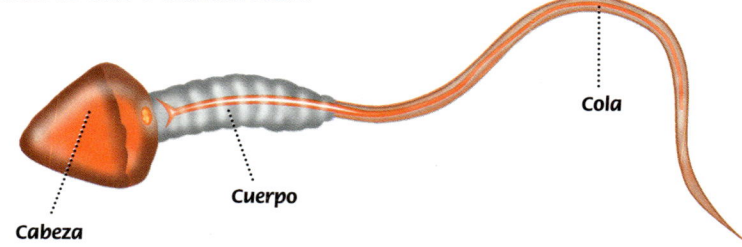

Cabeza   **Cuerpo**   **Cola**

51

El inicio de una nueva vida

El proceso de la fecundación, la fusión de los núcleos del óvulo y del espermatozoide y la implantación del cigoto, como también la determinación del sexo son temas complejos y apasionantes.

La fecundación

La **fecundación** consiste en la **unión de las gametas masculinas y las femeninas para formar la célula huevo o cigoto**.

Una cigoto se forma por la unión de un óvulo con un espermatozoide.

La fecundación se produce en el tercio superior de la trompa de Falopio y sólo es posible en un plazo corto de tiempo. Los espermatozoides tiene una vida de 24 a 48 horas dentro de las trompas; el óvulo sólo tiene 24 horas de vida.

¿Cómo se produce este fascinante proceso? En el momento del coito, por medio de la eyaculación se liberan en la vagina millones de espermatozoides. Éstos se desplazan por la vagina gracias a su propia movilidad y a las contracciones uterinas y de las trompas producidas durante la relación sexual.

Los espermatozoides se dirigen a las trompas de Falopio a través del útero. Allí, millones de espermatozoides reconocen al óvulo pero sólo uno de ellos logra penetrar la membrana plasmática del ovocito y se fusiona con ella, de tal manera que el núcleo del espermatozoide ingresa al citoplasma del ovocito.

¿Qué sucede con el resto de los espermatozoides? Una vez que uno de ellos ha logrado penetrar, la membrana se modifica y hace imposible el paso de otro espermatozoide. A este bloqueo se lo denomina **bloqueo de la poliesperma**.

El óvulo finaliza su división celular y los cromosomas (formaciones que llevan en su interior la información genética transmisible al nuevo ser) se ubican juntos y forman el **pronúcleo femenino**. De la misma manera se conforma **el pronúcleo masculino**.

Ambos pronúcleos se fusionan para dar origen a la **célula huevo o cigoto**.

Los pronúcleos provenientes de ambas gametas son haploides, es decir, poseen 23 cromosomas: al fusionarse ambos pronúcleos, la célula nueva posee 46 cromosomas. Por consiguiente, las células del nuevo ser llevan la mitad de la información genética del padre y la otra mitad de la madre.

Primeros momentos del desarrollo embrionario

Después de la fusión, la célula huevo tiene gran capacidad de multiplicación y comienza el desarrollo embrionario.

En un primer momento, la célula se divide en dos células hijas y éstas a su vez en cuatro. La división celular continúa hasta llegar a dieciséis células, momento que se denomina **fase de mórula** (por su parecido a la mora).

Mientras tanto, la célula viaja por las trompas hasta el útero, ayudadas por las contracciones propias de las trompas.

Una vez en el útero, la mórula recibe en su interior el líquido que separa a las células y que ayuda a conforma una cavidad. En esta etapa el huevo se denomina *blastocito*, el cual se encuentra adherido a las paredes del endometrio donde anidará los próximos nueve meses.

En el blastocito se distinguen el **embrioblasto**, que dará origen a las membranas del embrión, y

Una semana después de la fecundación se inicia la etapa de *implantación*. El huevo fecundado se adhiere a las paredes del útero, y absorbe allí los nutrientes necesarios.

Futura placenta
Huevo
Futuro embrión
Pared del útero

La reproducción es la creación de un nuevo ser a partir de una gameta femenina (*óvulo*) y una masculina (*espermatozoide*). La fecundación se produce como consecuencia de la introducción del pene del hombre en la vagina de la mujer durante el *coito*.

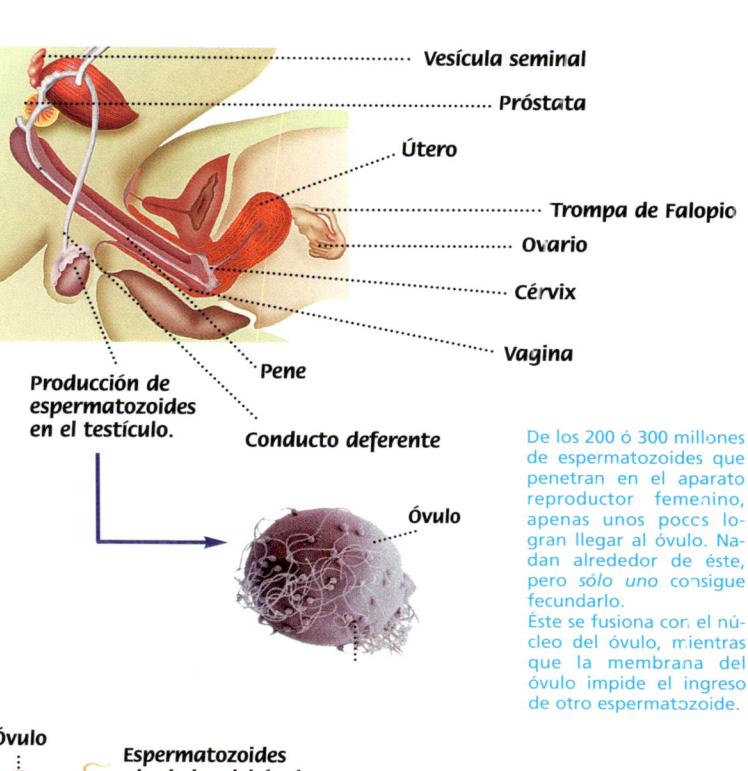

el **trofoblasto**, que originará la placenta. Así son los primeros días de un nuevo ser. La mamá no lo sabe, pero en su interior las fuerzas de la vida se desatan en un impulso biológico perfecto.

Determinación del sexo

En la célula huevo o cigoto se encuentran 23 cromosomas provenientes de la célula materna y 23 de la célula paterna.

Los **cromosomas** son corpúsculos que **contienen ADN** (ácido desoxirribonucleico), **portadores de toda la información genética que tendrá el nuevo ser**. Un par de éstos, denominados cromosomas sexuales, portan la información sobre el sexo de la persona: son **XX** para la célula **femenina** y **XY** para la **masculina**.

Si en el momento de la fecundación el óvulo y el espermatozoide aportan ambos cromosomas X, el cigoto tendrá dos cromosomas XX y será de sexo femenino. En cambio, si el espermatozoide aporta un cromosoma Y, el cigoto será masculino. Por eso se dice popularmente que el hombre determina el sexo del niño.

La determinación del sexo se produce, entonces, en el momento de la fecundación. Por su parte, la manifestación del sexo a nivel morfológico no se produce hasta el tercer mes del embrión. Mientras tanto, éste cuenta con órganos sexuales primigenios que no son ni masculinos ni femeninos. En el tercer mes de vida, por acción del gen SRI, gen de la masculinidad, comienzan a desencadenarse procesos metabólicos que culminan con la masculinización de los genitales primigenios. Si este gen no actúa, el embrión desarrolla los órganos femeninos.

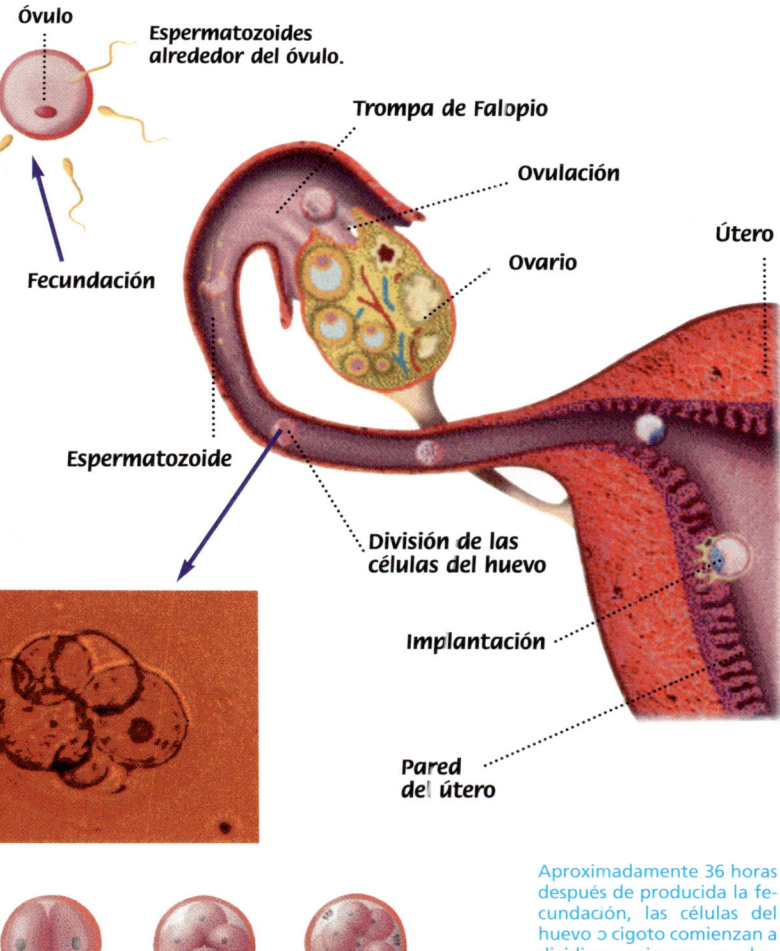

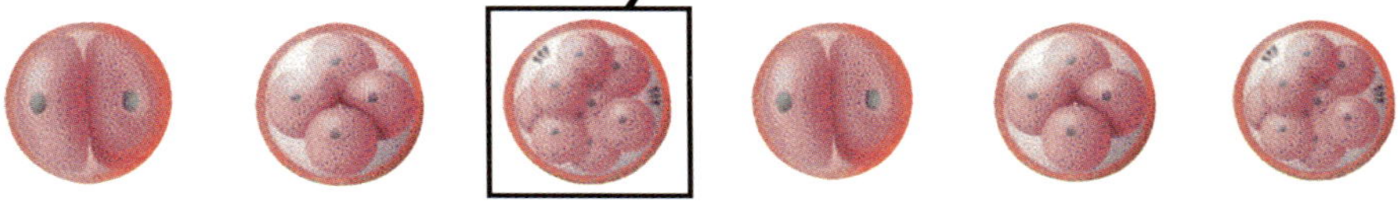

Vesícula seminal
Próstata
Útero
Trompa de Falopio
Ovario
Cérvix
Vagina
Pene
Producción de espermatozoides en el testículo.
Conducto deferente
Óvulo

De los 200 ó 300 millones de espermatozoides que penetran en el aparato reproductor femenino, apenas unos pocos logran llegar al óvulo. Nadan alrededor de éste, pero *sólo uno* consigue fecundarlo.
Éste se fusiona con el núcleo del óvulo, mientras que la membrana del óvulo impide el ingreso de otro espermatozoide.

Óvulo
Espermatozoides alrededor del óvulo.
Trompa de Falopio
Ovulación
Útero
Ovario
Fecundación
Espermatozoide
División de las células del huevo
Implantación
Pared del útero

Microfotografía de un embrión humano, en el estadio de 8 células.

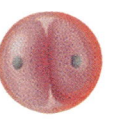

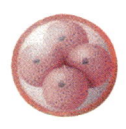

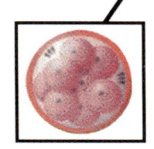

Estadio de 2 células.
Estadio de 4 células.
Estadio de 8 células.
Estadio de 16 células.
Huevo fecundado, con líquido en el centro.

Aproximadamente 36 horas después de producida la fecundación, las células del huevo o cigoto comienzan a dividirse: primero en dos, luego en cuatro, en ocho, y finalmente en 16. Entonces, el huevo desarrolla un líquido central y se fija a las paredes del útero.

53

Nueve meses maravillosos

La gestación es una de las etapas más asombrosas del desarrollo humano. ¿Cómo se desarrolla el embrión en el vientre materno? Seguramente toda la familia se interesará por saberlo.

Los primeros tres meses de gestación

En los primeros tres meses de gestación el nuevo ser recibe el nombre de **embrión**. Es el período más importante a pesar de su corta duración, porque el embrión adquiere su forma definitiva (morfogénesis) y se desarrollan los futuros órganos (organogénesis).

A los 18 días de gestación aparece el esbozo cardíaco, el esbozo auditivo y la placa neural. En el día 24 se forma el tubo neural, aparecen los primeros vasos embrionarios y se observa la membrana faríngea abierta. El día 28 puede observarse el esbozo óptico, los pulmones, el páncreas y los miembros inferiores.

A los 30 días el embrión mide unos 34,5 milímetros, aparece el esbozo olfativo y las orejuelas. El cerebro, con cinco vesículas, se observa el día 35. El día 42 se ve la mano.

A los 49 días el corazón ya tiene sus cuatro cavidades; los dedos se separan ya en el día 56. El día 90 su talla es de 30 milímetros y su aspecto está perfectamente definido.

La llegada de un hijo es recibida con gran alegría por los futuros padres.

El período fetal

Durante los restantes meses hasta el parto, los órganos sólo sufren procesos de crecimiento y maduración, y van adquiriendo su posición y su desarrollo definitivo. El feto aumenta de talla y volumen.

La **placenta** es una estructura compleja que desempeña una doble función: *metabólica*, esto es, destinada al intercambio nutritivo y respiratorio del feto, y *endocrina*, pues se comporta como una verdadera glándula hormonal y secreta estrógenos, progesterona, y gonadotropina coriónica o citocina. Está constituida morfológicamente por una capa de origen materno, la *decidua*, y otra de origen fetal, las vellosidades coriónicas, producto de la transformación del trofoblasto. Estas vellosidades, repletas de vasos sanguíneos, confluyen en el **cordón umbilical** y penetran en el corazón fetal. La circulación está garantizada durante el embarazo por la presión y por las contracciones uterinas.

La placenta queda netamente delimitada a partir del tercer mes. Después crece con el feto hasta alcanzar un sexto del peso fetal.

La placenta humana es de tipo velloso, hemocorial y coriolantoidea, es decir, la sangre materna baña directamente la vellosidad placentaria, que está atravesada por los vasos provenientes de la circulación alantoidea del feto. La cavidad amniótica contiene **líquido amniótico**, de composición parecida a la del plasma, que protege al feto. En cantidad oscila, según el momento de la gestación, entre 0,3 y 1,5 litros. La entrada y la salida del líquido se efectúa a través del amnios. La circulación es por difusión simple.

El cordón umbilical alcanza unos 50 cm de largo, y pasan por él dos arterias y una vena que va de la placenta al feto, rica en oxígeno. Hay, además, tejido conectivo mucoso y se recubre por una sola capa de epitelio.

El corión y el amnios son dos membranas envolventes de protección. El corión reviste toda la cavidad uterina, excepto donde está implantada la placenta. Por dentro se halla el amnios, que tapiza todo, incluso el cordón umbilical. Por fuera está la caduca (decidua). Estas membranas (el amnios y el corión) se desgarran en el momento del parto para dejar salir al feto.

Las vellosidades dan una gran superficie de intercambio (10 m^2) a la circulación fetal y materna. La sangre llena al feto por las dos arterias umbilicales, se dispersa y es recogida de nuevo por la vena umbilical. La sangre llega a la madre por las ramas de la arteria uterina y es recogida por las ramas de la vena uterina. El tráfico de ambas circulaciones es muy elevado: 500 milímetros por minuto y se realiza por diferencia de presión. Antes de la implantación, el mantenimiento de la gestación está asegurado por las hormonas ováricas e hipofisiarias. Después de la nidación, por la acción conjugada de las hormonas hipofisiarias, ováricas y placentarias.

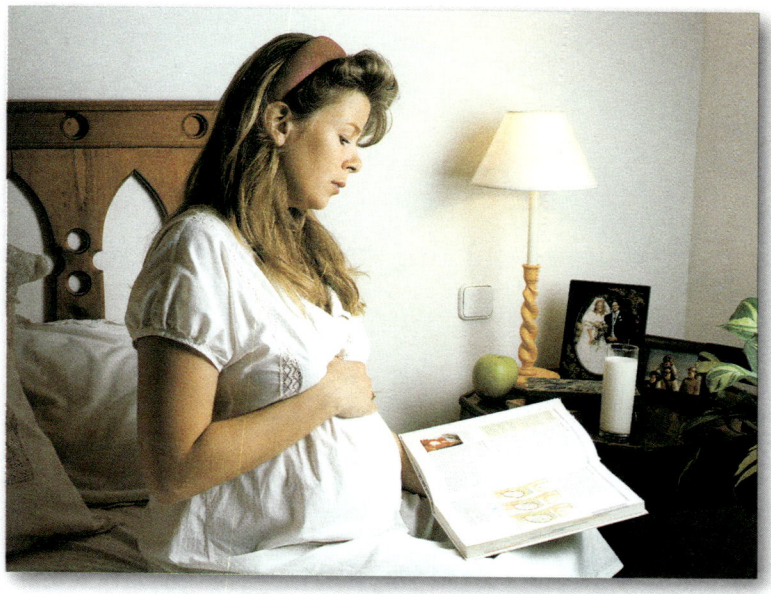

Así el feto se desarrolla hasta las 40 semanas de gestación, momento en el cual, por una serie de complejos mecanismos hormonales y musculares, se producirá el tan ansiado nacimiento.

LAS CUATRO ETAPAS DEL DESARROLLO FETAL

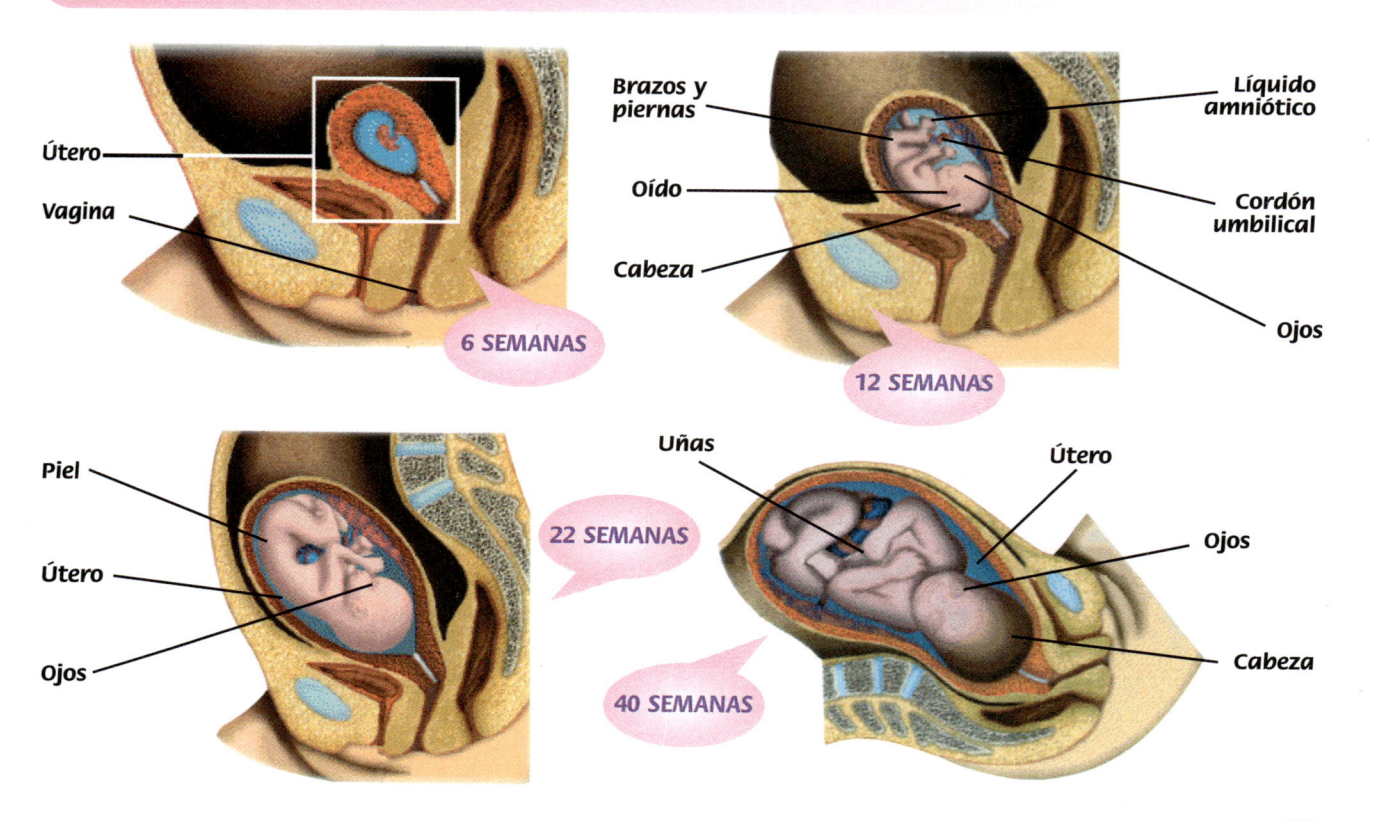

6 SEMANAS — Útero, Vagina

12 SEMANAS — Brazos y piernas, Oído, Cabeza, Líquido amniótico, Cordón umbilical, Ojos

22 SEMANAS — Piel, Útero, Ojos

40 SEMANAS — Uñas, Útero, Ojos, Cabeza

55

Dar a luz

El nacimiento de un hijo es recordado por todas las mamás como un momento único, lleno de felicidad y emoción. Sigamos un parto etapa por etapa.

El momento tan deseado

El **trabajo de parto** consiste en **una serie de contracciones arrítmicas y progresivas del útero que dan lugar al borramiento y dilatación del cuello uterino**. El estímulo para el comienzo del trabajo de parto es desconocido. La oxitocina circulante, secretada por el lóbulo posterior de la hipófisis, inicia el trabajo de parto. Éste suele comenzar hacia las 2 semanas antes o después de la fecha estimada del parto. En la primera gestación suele durar un máximo de 12 a 14 horas; en embarazos posteriores, generalmente es más corto, con una media de 6 a 8 horas. La expulsión de un ligero flujo hemático (una pequeña cantidad de sangre con la liberación del tapón mucoso cervical) suele preceder al comienzo del trabajo de parto en un máximo de 72 horas. La fase de latencia, durante la cual existen contracciones irregulares de intensidad variable que aparentemente maduran o ablandan el cérvix, siempre precede a la fase activa. A medida que el trabajo de parto progresa, las contracciones aumentan en duración, intensidad y frecuencia. Ocasionalmente, las membranas (saco amniótico y coriónico) se rompen antes del comienzo del trabajo de parto, y el líquido amniótico escapa a través del cuello del útero y la vagina. Cuando una mujer presenta la rotura de membranas debe ponerse en contacto inmediatamente con su médico. Aproximadamente en el 80 al 90 % de los casos, la rotura de membranas evoluciona espontáneamente hacia el trabajo de parto en 24 horas. Si la gestación se encuentra a término y no se ha iniciado el trabajo de parto, éste se induce debido al riesgo de infección que puede presentarse.

El primer estadio del trabajo de parto

Se extiende **desde el comienzo hasta la dilatación completa del cuello uterino o cérvix** (aproximadamente 10 cm) y tiene dos fases. Durante la **fase de latencia**, las contracciones se van haciendo progresivamente más coordinadas, las molestias son menos intensas y el cuello del útero presenta borramiento y se dilata hasta 4 cm. La duración de esta fase es difícil de precisar y muy variable, con una media de 8 horas y media en nulíparas (mujeres que no han tenido ningún parto) y 5 horas en multíparas (mujeres que han tenido más de un parto). Esta fase se considera patológica si dura más de 20 horas en primigrávidas (primer embarazo) o más de 12 horas en multigrávidas (más de un embarazo). En la **fase activa**, el cuello uterino continúa dilatándose y la presión desciende a la pelvis media. La duración media de esta fase es de 5 horas en nulíparas y 2 horas en multíparas. El cuello del útero debe dilatarse 1,2 cm cada hora en nulíparas, y 1,5 cm en el mismo tiempo, en multíparas. La paciente puede empezar a sentir la necesidad de pujar a medida que la presión desciende en la pelvis. Sin embargo, debe evitarlo hasta que el cuello del útero esté completamente dilatado, para prevenir laceraciones cervicales y la pérdida de energía.

El segundo estadio del trabajo de parto

Es **el tiempo que transcurre entre la dilatación completa del cuello uterino y el**

Desde el primer instante, madre e hijo establecen un estrecho vínculo entre ellos.

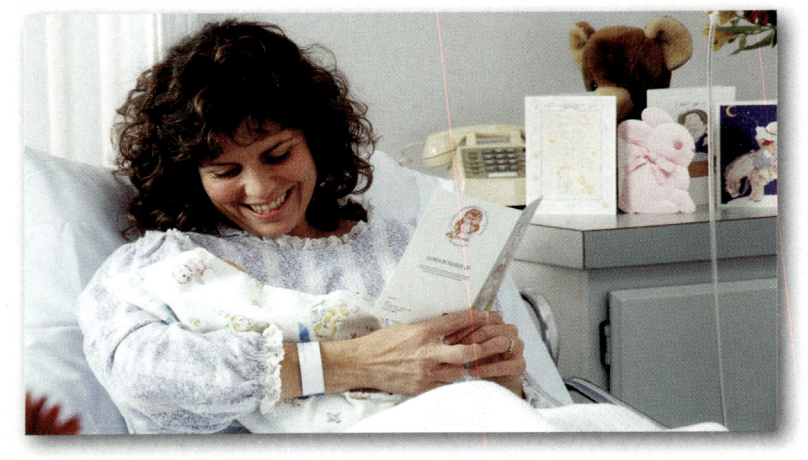

parto del feto. Como media, dura 2 horas en nulíparas y 1 hora en multíparas. Puede durar 1 hora más si la paciente ha recibido anestesia epidural. Para el parto espontáneo, la madre debe ayudar a las contracciones uterinas mediante pujos expulsivos. El médico controla de forma continua la frecuencia cardíaca y la presión arterial maternas, y la frecuencia cardíaca fetal mediante monitorización electrónica o con auscultación al menos cada 15 minutos durante el primer estadio del trabajo del parto. En el segundo estadio, la paciente requiere atención constante y los tonos cardíacos fetales deben valorarse continuamente, después de cada contracción o cada 3 minutos. Las contracciones uterinas también se monitorizan mediante auscultación o electrónicamente.

Procedimientos para el parto

Se realiza una exploración vaginal para determinar la posición y la situación de la cabeza fetal. La mamá es instruida para que haga fuerza y puje con cada contracción, de modo que la cabeza se desplace hacia abajo en la pelvis y dilate el introito vaginal hasta que aparezca al menos la cabeza. Cuando son visibles unos 3 ó 4 cm de ésta, durante una contracción en una primípara (algo menos en una multípara), las siguientes maniobras pueden facilitar el parto y disminuir la posibilidad de desgarros perineales. El médico (si es diestro) sitúa la palma de la mano izquierda sobre la cabeza del niño durante una contracción para controlar y, si es necesario, retardar ligeramente su progresión mientras sitúa los dedos curvados de la mano derecha contra el periné dilatado, de modo que nota la frente o la barbilla del niño. Con los dedos flexionados aplica presión sobre ella para ayudar al avance de la cabeza. De este modo controla el progreso de ésta para que el parto sea lento y seguro.

Los fórceps se utilizan con frecuencia en el parto cuando el cansancio de la madre impide que los pujos sean adecuados. Son seguros y pueden requerirse cuando la anestesia epidural dificulta los pujos enérgicos. La anestesia local no suele interferir con estos esfuerzos y, a menos que surjan complicaciones, no suelen ser necesarios. Si se prevé que el segundo estadio del trabajo de parto va a ser prolongado porque la paciente tiene dificultades para pujar, pueden utilizarse los fórceps o la ventosa.

La *episiotomía* (incisión quirúrgica en el periné) debe realizarse sólo si el periné no se dilata adecuadamente e impide el parto. Sólo suele ser necesaria en el primer parto a término. Este procedimiento previene una dilatación excesiva con la posible laceración de los tejidos perineales. La incisión es más sencilla de suturar adecuadamente que un desgarro y disminuye el riesgo de lesiones.

Después del parto de la cabeza, el cuerpo del niño rota de modo que los hombros se sitúan en posición anteroposterior; una ligera presión de la cabeza hacia abajo permite la liberación del hombro anterior. Si el cordón se encuentra tenso alrededor del cuello debe pinzarse y cortarse. La cabeza se eleva ligeramente para que el hombro posterior se deslice sobre el periné y el resto del cuerpo se libera sin dificultad. Se aspiran la boca, la nariz y la faringe del recién nacido con una jeringa con perilla para eliminar el moco y líquido amniótico y ayudar a iniciar la respiración.

El cordón se pinza en dos puntos, se corta entre ambos, y se le coloca un clip de plástico. Luego se pone al niño en una cuna de reanimación cálida o sobre el abdomen de la madre.

La tercera etapa del parto

Comienza tras la expulsión del niño y termina con la de la placenta (alumbramiento). Después del parto, el médico coloca suavemente una mano en el fondo uterino para detectar contracciones; la separación de la placenta generalmente tiene lugar con la primera o segunda contracción, con frecuencia con expulsión de sangre después de desprenderse. En general, la madre puede ayudar a la expulsión de la placen-

¿DÓNDE NACER?

En los últimos tiempos, ha aumentado la cantidad de mujeres que prefieren tener el parto en su casa. Aun así, la mayor parte de los obstetras no lo recomiendan, porque pueden aparecer complicaciones inesperadas. Éstas incluyen abruptio placentae (desprendimiento prematuro de la placenta), distrés fetal durante el trabajo de parto y complicaciones posparto (por ejemplo, depresión u otros problemas neonatales, o hemorragia materna). Algunos hospitales responden en parte a los deseos de estas pacientes proporcionando facilidades para el parto domiciliario con pocas formalidades o regulaciones rígidas, pero con equipos de urgencia y personal disponible. Los centros de maternidad pueden ser independientes o formar parte de un hospital con similar o igual capacidad de atención en ambos casos.

ta pujando. Si no puede pujar y se produce un sangrado significativo, la placenta puede liberarse haciendo una presión firme hacia abajo sobre el útero; este procedimiento sólo se realiza si el útero es firme a la palpación, ya que la presión sobre el útero fláccido puede producir su inversión.

La placenta debe examinarse para confirmar que está completa, porque la permanencia de fragmentos en el útero puede producir una hemorragia o una infección tardía. Si no está completa, la cavidad uterina debe explorarse manualmente. Inmediatamente después de la expulsión de la placenta, se administra un fármaco oxitócico (oxitocina, por vía intramuscular o, si se mantiene la vía venosa, puede administrarse a través de ella) para ayudar a la contracción firme del útero.

Después de la inspección para excluir o reparar las laceraciones en el cuello uterino y la vagina, y de suturar la episiotomía, tras estar seguro de que el útero se está contrayendo, se traslada a la madre a la sala de recuperación con el niño, si todo está bien. Muchas mujeres desean comenzar a amamantar precozmente después del parto, deseo que es alentado. La madre, el niño y el padre deben permanecer juntos en un área privada y cálida durante al menos 1 hora, porque esta experiencia aumenta la unión entre ellos. Después, el niño es trasladado a la sala. La ma-

NACER CON MAMÁ Y PAPÁ

Hoy no se discute la necesidad de que el padre participe activamente en la sala de partos para recibir al bebé. El apoyo moral, el ánimo y las expresiones de afecto disminuyen la ansiedad de la futura mamá y hacen que el trabajo del parto sea menos desagradable o atemorizador. Los cursillos de preparación para el parto pueden entrenar a los padres para un parto normal o para uno complicado. La participación de la pareja en el estrés del parto, ver nacer a su hijo y oírlo llorar tienden a crear una unión más fuerte entre los padres, y entre los padres y el niño. La pareja debe ser informada completamente de cualquier complicación que surja.

dre debe permanecer en observación aproximadamente durante 1 hora para detectar posibles hemorragias o alteraciones de la presión arterial, y para asegurarse de su buen estado general. El tiempo transcurrido desde la expulsión de la placenta hasta las 4 horas de posparto se denomina **cuarta etapa** del parto; la mayor parte de las complicaciones, especialmente las hemorragias, aparecen en esta fase, por lo que es obligada la observación frecuente.

LAS CUATRO ETAPAS DEL PARTO

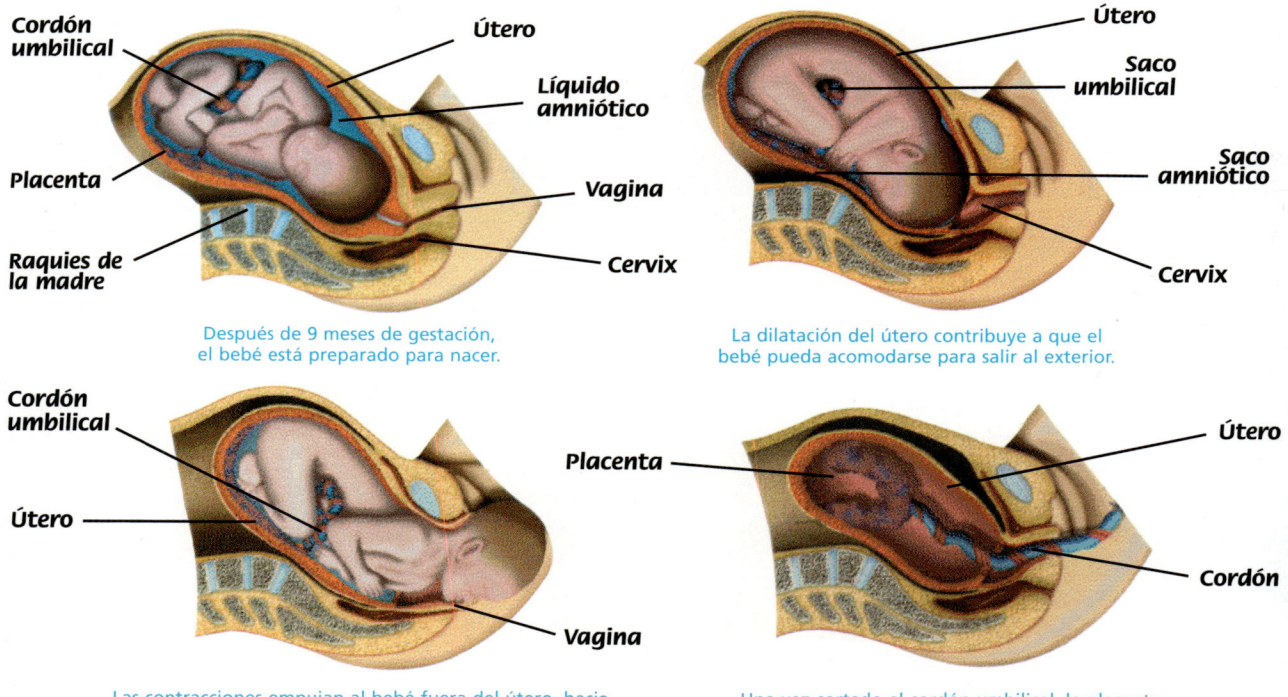

Después de 9 meses de gestación, el bebé está preparado para nacer.

La dilatación del útero contribuye a que el bebé pueda acomodarse para salir al exterior.

Las contracciones empujan al bebé fuera del útero, hacia la vagina. Primero se libera la cabeza y luego el resto del cuerpo.

Una vez cortado el cordón umbilical, la placenta se separa de las paredes del útero y es expulsada.

La sexualidad en el inicio de la vida

Los primeros momentos de nuestra vida son de gran trascendencia. Mucho de lo que podamos ser y hacer en nuestra vida adulta tiene raíces en las primeras experiencias infantiles. Una etapa única y maravillosa tanto para el bebé como para los papás.

El nacimiento y los primeros años de vida

Cada momento de la vida, tanto por el proceso evolutivo de las personas como por las circunstancias externas que rodean a cada individuo, tiene una expresión distinta en cuanto al ámbito de la sexualidad. Esto es así desde el nacimiento.

Desde su nacimiento y durante los primeros meses de la vida de una persona, su existencia la componen aspectos puramente sensoriales. La única realidad que un bebé percibe es la resultante del cúmulo de sensaciones que experimenta. Si retomáramos una postura adulta ante esto, podríamos considerar que la vida, en los primeros meses, es pura sexualidad. Esto probablemente sea cierto, aunque debemos aclarar que se trata de realidades y experiencias distintas de lo que podemos considerar la sexualidad adulta.

Los bebés reaccionan y experimentan a través de sus órganos sensoriales, algo que resulta fácilmente observable. Además de desarrollar conductas destinadas a cubrir sus necesidades básicas, para ellos el mundo es un cúmulo de experimentación y percepción de sensaciones provenientes de los cinco sentidos.

El comienzo de la vida está marcado por un estado que los psicoanalistas denominan de total **indefensión.** Un bebé no puede, de ninguna manera, sobrevivir sin la asistencia de su madre o de adultos que suplan esta función.

En los primeros momentos de su vida el bebé se encuentra en una situación de total **indiscriminación**: no tiene conciencia de que existe un mundo exterior a él y un "sí mismo". Percibe un estado de bienestar y placer cuando su apetito está saciado, y se encuentra limpio,

La relación que construyen la madre y su bebé es fundamental para el futuro desarrollo de la vida afectiva de éste.

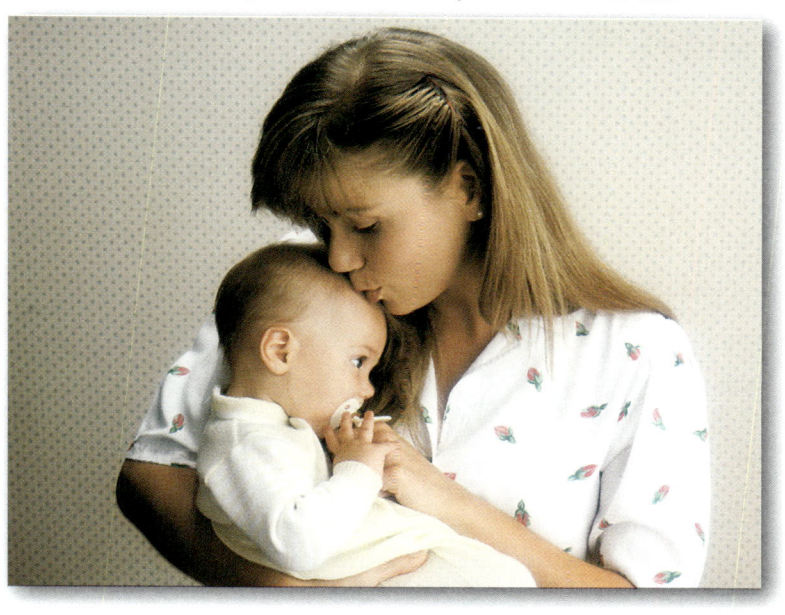

Como padres y madres, podemos favorecer el desarrollo de nuestros hijos e hijas, aportando estímulos que fomenten sus necesidades primordiales. Puede ser interesante destacar que abrazándolos y jugando con ellos no sólo estimularemos un crecimiento apropiado con respecto a su sexualidad, sino que contribuiremos a su desarrollo integral.

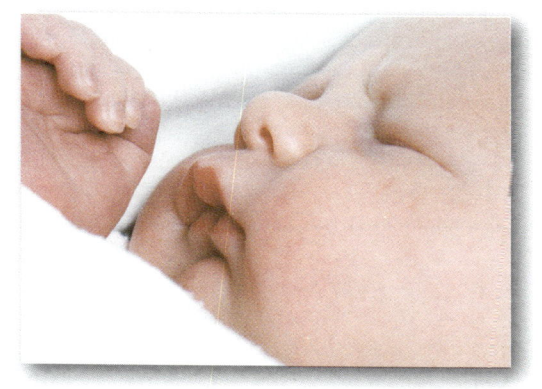

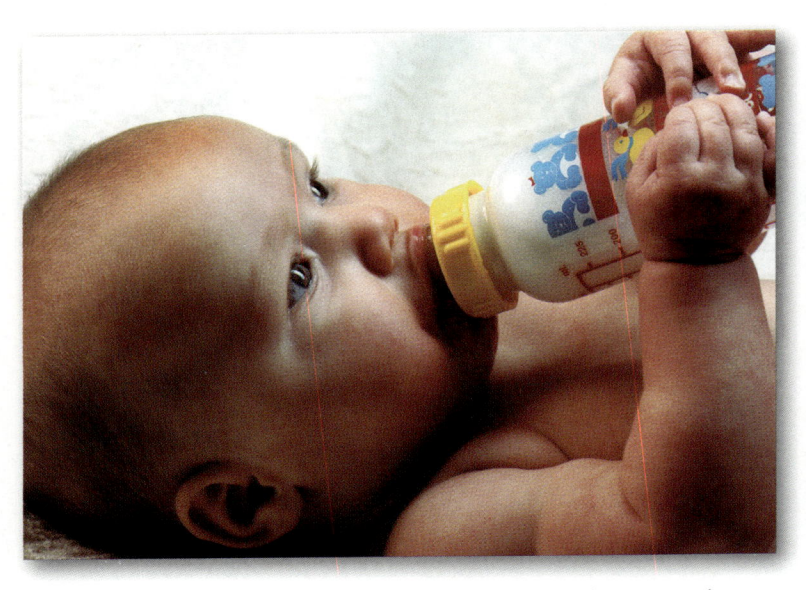

A través de la succión, el bebé establece un vínculo con el pecho de su madre, y con los objetos que lo rodean.

arropado, sin dolores. Ahora bien, cuando este equilibrio se rompe, porque aparece el hambre, un dolor u otras situaciones cotidianas, el bebé experimenta un estado de profundo displacer que se manifiesta en el llanto. Si esta necesidad no es calmada por su madre, el llanto se incrementará y dará paso a un estado de angustia que en el bebé se asocia con el riesgo de desaparición. Naturalmente, las madres satisfacen estos requerimientos de los hijos, por lo cual el bebé va experimentando situaciones de placer y displacer. Conforme su aparato perceptivo y su madurez neurológica se lo permiten, va descubriendo que las situaciones de placer se asocian al vínculo con otro, que en primera instancia no reconoce como externo a él: su madre. La **madre** representa para el infante la puerta de entrada al mundo humano y se constituye en su **primer objeto de amor**. El vínculo que construyen los bebés con las madres, tan particular y profundo, tiene importancia fundamental para el desarrollo de la vida afectiva de éstos.

Es la madre quien, con sus caricias, cuidados y besos, erotiza el cuerpo del bebé y le permite sentirse amado, sostenido y contenido. Esto le dará la confianza necesaria para seguir creciendo y estableciendo otros vínculos afectivos.

En estos primeros años de vida, la zona del cuerpo que más placer le produce al niño es la misma con la cual puede acercarse a conocer el mundo que lo rodea: su boca. El **succionar** es una **actividad fundamental en la vida del bebé**, por medio de la cual establece un vínculo con el pecho de su madre, pero también con todos los objetos que lo rodean.

Es importante permitir que el niño ejerza esta actividad libremente, ofreciéndole objetos que puedan ser chupados sin que constituyan un peligro para él.

Satisfacción y frustración

Dos conceptos construye Freud ligados a esta etapa de la vida, que son fundamentales para entender el desarrollo afectivo de las personas. El primer contacto entre el bebé y el pecho materno permite al niño tener su **primera experiencia de satisfacción**, es decir, su cuerpo experimentará el placer de la saciedad. Esta experiencia, vital para la vida del bebé, lo llevará una y otra vez a buscarla y repetirla.

Como dijimos con anterioridad, si bien la madre acude a los llamados de su bebé, nunca están absolutamente sincronizados y se produce una distancia entre el deseo y su satisfacción. Esto causa **frustración** en el bebé, que comienza a sufrir la desilusión de no tener eternamente para sí el pecho materno.

La fuente de satisfacción variará en el transcurso de la vida, pero Freud entiende que el ser humano siempre busca, simbólicamente, volver a este primer momento de absoluta gratificación.

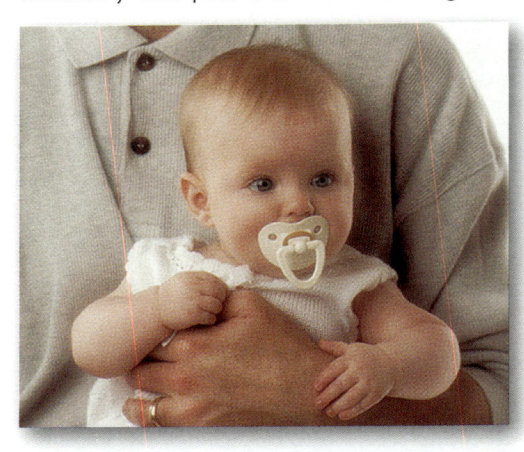

¿DEDO O CHUPETE?

La clínica médica, las teorías psicológicas y las pautas de crianza condicionan la decisión de permitirle a los niños chuparse el dedo o utilizar el chupete. Es importante decir que, durante los primeros meses de vida, succionar el pulgar es una actividad autoerótica fundamental, que le permite al niño proporcionarse placer y mitigar angustias. No existe nada malo en que succione el pulgar, y esta conducta tenderá a desaparecer a medida que aparezcan otras fuentes de satisfacción. El chupete es un elemento que la cultura ofrece al niño con este mismo fin. Debemos tener en cuenta, no obstante, que los médicos aconsejan que los bebés abandonen progresivamente el chupete con la aparición de los dientes.

El primer año de vida

El crecimiento, durante el primer año de vida, es sin duda una gran aventura para los niños y sus padres. Las experiencias afectivas e intelectuales que ellos experimenten serán de una gran importancia para el resto de su vida. Conozcamos cómo es el niño en este año tan singular.

El *desarrollo cognitivo*

Jean Piaget, uno de los más importantes psicólogos contemporáneos, estudió con profundidad el desarrollo intelectual de los niños. Piaget nos indica que el recién nacido trae consigo, desde el vientre materno, una respuesta motriz automática que es fundamental para su desarrollo intelectual: los **reflejos**.

Gracias a los reflejos y a las percepciones, los bebés comienzan a conocer activamente el mundo. Mediante los aportes de Piaget, sabemos que desde el mismo instante del nacimiento los niños **son seres activos que desarrollan estructuras de conocimiento**. Así, con una acción tan simple a primera vista como es la de chupar, los bebés conocen los objetos, los discriminan e interactúan con ellos.

De a poco, los reflejos se convierten en verdaderos esquemas de acción, es decir, formas de conocer el mundo a través de una actividad motriz que se repite y generaliza. A medida que pasan los meses, los bebés articulan estos esquemas de acción, y pueden mirar un objeto y atraerlo hacia sí con su mano. Los esquemas de acción, cada vez más ricos y complejos, amplían el horizonte cognitivo del bebé. La característica fundamental del desarrollo intelectual del recién nacido es su total falta de discriminación entre él y el mundo.

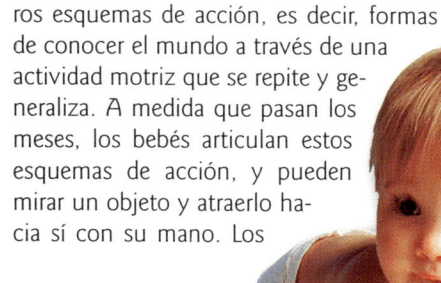

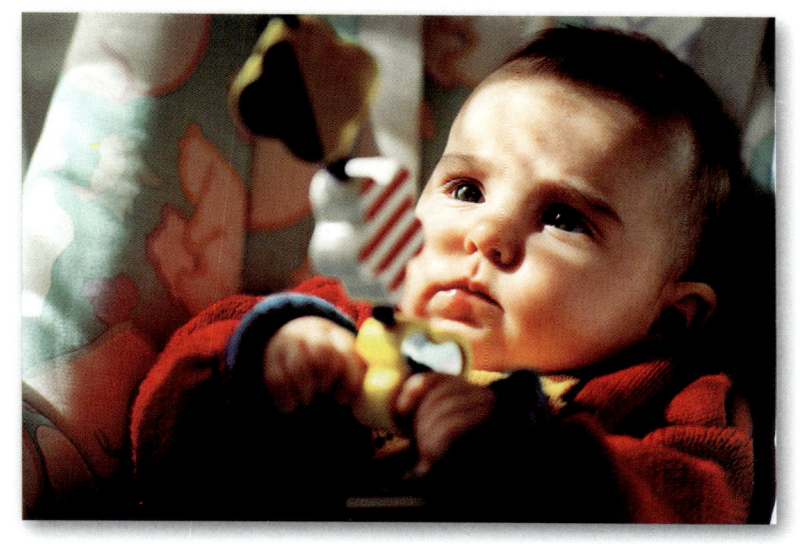

Para el bebé, él y el mundo son un todo: no existen objetos independientes, ni espacio que los contenga. Tampoco hay causalidad objetiva ni tiempo en el que los hechos se sucedan.

A lo largo del primer año y del segundo, ocurrirá una verdadera revolución copernicana: el niño construirá la idea de un mundo separado de sí, con objetos independientes de su voluntad regidos por causas objetivas, y ubicados en un tiempo y un espacio determinados. El continuo intercambio entre él y su medio, la presencia fundamental de su madre y de los adultos, y la maduración neurológica y motriz serán los responsables de tal hazaña.

Durante el transcurso de los primeros meses de vida, los niños pueden mirar un objeto y atraerlo hacia ellos con sus manos.

Gatear es el primer paso para aprender a caminar.

61

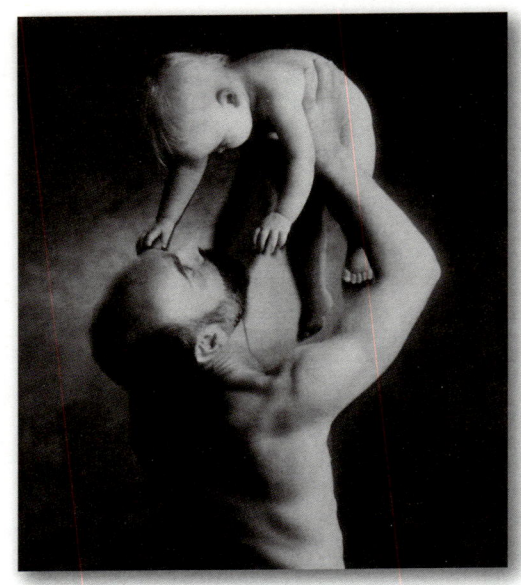

A través de su relación con los adultos, el niño construye la idea de un mundo separado de él.

El desarrollo motriz

Los avances en el área motriz son espectaculares en el primer año de vida.
En un principio, los movimientos del bebé son bruscos e incordinados, pero paulatinamente, éstos se discriminan y coordinan entre sí.
De la misma manera, aparecen los primeros movimientos de traslado. Cuando éstos se inician, el bebé empieza a girar y pasa de posición ventral a dorsal. Luego tratará de mantenerse sobre sus cuatro miembros y gateará.
La marcha aparecerá hacia el año de vida y será una verdadera conquista para el niño. Caminar le permitirá acceder a los lugares con entera libertad y, por ende, acercarse o alejarse de los adultos con los cuales mantenía una relación de absoluta dependencia.

El desarrollo del lenguaje

Desde su nacimiento, e incluso ya dentro del vientre materno, el bebé se encuentra en un medio lingüístico. Aun antes de nacer, puede reconocer como familiares las voces de su madre y de su padre.
En los primeros meses de vida, se desarrolla **el balbuceo y el gorjeo** que son una serie de ejercicios vocales que el bebé realiza y con los cuales comienza a producir los fonemas.
A la vez, la familia cumple un rol fundamental en el desarrollo de las competencias comunicativas del bebé. La madre, con sus constantes interpelaciones; el papá y los hermanos, que hablan con el niño y esperan de él alguna contestación y, cuando ésta se produce, festejan y sonríen. Estas sencillas acciones preparan al niño para hechos comunicativos más importantes: saber que la comunicación se da entre personas, que hay turnos en el habla, que hay momentos para escuchar y otros para hablar, etcétera.
Hacia el final del primer año, el niño pronuncia las primeras palabras, que se denominan *palabras-frases*, puesto que tienen este valor comunicativo: el niño dice "papá", pero lo que quiere decir es: "yo quiero comer, papá", por ejemplo.

"De a poco los reflejos se convierten en verdaderos esquemas de acción, es decir, formas de conocer el mundo a través de una actividad motriz que se repite y generaliza."

Los juegos de bloques son sumamente atrayentes por sus colores y formas.

PARA RECORDAR

Un ambiente rico en estímulos visuales, táctiles y sonoros le permite al niño desarrollar sus posibilidades intelectuales y si tiene oportunidad de jugar tranquila y libremente, se desarrollará sano y feliz. Aquí les damos una lista de juguetes que pueden ayudar al niño a que desarrolle plenamente sus potencialidades.
- Vehículos pateros: para satisfacer sus necesidades de movimiento. Los vehículos pateros (especie de andadores) son los ideales para comenzar con rodados. Los pequeños tienen gran energía y pueden desplegarla magistralmente en estos juegos.
- Juguetes con ruedas que puedan ser arrastrados con facilidad: los niños encuentran muy placentero arrastrar y transportar juguetes. Es recomendable que éstos sean de plástico y no muy pesados.
- Juegos de encastre: satisfacen sus necesidades de investigación y su curiosidad. A la vez, les permiten incrementar su capacidad de atención y observación.
- Juegos de bloques de espuma de goma: tienen la ventaja de no lastimar a los pequeños y ser atractivos por sus colores y formas.

La primera infancia

Entre el año de vida y el ingreso a la escuela, los niños crecen a pasos agigantados, logran mayor nivel de autonomía de los adultos, y están preparados para interactuar con otras instituciones sociales y comunitarias.

El niño entre los dos y los seis años

¡Cuántos cambios se producen en estos años! Este es un período caracterizado fundamentalmente por lo que Piaget denominó **función simbólica**. La función simbólica permite que **el pensamiento represente algo por medio de un signo o símbolo**.
El dominio de la función simbólica se evidencia en diversas actividades que el niño lleva adelante: la imitación, el dibujo, el juego simbólico, el lenguaje.
La **imitación** es la primera actividad simbólica del niño y consiste en la reproducción de acciones y gestos en presencia del modelo (ya sea la mamá, el papá, un perrito, etc.)
El **dibujo** muestra a lo largo de estos años dos etapas diferenciadas.
- **El garabato:** que es, a su vez, *descontrolado*, *controlado* y *con nombre* (cuando el niño da a sus líneas una representación objetiva: mi mamá o mi papá, por ejemplo).
- **La etapa preesquemática:** en la cual el niño trata conscientemente de reproducir determinadas formas que representen la realidad.
Con respecto al dibujo del ser humano, aparece el famoso renacuajo o cabezón: en un círculo inicial, los niños dibujan los brazos y los pies.
El **juego simbólico** es el juego del "como si". Los niños toman un palo y "hacen" como si fuera un caballo, o juegan a la mamá y el papá. Son piratas, damas antiguas, policías, héroes. El juego cumple un papel muy importante en el desarrollo infantil. El niño pequeño debe hacer muchos esfuerzos para acomodarse al mundo adulto, principalmente en relación con el lenguaje. El juego es el espacio que tiene el niño para transformar el mundo según sus necesidades e intereses.

El desarrollo motriz

En el segundo año de vida, los niños afianzan la marcha, que tiene consecuencias afectivas y cognitivas muy importantes. El niño se lanza a la conquista del mundo. Progresivamente, logra un mayor **dominio de su actividad corporal**: aprende a trepar, saltar, deslizarse, rodar, suspenderse.
Hacia el momento de su ingreso a la escuela, ya tiene definida su lateralidad, es decir, posee un lado del cuerpo dominante. A la vez, maneja las nociones que le permiten ubicarse en el espacio: arriba, abajo, derecha e izquierda.

El juego simbólico se evidencia cuando los niños comienzan a imitar a los adultos.

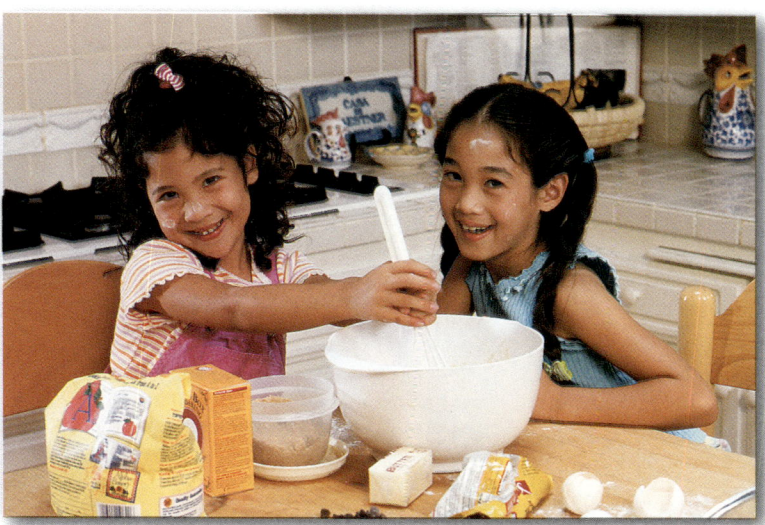

> "La imitación es la primera actividad simbólica del niño y consiste en la reproducción de acciones y gestos en presencia del modelo (ya sea la mamá, el papá, un perrito, etc.)."

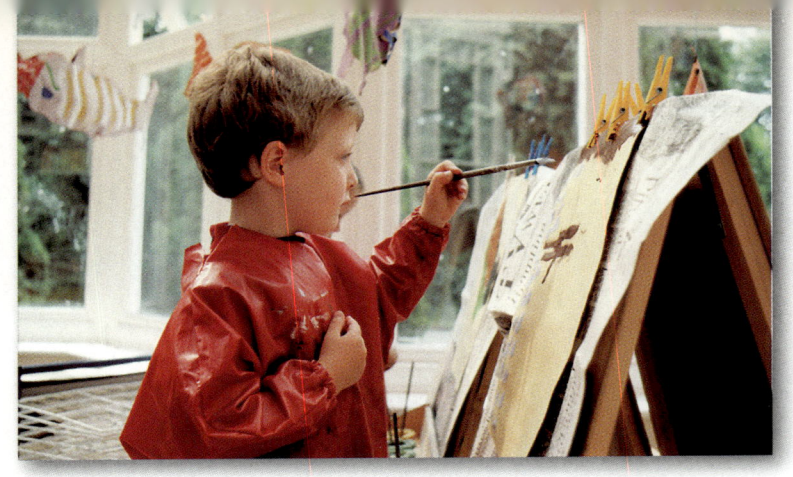

Con el ingreso a la escuela, el niño cambia progresivamente su moral heterónoma por un pensamiento más flexible.

Los movimientos más finos son coordinados: puede tomar bien el lápiz, cortar con tijera, pegar papeles, etc.

El desarrollo del lenguaje

A partir de las primeras palabras, el niño aprende paulatinamente a armar frases cada vez más complejas. Su competencia comunicativa va en aumento, amplía considerablemente su vocabulario e incorpora diariamente palabras nuevas.
Le gusta cantar y aprende poesías con facilidad. Cuando inicia el período de escolaridad, el lenguaje es para el niño la forma de comunicación por excelencia.

El egocentrismo cede

En la primera infancia, el pensamiento del niño es esencialmente **egocéntrico** es decir, centrado en sí mismo. El niño pequeño no puede ponerse en el lugar del otro, por eso sus juegos aceptan pocas reglas y éstas pueden cambiar de un momento a otro. Por otra parte, su pensamiento se caracteriza por ser **animista** (le da vida a los objetos inanimados), **artificialista** (cree que el hombre produjo todas las cosas) y **finalista** (para él todo tiene una causa ligada a los hombres). Su pensamiento está ligado estrechamente a lo que ve y no puede desprenderse de la percepción; por eso cree que la luna lo sigue, porque eso es lo que ve, y no puede entender que es sólo una apariencia; para él las apariencias son realidades. El niño pequeño es esencialmente dependiente del pensamiento adulto. Su moral es **heterónoma**, es decir, acepta y se subsume a los dictados de la moral adulta. Por esto, la delación será considerada necesaria, y la mentira, si es hacia un adulto, rechazada.

Con el ingreso a la escuela, estas características de pensamiento van cediendo paulatinamente, y el razonamiento se hace más flexible y descentrado, lo que le permite acceder a los aprendizajes escolares de la lectura, la escritura y el cálculo.

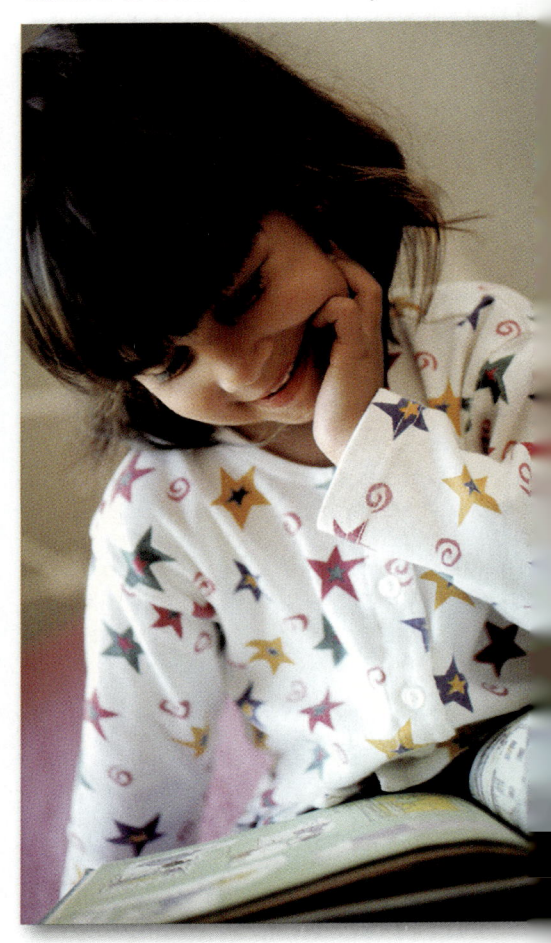

Exaltación exagerada de la propia personalidad.

> *"El niño pequeño no puede ponerse en el lugar del otro a la hora de pensar, por eso sus juegos aceptan pocas reglas y éstas pueden cambiar de un momento a otro."*

JUEGOS Y JUGUETES

Algunas sugerencias para entretener a los pequeños.
- En esta etapa, los niños pueden iniciarse en los juegos de mesa: en un primer momento son recomendables los de pista, que exigen que el niño avance tantos lugares como números le señala el dado que se arroja. Son juegos de reglas muy sencillas que permiten avanzar en la socialización.
- Para colaborar con los juegos simbólicos serán de utilidad los utensilios de cocina, los equipos de medicina o de carpintería, etcétera.
- Los niños disfrutan mucho de los puzzles: deben comenzar con aquellos que tienen no más de 3 piezas, aumentando progresivamente hasta 20.
- Por supuesto, no olvidemos a los protagonistas de esta etapa: muñecas y osos son la delicia de los niños y constituyen un auxiliar afectivo fundamental.
- Los crayones, los pinceles y los lápices de colores completan un equipo destinado a favorecer el desarrollo y la creatividad de los pequeños.

La etapa escolar

La etapa escolar domina la segunda infancia de los niños, que se lanzan a conocer y disfrutar el mundo. Curiosidad, investigación y juegos al servicio del conocimiento y del aprendizaje.

El desarrollo intelectual

En la etapa escolar, los niños transitan por el estadio de pensamiento denominado por Piaget "de las **operaciones concretas**".
Se caracteriza por ser un **pensamiento flexible y reversible**. Esta característica tiene gran importancia en el desempeño del niño: la reversibilidad implica la posibilidad mental de imaginar una acción y su opuesta, de hacer y deshacer.
El pensamiento puede operar; gracias a la posibilidad de clasificar, seriar y realizar correspondencias, los niños pueden realizar cálculos matemáticos y aprender las operaciones aritméticas.
Asimismo, el pensamiento está preparado para adquirir una forma comunicativa de vital importancia para la vida: los niños aprenderán a leer y a escribir.

El desarrollo del lenguaje

La posibilidad de adoptar otros puntos de vista permite a los niños ir superando el pensamiento egocéntrico.
Ahora los escolares pueden conversar y ponerse en el lugar del otro. **Es posible un verdadero diálogo con ellos**. Usan argumentos a su favor y pueden oponerse a otros que no consideran válidos.
Su vocabulario se hace preciso y ordenado. Son capaces de describir y de relatar episodios pasados, reales, o inventados con coherencia.
El lenguaje se hace social y les permite interactuar activamente con los demás, principalmente con sus pares.

El desarrollo motriz

La etapa escolar se caracteriza por un progresivo **avance de la destreza motriz**. Los niños son capaces de realizar movimientos más complejos y coordinados.

Las características de su pensamiento les permite participar de juegos predeportivos. Los niños entienden las reglas y se someten a ellas. Por otra parte, se sienten parte de un equipo y pueden participar en él cooperativamente.

La curiosidad por saber

Como atraviesan el **período de latencia**, los niños sienten particular **interés por conocer y aprender**. La escuela es la institución que los recibe, y potencia en ellos las ganas de saber.
En general, se sienten atraídos por el mundo natural y social, y plantean preguntas e interrogantes de gran importancia. Progresivamente, y gracias a las habilidades que desarrollan en la escuela, pueden abordar más autónomamente el aprendizaje.

La vida social

El ingreso a la escuela marca la entrada a otros grupos sociales distintos de la familia. En ellos, el niño deberá aprender nuevas reglas y normas. También deberá aceptar nuevas fuentes de

Denominación introducida por Freud para designar el período de desarrollo psíquico que va desde los seis a los doce años.

En la etapa escolar, los niños demuestran el gran interés que tienen por aprender y por conocer el mundo natural y social.

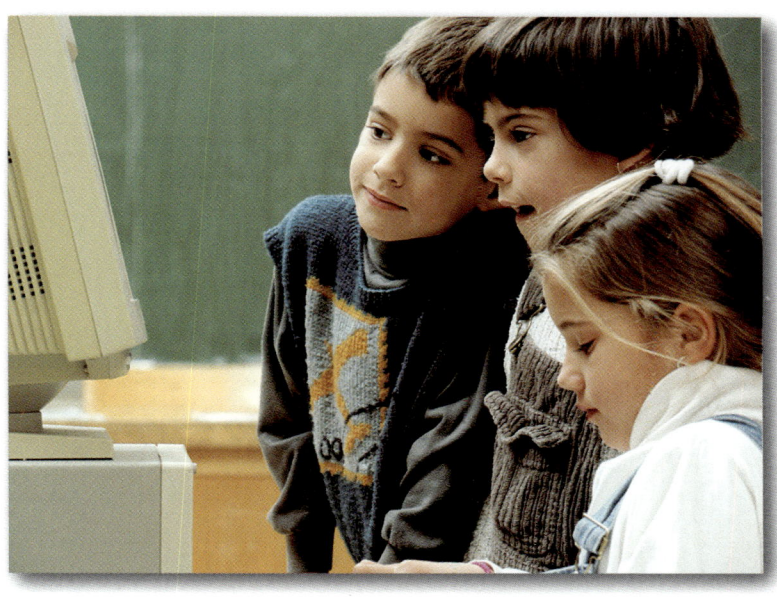

65

Es muy importante que incentivemos a nuestros hijos a realizar actividades recreativas y, más aún, hacerlas junto con ellos al aire libre, para que disfruten y respeten la naturaleza.

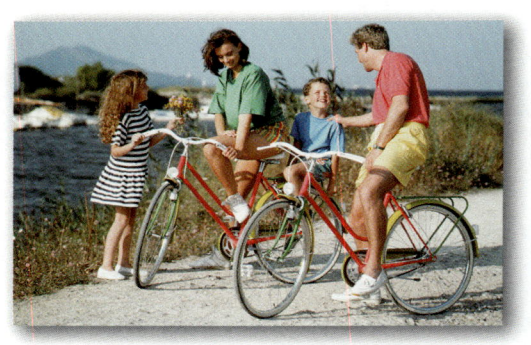

ALGUNOS CONSEJOS PARA TENER EN CUENTA

- Reconozcamos el derecho de los niños a expresarse y manifestar sus opiniones. Los niños merecen ser escuchados y comprendidos.
- Acompañemos a nuestros hijos en la escuela. Alentemos sus logros y ayudémoslos en sus dificultades. Mantengamos un contacto continuo con sus educadores.
- Incentivemos su imaginación y su creatividad poniendo a su disposición libros de cuentos y novelas.
- Brindemos al niño la oportunidad de estar en contacto con la naturaleza para estimular el amor y el respeto por ella.
- Otorguémosles reiteradas oportunidades de juego y recreación.
- No los dejemos solos mirando televisión o utilizando la computadora. Ambas actividades son importantes para el niño, pero los padres deben regular el tiempo y la calidad de éstas.
- Demostremos interés por sus necesidades y problemas. Ellos necesitan mucha protección y cuidado.

autoridad y aprenderá pautas de intercambio. Inicia, entonces, el proceso de socialización secundaria.

La relación con sus pares adquiere una fundamental significación. Las relaciones de amistad se desarrollan intensamente en esta etapa, y la vida social ocupa un lugar relevante. En general, los niños se reúnen por afinidades y se dividen por género. Paulatinamente, pasan a relacionarse con otros, distintos de sus familiares, con ideas, costumbres y creencias diferentes. El mundo se complejiza y se hace más rico.

Los niños desarrollan una **moral autónoma**: reconocen lo que está bien y lo que está mal, disciernen y pueden optar. Saben que hay reglas y las consecuencias que provoca desobedecerlas, y también la necesidad de ellas para regular la vida social. En toda esta etapa incorporan y hacen suyos los valores y las actitudes que su familia considera valiosos; es una etapa de siembra para la familia, cuyos frutos podrán ver años más tarde.

LOS PADRES Y LA ESCUELA

La escuela constituye para el niño un lugar sumamente importante. Aquí van algunos consejos para tener en cuenta.

Las frases que NO debemos decir	Las frases que SÍ debemos decir
✔ Así no se hace.	✔ ¿Estás seguro de que es así?
✔ Tu maestra te enseñó mal.	✔ Tu maestra sabrá por qué te lo explicó así.
✔ Hazlo como yo digo.	✔ Hazlo como a ti te parezca mejor.
✔ Esto está mal.	✔ ¿Por qué no verificas esto?
✔ Tu hermano no era como tú.	✔ Cada uno es como es.
✔ Debes hacerlo de modo excelente.	✔ Hazlo como tú puedas.
✔ ¿Qué calificación obtuviste hoy?	✔ ¿Qué aprendiste el día de hoy?
✔ ¿Qué calificación obtuvieron tus compañeros?	✔ ¿Cómo te llevas con tus compañeros?
✔ Deja, yo te lo corrijo.	✔ Revisa tus tareas y corrige tus errores.
✔ Deja, yo hago por ti la tarea.	✔ Hacer la tarea es tu obligación.
✔ Lo dibujo yo.	✔ Emplea tu imaginación. Seguro te saldrá hermoso.
✔ Cópialo.	✔ No copies, piensa.
✔ No puedo ir a hablar con tu maestra.	✔ Encontraré el tiempo necesario para hablar con tu maestra.
✔ Pégale al niño (o a la niña) que te molesta.	✔ Debes aprender a solucionar tus conflictos por medio del diálogo.

Tiempos de cambios

La adolescencia constituye un momento muy importante del desarrollo de nuestros hijos. Es una etapa difícil, llena de sueños, pocas certezas y mucha confusión. Ya no son los pequeños parlanchines que nos mimaban y adoraban. Más bien parece que en casa se han instalado los más feroces críticos de nuestros errores y también de nuestros aciertos. ¿Qué les está sucediendo a nuestros hijos?

No soy un niño, no soy un adulto... ¿Quién soy?

La **adolescencia** es un **período fundamental en el crecimiento físico, psíquico, social y sexual de todos los seres humanos**. Nuestros hijos atraviesan en esta etapa una serie de desequilibrios e inestabilidades extremas. No es para menos: no sólo deben enfrentar al mundo adulto, para el que todavía no están preparados, sino que, además, deben desprenderse de su mundo infantil, en el cual y con el cual vivían cómoda, placenteramente, en relación de dependencia, con sus necesidades básicas satisfechas y con roles claramente establecidos. Se abre para ellos un gran desafío: construir su identidad adulta, saber quiénes quieren ser y cómo lograrlo.

La adolescencia, un fenómeno universal...

"En nuestra sociedad actual, el período de la adolescencia se ha prolongado. Valores como la belleza, la juventud, la frescura no parecen ser patrimonio sólo de los jóvenes; podemos decir que la sociedad se ha vuelto adolescente."

Todos los seres humanos, en todas las épocas históricas, han atravesado una fase de la vida en la que han dejado de ser niños para constituirse en adultos. Así, la adolescencia parece ser un fenómeno universal. Sin embargo, cada sociedad, cada cultura otorga distintos valores y significados a esta etapa. En algunas sociedades, el paso de la infancia a la adultez se celebraba con fiestas o ritos, denominados *de iniciación*. Luego de ello, el joven era considerado un adulto más en el grupo.

Podemos decir que no es lo mismo ser adolescente en un país que en otro, en esta época que en la de nuestros abuelos, en distintos sectores sociales.

En nuestra sociedad actual, el período de la adolescencia se ha prolongado.

Valores como la belleza, la juventud, la frescura no parecen ser patrimonio sólo de los jóvenes; podemos decir que la sociedad se ha vuelto adolescente.

Motivos sociales y económicos retardan cada vez más la incorporación de los jóvenes al mercado de trabajo, una de las claves de la vida adulta.

Hoy la adolescencia se extiende en el período que va desde los 9 a 10 años hasta los 23 a 25 años.

Actualmente, se considera que el período de la adolescencia va desde los 9 a 10 años hasta los 23 a 25 años.

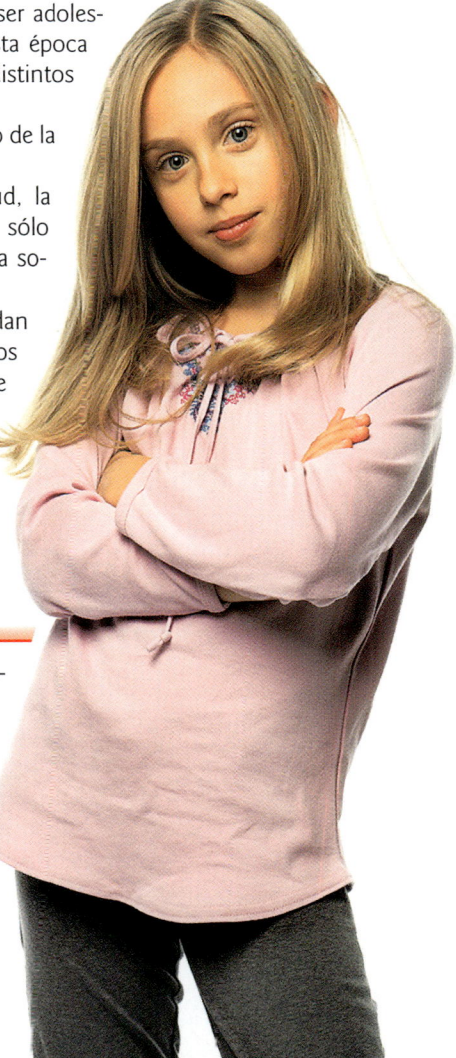

Los duelos de la adolescencia

Para **Arminda Aberastury**, destacada psicoanalista, entrar en el mundo de los adultos significa para el adolescente la **pérdida definitiva de su condición de niño**. Es un momento crucial en la vida de todo sujeto y constituye una etapa decisiva de un proceso de desprendimiento que comenzó en el nacimiento. Los cam-

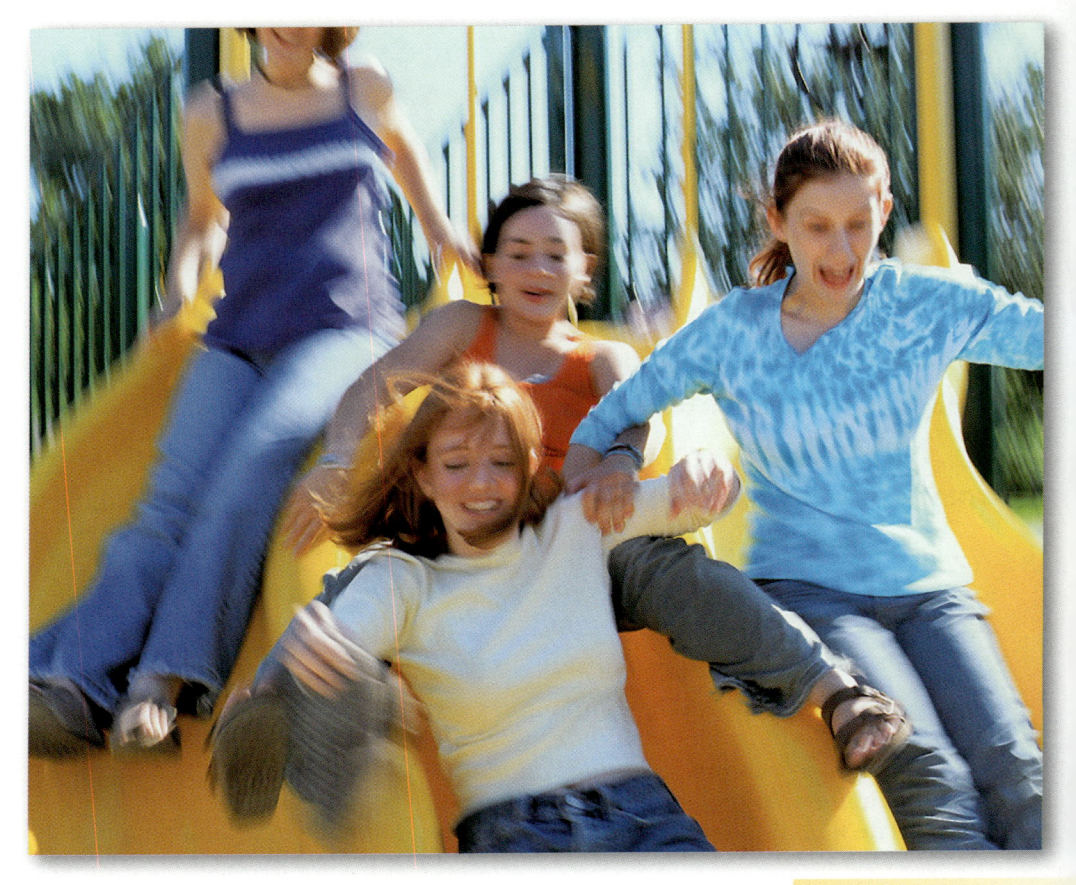

Durante la adolescencia se construye la identidad adulta y definitiva.

bios psicológicos que se producen en este período, y que son el correlato de cambios corporales, llevan a una nueva relación con los padres y con el mundo.

Para Aberastury, el adolescente tiene que vivenciar tres duelos importantes: **la pérdida del cuerpo infantil, la de su identidad de niño, y la de los padres de la infancia.**

En virtud de los profundos cambios corporales, el adolescente debe decirle adiós a ese cuerpo infantil; la imagen de su cuerpo ha cambiado, y debe aceptar una nueva imagen naciente.

El crecimiento del cuerpo lo enfrenta a un doble conflicto: **la aparición de los caracteres sexuales secundarios**, que lo ponen ante la evidencia de su nuevo estatus y **la aparición del semen y la menstruación**, testimonios de la definición sexual y del rol que tendrán que asumir, no sólo en la unión de pareja sino en la procreación.

Se impone, a la vez, una difícil tarea: **construir una nueva identidad**, la adulta y definitiva.

El o la joven tendrán que despedirse de sus padres de la infancia, esos progenitores considerados como ídolos, que contienen y protegen. Ahora deberá edificar una relación adulta con ellos, reconociéndolos como seres humanos con virtudes y defectos. Un camino lleno de desafíos se abre para los jóvenes y es deber de los padres acompañarlos en su recorrido.

Secreción líquida que se elimina durante la eyaculación, producida por los testículos, la próstata y las glándulas sexuales.

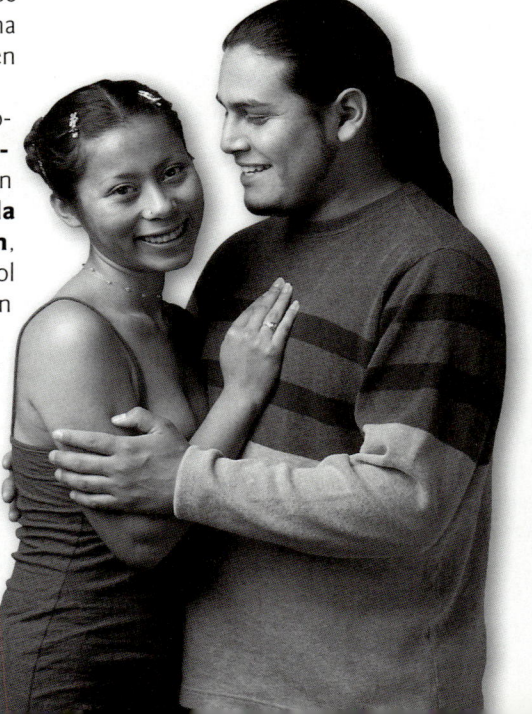

"En virtud de los profundos cambios corporales, el adolescente debe decirle adiós a ese cuerpo infantil; la imagen de su cuerpo ha cambiado, y debe aceptar una nueva imagen naciente."

El cuerpo en la adolescencia

Los adultos saben lo que se siente en la adolescencia, un período caracterizado por cambios profundos. Acompañemos a nuestros hijos en esta etapa de dudas y confusión.

Miedo a los cambios

En su proceso de desarrollo, los adolescentes sufren una profunda preocupación y ansiedad, y ciertos temores que muchas veces no se animan siquiera a expresar.

Los jóvenes necesitan recibir información y ser contenidos, ya que son muchos los cambios que observan en sí mismos:

- el brusco crecimiento corporal que les produce incoordinación motriz;
- la sudoración con un olor característico;
- la llegada de la menstruación en las niñas;
- el desarrollo de los genitales y los caracteres sexuales secundarios;
- el acné, etc.

Es común que experimenten dudas sobre la normalidad de su desarrollo, se comparen unos con otros, y saquen a veces conclusiones equivocadas. El hecho de compararse entre sí provoca en algunos de ellos profundos sentimientos de frustración, ya que sus organismos están genéticamente codificados y unos se desarrollan más tarde que otros.

Los adolescentes varones muchas veces sienten vergüenza por aspectos de su cuerpo que no les parecen normales o que desearían que fueran más atractivos; así, la preocupación suele centrarse, en primer lugar, en la apariencia de sus genitales, y secundariamente, en el cabello y en la estructura y forma corporal.

Es bastante frecuente que se sientan incómodos por considerar que poseen un pene pequeño, pues ello les hace creer que no podrán tener éxito en las futuras relaciones, o simplemente sienten vergüenza por lo que pueda pensar su hipotética compañera. En las mujeres aparece primordialmente la preocupación por el tamaño de sus senos y la aparición de la menstruación. Ellas soportan, además, la pesada carga cultural de los medios, que les impone un cuerpo perfecto y proporcionado. Las adolescentes pueden sentir que si no logran tener ese tipo de cuerpo, no serán queridas y deseadas.

En estos casos, es fundamental dialogar con ellos. En general **necesitan que se les dé la posibilidad de preguntar sin vergüenza**, y se les proporcione la información de manera

"Es común que experimenten dudas sobre la normalidad de su desarrollo, se comparen unos con otros y saquen a veces conclusiones equivocadas."

Muchas adolescentes pueden sentirse mal si sienten que su cuerpo no es igual al que lucen los modelos. Por eso, es esencial que comprendan que las relaciones que puedan esta-

cuerpo perfecto.

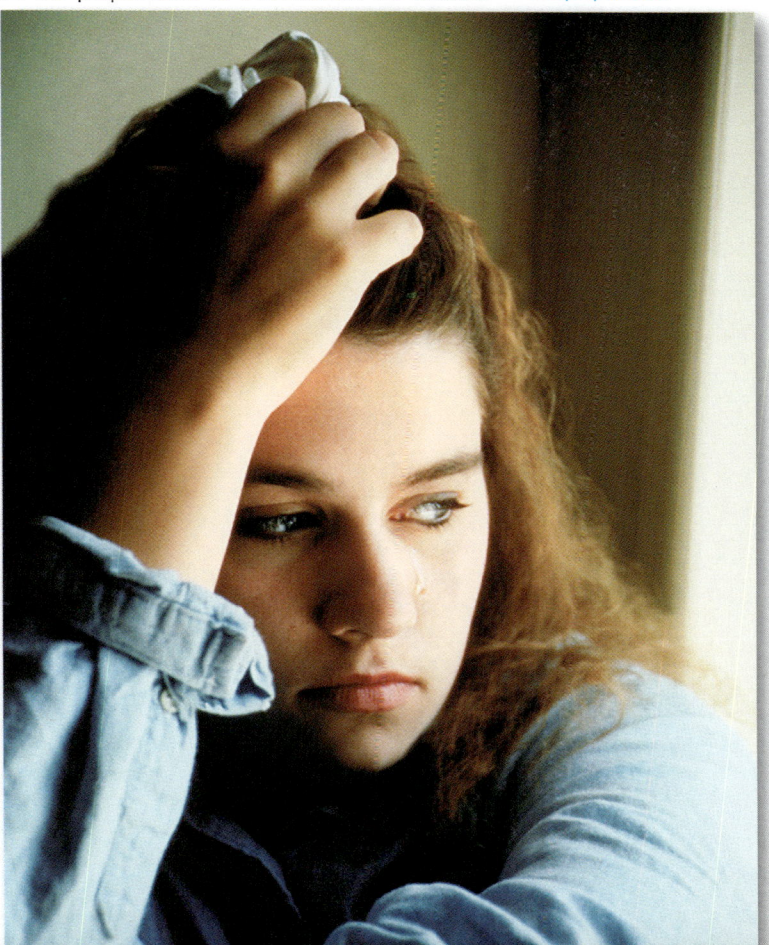

simple y auténtica, restando dramatismo a la situación, no porque carezca de importancia, sino porque puede ser explicada y controlada.

Cada uno es como es

Hay que hacerles saber que están "bien hechos", que son normales a pesar de las diferencias que ellos encuentran entre sí, y que cada uno tiene su ritmo de desarrollo, que por lo tanto es "desacompasado". Cada ser humano es único y singular, y se desarrolla a su tiempo y modo, pero todos logran hacerlo. Aunque estén convencidos de lo contrario, la gran mayoría de los varones se encuentra dentro de la escala media con respecto al tamaño de los genitales; además, al realizar comparaciones, el ángulo visual hace que el pene propio se vea más corto que si se observa de costado o de frente, y que al confrontarlo con el de otros hombres en vestuarios, baños públicos, etc., generalmente se tendrá la impresión de que es más pequeño que el de los demás.

Con respecto a las jóvenes, es importante que se acepten tal como son, sin temores ni prejuicios. Es fundamental hacerles notar que los modelos televisivos muchas veces son nocivos, y que una mujer es mucho más que un cuerpo bonito, y hacer que entienda que sus atributos corporales no incidirán en las relaciones que pueda establecer.

Una imagen personal positiva se construye a partir de la aceptación, con normalidad, de sus virtudes y sus defectos, contribuye a aumentar la autoestima personal y facilita la posibilidad de establecer contactos íntimos con otras personas.

El camino del desarrollo corporal es un largo tránsito hacia la aceptación de sí mismo.

Pero también habrá que estar alerta para descubrir precozmente verdaderas alteraciones en ese desarrollo, a fin de hacer el debido diagnóstico y brindar atención, si fuera necesaria.

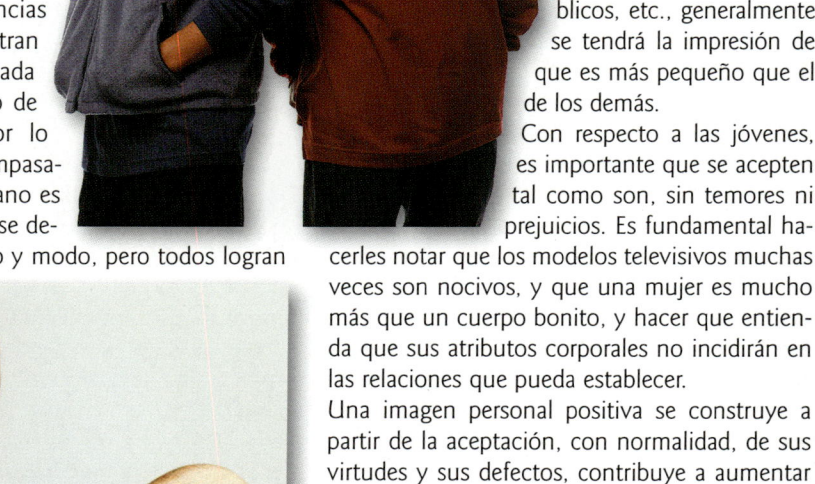

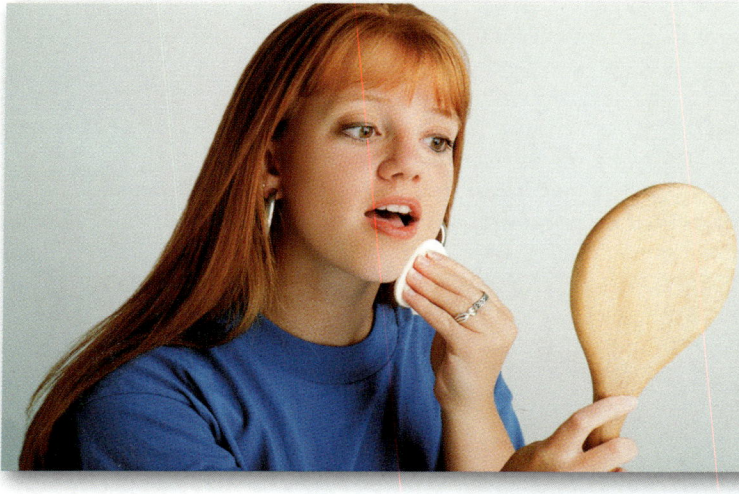

El acné es un problema que afecta a muchos adolescentes. Pero no desesperen: actualmente hay una gran variedad de tratamientos efectivos, adecuados para cada persona, que lo soluciona.

EL ACNÉ

Los adolescentes padecen problemas de acné, que se produce por la obstrucción de los folículos sebáceos (los "poros"). Además del daño que provoca en la piel, es una afección que ataca el amor propio del joven que la sufre y le quita confianza en sí mismo.

El problema es que, por ser tan típico de la adolescencia, los padres suelen considerar que el acné no es una cuestión de salud, sino una afección meramente estética.

Generalmente, los adolescentes se sienten demasiado avergonzados para pedir ayuda y sufren en silencio. La buena noticia es que en la mayoría de los casos es posible mejorar la salud de la piel, pero para ello es importante encarar el problema con la seriedad que se merece.

Hay que tener en cuenta que no hay un tratamiento único para el acné: es imprescindible evaluar cada caso en particular y no es conveniente comprar cualquier producto de venta libre, ya que muchas veces resultan inapropiados y lo único que logran es empeorar el problema. Por el contrario, resulta fundamental acudir a un dermatólogo para asegurarse de que el tratamiento implementado sea el adecuado para el caso particular de nuestro hijo.

En la actualidad, la mayoría de los tratamientos incluyen dietas que consisten en eliminar los fritos, los alimentos ácidos, la cafeína, etc., y la aplicación de alguna crema a base de ácido retinoico (también conocido como vitamina A ácida).

Se requiere constancia para seguir estas prescripciones, pero los resultados influirán no sólo en la salud, sino incluso en la vida social y afectiva del adolescente. Y, desde luego, para lograrlo se necesita mucho el apoyo que prodiguen los padres.

La menstruación

En el momento oportuno, los padres deberán explicar a sus hijos el proceso de la menstruación. En estas páginas les ofrecemos información clara y precisa para que ellos puedan entenderlo mejor.

¿Qué es la menstruación?

El **ciclo menstrual**, también llamado menstruación, se caracteriza por la **aparición periódica de una hemorragia**, a la cual se le da el nombre de regla o menstruación. Ésta se produce por un **proceso fisiológico, provocado y regulado por las hormonas** que procuran la maduración del ovocito y su expulsión del ovario, que se denomina **ovulación**.

El ciclo menstrual suele durar, en promedio, 28 días. Se considera primer día, al del inicio de la menstruación. Las hormonas que lo determinan tienen un doble origen: una proviene de la hipófisis, otra la sintetiza el propio ovario.

Por efecto endocrino se modifican el ovario y el endometrio, lo cual da lugar al ciclo ovárico y al ciclo endometrial, respectivamente. Este último está condicionado por el primero.

La regulación endocrina del ciclo sexual de la mujer depende de las hormonas ováricas.

El lóbulo anterior de la hipófisis segrega dos hormonas gonadotropas: la folículo estimulante (FSH) y la luteinizante (LH), que determinan el ciclo ovárico. Éste empieza cuando llega al ovario la FSH, porque esta hormona actúa madurando el folículo primario hasta convertirlo en **folículo de Graaf**, y se obtiene así un ovocito maduro. Hacia el día 14 del ciclo se produce la ovulación, que está provocada por un nivel determinado en sangre de FSH y LH simultáneamente. A partir de este momento, y hasta cerrarse el ciclo, actúa la LH, estimulando la formación del cuerpo lúteo.

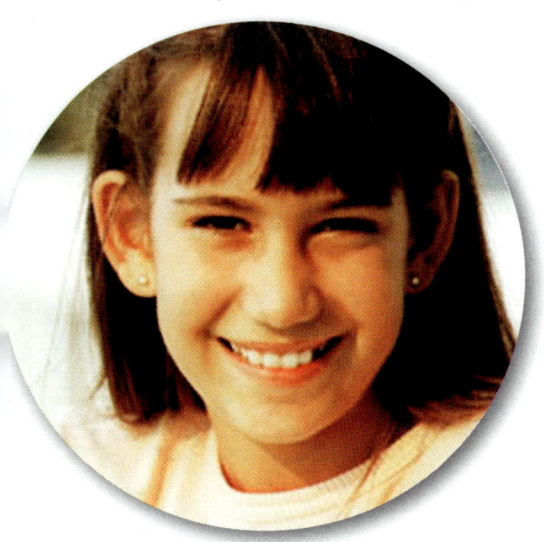

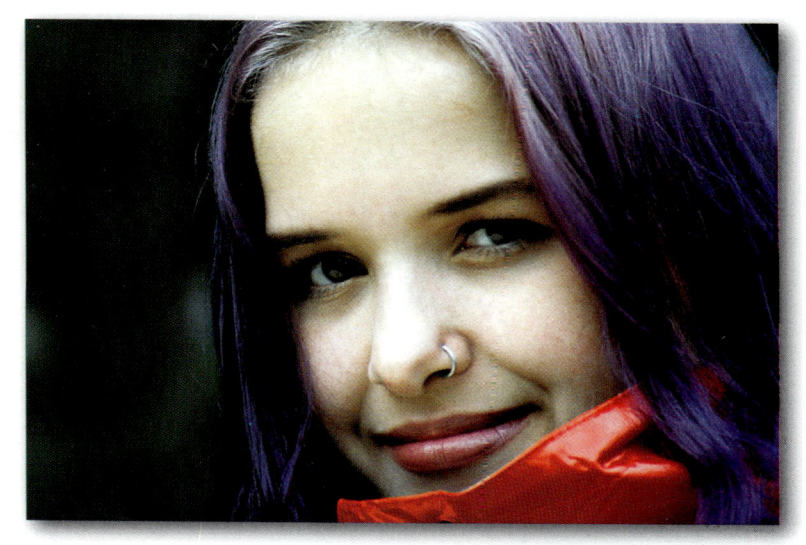

El ovario produce hormonas esteroideas: estrógenos, progesterona y andrógenos.

Los **andrógenos** son hormonas sexuales masculinas que se transforman en estrógenos.

Los folículos producen fundamentalmente estrógenos (foliculina), precisamente por el efecto de la FSH hipofisiaria.

En cambio, el cuerpo lúteo libera progesterona, gracias al estímulo de LH.

A veces, estrógeno y progesterona actúan de forma complementaria. Un ejemplo lo constituyen las mamas, sobre las cuales ejercen efecto sincronizado al regular la turgencia o la flacidez, según el ciclo menstrual. Sin embargo, en general, tienen función antagónica.

En la primera mitad del ciclo y por la acción de la foliculina, el endometrio va engrosándose **(fase de proliferación)**. En la segunda mitad, con la influencia de la foliculina y la progesterona a la vez, continúa enriqueciéndose de vasos

Un pequeño saco o bolsa del ovario, en el que madura el óvulo y del que se desprende durante la ovulación.

Hormona masculina por excelencia; promueve el desarrollo de los órganos sexuales y las características sexuales secundarias masculinas. Se producen en gran cantidad en los testículos y, en menor proporción, en las glándulas suprarrenales del hombre y de la mujer. Regulan el nivel de deseo sexual en ambos.

Las niñas deben conocer por anticipado el tema de la menstruación, para evitar sorpresas y miedos innecesarios.

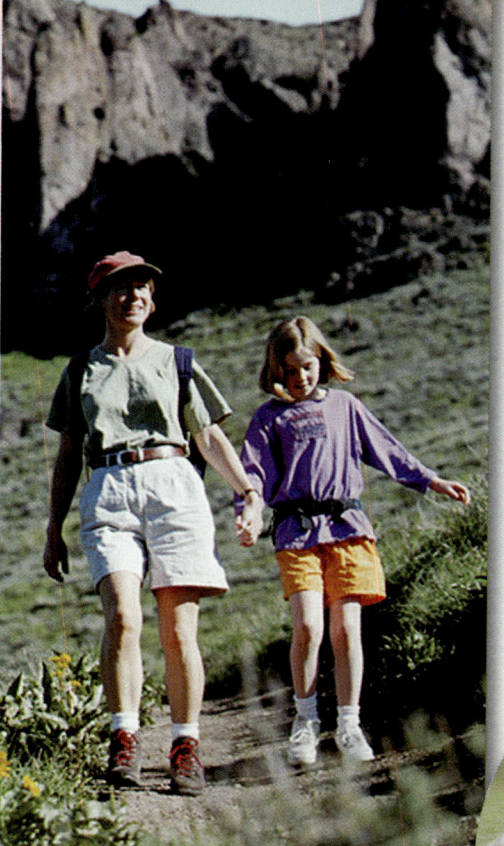

Las adolescentes deben saber que la menstruación no es un impedimento para realizar actividades físicas.

PARA HABLAR CON LAS NIÑAS CUANDO SE PRODUCE SU PRIMERA MENSTRUACIÓN

- Explicar nuevamente el proceso por el cual está transitando.
- Ponerla en contacto con los apósitos protectores y hacerle conocer sus ventajas o desventajas.
- Explicarle que debe incrementar las pautas de aseo en los días en que se encuentre menstruando.
- Despejar miedos e ideas como "si me baño se cortará" o "no debo lavarme el cabello".
- Alentar a la joven a que desarrolle todas las actividades habituales, incluidas las físicas.
- Realizar una consulta con el médico especialista cuando aparezca la primera menstruación.

sanguíneos y glándulas (**fase de secreción**, en espera de la fecundación posible). Si esto no ocurre, la mucosa se destruye, momento que coincide con la **menstruación**.
Estas tres fases constituyen el ciclo endometrial que, como puede deducirse fácilmente, depende de las hormonas ováricas.

Funciones de los estrógenos	Funciones de la progesterona
✔ Incrementar el espesor epitelial de la vulva y la vagina. ✔ Producir gran cantidad de moco cervical fluido, que favorece la penetración de los espermatozoides. ✔ Determinar la fase de proliferación de la mucosa uterina, inhibiendo al mismo tiempo la secreción hipofisiaria de **FSH**. ✔ Activar la secreción de **LH y LTH** (prolactina), lo que desencadena poco antes de la ovulación la síntesis de progesterona. ✔ Actuar sobre el desarrollo de los caracteres sexuales secundarios.	✔ Disminuir el espacio epitelial de la vulva y la vagina. ✔ Favorecer la descamación del endometrio. ✔ Actuar sobre el moco cervical de forma que sea espeso y difícilmente penetrable por los espermatozoides. ✔ Favorecer en el endometrio la reacción predecidual para la nidación. ✔ Ejerce un efecto sedante sobre las trompas y el miometrio, y realiza una acción hipertérmica, motivo por el cual hay un aumento de la temperatura durante la segunda mitad del ciclo.

La primera experiencia sexual

Para los jóvenes, la primera experiencia sexual está llena de interrogantes, sueños y miedos. No es común que recurran a sus padres en esta circunstancia, pero sería importante poder acompañarlos en un momento tan fundamental.

Un paso importante

Actualmente, los varones jóvenes comienzan a tener relaciones sexuales entre los 13 y los 18 años. La edad de inicio de las mujeres se ubica entre los 15 y los 19 años.

Previamente, los adolescentes experimentan una etapa de flirteo, que incluye actividades como el beso en la boca, las caricias en los senos y en otras partes del cuerpo de la compañera y, en ocasiones, alguna forma de sexo oral.

"Es conveniente que obtengan información acerca de lo que significa la relación sexual y cómo asumirla de forma consciente y madura."

Estos preludios eróticos dan lugar posteriormente, a un primer contacto genital pleno, que puede resultar muy satisfactorio si se posee una preparación psíquica y física adecuada. Puede suceder que alguno de los dos tenga experiencia previa en el acto sexual; si es así, resulta probable que pueda acompañar mejor a su pareja e indique cómo pueden disfrutar ambos. Esta primera experiencia constituye un factor importante en el aprendizaje sexual, pero es probable que la obtención de placer se intensifique en ocasiones sucesivas, cuando los jóvenes no se hallen sometidos a la tensión de la "primera vez", y por haber adquirido cierto conocimiento de la práctica anterior.

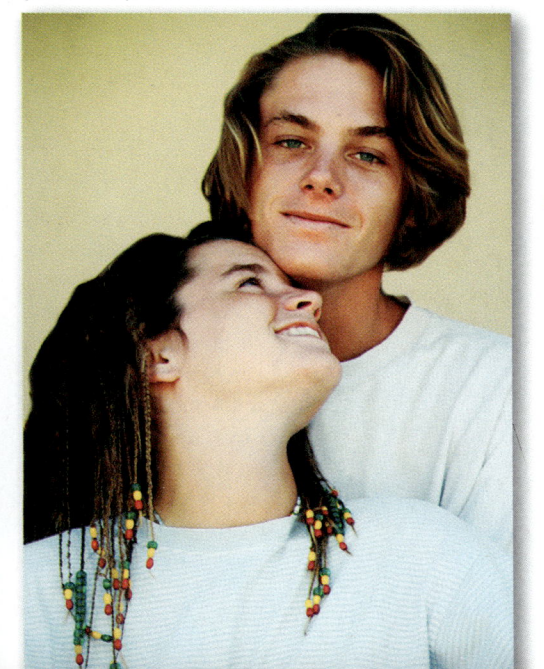

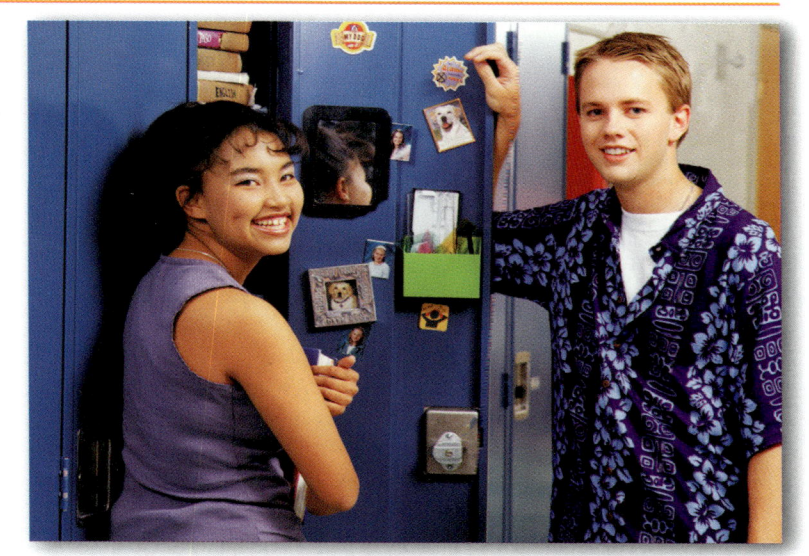

Angustias y miedos

Entre los temores más frecuentes que sufren los varones ante el primer contacto sexual se destaca el falso mito de que el pene quede preso en la vagina de la compañera, el miedo a causarle dolor si ella es virgen, o la preocupación por el hecho de que ella no alcance el orgasmo.

Es importante que los varones sepan que no todas las mujeres vírgenes experimentan dolor con la primera penetración, y algunas de ellas ni siquiera sangran por la rotura del himen, o lo hacen de forma leve.

Si los jóvenes conocen los métodos anticonceptivos, además de prevenirse de enfermedades de transmisión sexual, evitarán los embarazos no deseados.

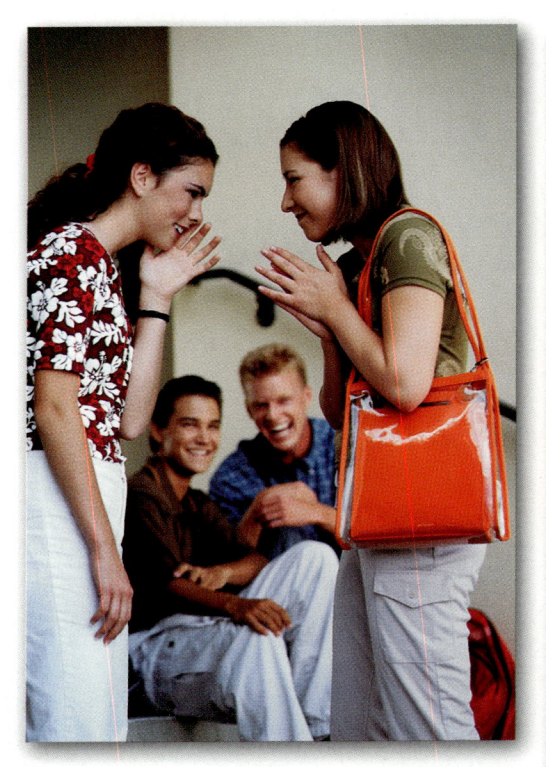

Es muy alto el porcentaje de adolescentes que reciben información de sus pares sobre las relaciones sexuales.

También las jóvenes deben saber que es muy poco probable que alcancen el orgasmo en su primera relación sexual, lo que ha de ser tenido en cuenta por el hombre.

Muchas jóvenes tienen fantasías de ser culpadas o de que se las deje de querer luego de la primera relación. En general, los jóvenes mantienen sus miedos en secreto o los comparten con algún amigo.

¿Pueden los padres ayudar?

Es imprescindible que los jóvenes reciban asesoramiento de un adulto o de un orientador en materia sexual, para que conozcan la importancia de los métodos anticonceptivos y aprendan su funcionamiento.

Es absolutamente necesario que la pareja utilice algún método anticonceptivo desde la primera relación, y también que sea asesorada sobre el uso del preservativo.

Asimismo, es conveniente que obtengan información acerca de lo que significa la relación sexual y cómo asumirla de forma consciente y madura. Los canales de comunicación que padres e hijos hayan construido hasta ese momento son los que permitirán a los padres enterarse en qué momento sus hijos comienzan su vida sexual. Si el ocultamiento y la incomunicación fueron constantes toda la infancia, no esperemos que en la adolescencia esto se revierta.

Muchos padres no encuentran manera de acercarse y hablar con sus hijos. La verdad y la sencillez son los mejores aliados. La colaboración de un profesional siempre es fundamental, porque los jóvenes pueden encontrar en él la ayuda necesaria, sin sentir vergüenza ni temor.

Todo lo que sabes de sexualidad, ¿cómo lo aprendiste?

A través de
No sabe / No contesta............16,9 %
papá.....................................2,6 %
mamá....................................6,9 %
ambos padres.........................5,1 %
hermanos...............................3,0 %
amigos.................................15,3 %
profesores............................17,7 %
TV..7,2 %
cine......................................1,0 %
revistas pornográficas..............1,1 %
videos...................................0,6 %
no sé nada...........................16,8 %
libros....................................1,1 %
otro medio.............................4,6 %

Fuente: Defensa de los Niños Internacional (DNI), organización no gubernamental independiente, con sede permanente en Ginebra (Suiza), cuyo objetivo es luchar por la vigencia de los derechos de los niños, las niñas y los adolescentes, y desarrollar conciencia nacional e internacional acerca de su respeto y promoción.

Este cuadro nos obliga a reflexionar sobre nuestros deberes como padres. Es grave que muchos niños refieran no haber recibido ningún tipo de información sexual. También es alto el porcentaje que la recibe de sus pares. Eso nos impone un reto: abramos las puertas a la comunicación con nuestros hijos.

"Esta primera experiencia constituye un factor importante en el aprendizaje sexual, pero es probable que la obtención de placer se intensifique en ocasiones sucesivas, cuando no se hallen sometidos a la tensión de la "primera vez".

Ser adolescente, ser mamá...

Según las estadísticas, el embarazo adolescente aumenta día a día en todos los países de América Latina. Sus consecuencias son muchas y muy complejas. Informémonos para ayudar a los hijos que están creciendo.

Un embarazo difícil

Se llama **embarazo adolescente** a la **preñez de las mujeres menores de 19 años**, edad en la que se considera que termina esta etapa de la vida. Sin embargo, muchos psicólogos advierten que dicho período se está extendiendo. Debido a que el desarrollo reproductivo precede al emocional, muchos especialistas consideran que el embarazo adolescente es un embarazo no deseado.

"La verdadera educación no sólo consiste en proporcionar datos, sino en proveer un conjunto de valores que les dan sentido y permiten construir un proyecto de vida."

El embarazo adolescente presenta un riesgo mucho más grande, tanto para la mamá como para el bebé. En ambos casos, se presentan complicaciones y un índice más alto de mortalidad. Por otra parte, la adolescencia es un momento de confusión y de cambio para la joven, quien se halla construyendo su identidad. Se le hace difícil, entonces, sostener el crecimiento y la crianza de un nuevo ser. La joven se encuentra en un estado de enorme vulnerabilidad y debilidad emocional.

Una pareja adolescente que va a tener un hijo debe ser sostenida por los familiares cercanos y los profesionales médicos. Esto no significa en absoluto sustituirlos en sus funciones materna y paterna: sucede, a veces, que las abuelas adoptan el lugar de madres y los padres terminan convertidos en una especie de extraños hermanos. Debemos siempre tener en cuenta que para un bebé no hay mejor figura materna y paterna que la de sus propios padres, aun cuando éstos sean muy jóvenes.

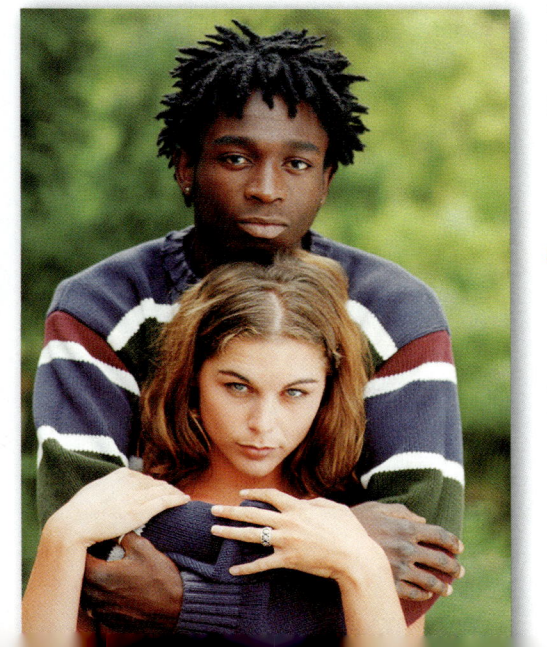

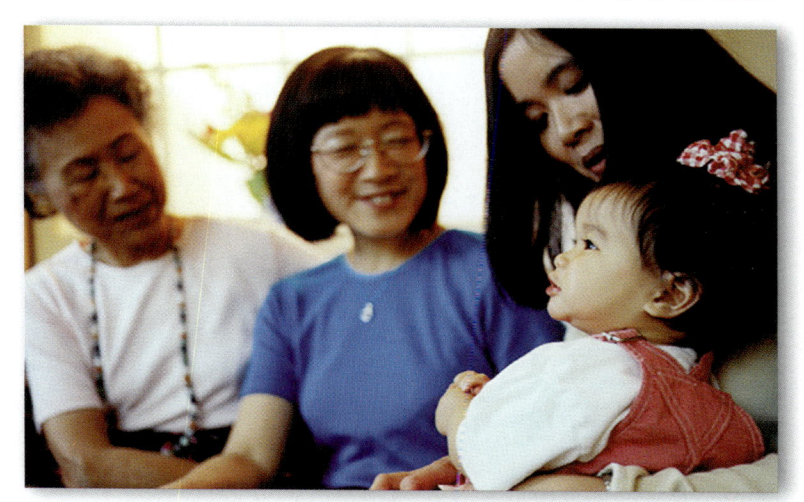

La familia debe apoyar y acompañar a las madres adolescentes en la crianza de sus hijos.

Sus causas

Podemos decir que las causas del embarazo adolescente son muchas y muy complejas.

La primera y más importante es la **falta de educación sexual**. Un gran número de adolescentes llega a esa edad sin tener información sobre las funciones sexuales, la relación entre los sexos y cómo se previene la preñez. Sin embargo, no basta únicamente con brindar informa-

Muchas parejas adolescentes desconocen o tienen poca información acerca de cómo prevenir embarazos no deseados.

ción. La verdadera educación no sólo consiste en proporcionar datos, sino en proveer un conjunto de valores que les dan sentido y permiten construir un proyecto de vida. Dentro de ese proyecto, el sexo, la pareja, el matrimonio y la procreación podrán ser elegidos con libertad y responsabilidad.

A lo que expresamos arriba, debemos sumar la **sobrevaloración del sexo** que existe en la cultura actual. Los adolescentes de hoy crecen inmersos en una cultura donde la televisión, el cine, la música, los videoclips, la publicidad y los lugares de encuentro y diversión se pueblan de mensajes donde las relaciones sexuales sin amor son comunes, aceptadas y esperables.

La **información sobre los métodos anticonceptivos** a los que pueden recurrir aquellos que deciden ser sexualmente activos **es escasa y, muchas veces, errónea**. En los sectores sociales con grandes carencias económicas se añade la imposibilidad de adquirir preservativos u otros métodos para evitar el embarazo.

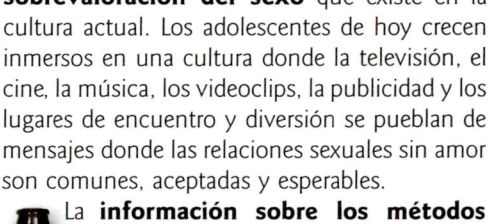

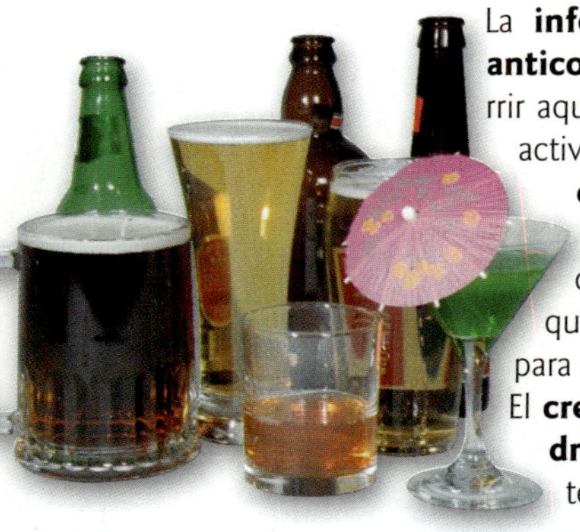

El **creciente consumo de alcohol y drogas** desde edades cada vez más tempranas también hace su aporte negativo. Los adolescentes, bajo los efectos de esas sustancias, están en peores condiciones para prevenir el embarazo.

La prevención

El efecto del alcohol y de las drogas es un factor que influye negativamente en los adolescentes en el momento de emplear un método anticonceptivo.

"Una pareja adolescente que va a tener un hijo debe ser sostenida por los familiares cercanos y los profesionales médicos. Esto no significa en absoluto sustituirlos en sus funciones materna y paterna."

Muchos padres, dominados por mitos y temores, rehúsan la responsabilidad de formar a sus hijos en el aspecto sexual, a pesar de que ellos mismos sufrieron esa carencia por parte de sus familias.

Existen numerosos modelos para la prevención del embarazo adolescente que han sido probados en el mundo entero con diferentes grados de éxito.

Algunos abogan por la abstinencia, procurando el aplazamiento del inicio de los contactos sexuales hasta que la persona sea madura y suficientemente diestra para manejar la actividad sexual sin riesgo de embarazos no deseados. Otros consideran que el adolescente puede mantener relaciones sexuales a partir del momento en que desee hacerlo, y por lo tanto debe contar con in-

HABLAN LOS ADOLESCENTES

En el marco de la Campaña Nacional para Prevenir el Embarazo en Adolescentes (National Campaign to Prevent Teen Pregnancy) —que se realiza en Estados Unidos, con la dirección de la Dra. Sarah Brown— se produjo, en abril de 1999, el siguiente material que consiste en la formulación de una serie de consejos que los adolescentes les dan a los adultos. Estos surgieron a partir de una pregunta planteada a los jóvenes acerca de qué les aconsejarían a los adultos para que los ayuden a evitar embarazos

Leer lo que dicen los jóvenes puede provocar sorpresas, y servir de guía en la difícil pero imprescindible tarea de los padres en relación con el delicado tema del embarazo en los adolescentes.

Demuéstrennos por qué el embarazo adolescente es tan malo. Por ejemplo, que los padres y las madres adolescentes nos digan ellos mismos lo difícil que ha sido para ellos. Aunque la mayoría de nosotros no queremos quedar embarazados, a veces necesitamos ejemplos de la vida real que nos motiven.

Háblennos con sinceridad sobre el amor, la sexualidad y las relaciones. Ser joven no significa que no podamos enamorarnos o sentir un interés muy intenso por la sexualidad. Estos sentimientos son muy reales y muy fuertes para nosotros. Ayúdennos a manejar estos sentimientos de una manera responsable, sin que nos hagamos daño a nosotros ni a otros.

No basta con que nos digan que no debemos tener relaciones sexuales. Explíquennos por qué opinan eso y pregunten lo que opinamos nosotros. Dígannos cómo se sentían ustedes a esta edad. Escúchennos y tomen en serio nuestras opiniones. Y por favor, no nos sermoneen. Aunque no mantengamos relaciones sexuales, debemos estar preparados. Tenemos que saber cómo evitar el embarazo y las enfermedades que se transmiten a través de las relaciones sexuales.

Si les preguntamos sobre la sexualidad o el control de la natalidad, no den por sentado que ya hemos tenido relaciones sexuales. Tal vez sea simple curiosidad, o quizás querramos hablar con alguien de confianza. Y no crean que al darnos información sobre la sexualidad y el control de la natalidad van a empujarnos para que tengamos relaciones sexuales.

Préstennos atención antes de que tengamos problemas. Los programas para las madres y los padres adolescentes son magníficos, pero todos necesitamos ánimo, atención y apoyo. Prémiennos cuando hacemos lo correcto, aunque no parezca gran cosa. No se limiten a inundarnos de atención solamente cuando hay un bebé de por medio.

A veces, lo único que se necesita para abstenerse es que no se presente la ocasión. Si ustedes no pueden estar en casa con nosotros después de las horas escolares, procuren que tengamos algo para hacer que realmente nos guste, allí donde haya más jóvenes, y algunos adultos que se sientan a gusto con las personas de nuestra edad. Muchas veces llegamos a las relaciones sexuales porque no hay nada más que hacer. No nos dejen tanto tiempo solos.

De veras nos importa lo que ustedes piensen, aunque no siempre lo demos a entender. Cuando al final no hacemos exactamente lo que nos han dicho, no crean que fracasaron en su comunicación con nosotros.

Demuéstrennos cómo son las relaciones buenas y responsables. A nosotros nos influye tanto lo que ustedes hacen como lo que dicen. Si demuestran generosidad, comunicación y responsabilidad en sus propias relaciones, es más probable que nosotros sigamos su ejemplo.

Nosotros odiamos la consabida "conversación" tanto como ustedes. En vez de darnos una lección, conversen con nosotros desde la niñez sobre la sexualidad y el sentido de la responsabilidad. Y no dejen de hablarnos a medida que crecemos.

formación suficiente sobre su cuerpo y los métodos anticonceptivos.

En cualquier caso, la opción por los valores del amor responsable y el respeto por la nueva vida que puede engendrarse será el núcleo de la prevención, no sólo del embarazo adolescente sino también de numerosas patologías de transmisión sexual, entre las cuales han adquirido una importancia relevante en nuestro tiempo el sida y la hepatitis B.

Estadísticas acerca de Latinoamérica

"En Argentina, la Ley de Salud Reproductiva fue sancionada para reducir la cantidad de embarazos no deseados que muchas veces ponen en riesgo la salud de las madres", indicó Mónica Gogna, investigadora del Conicet (Consejo Nacional de Investigaciones Científicas y Técnicas) y del CEDES, y miembro del Foro por los Derechos Reproductivos. Recordó que de los 700 mil nacimientos de niños que se producen por año, 100 mil son hijos de madres menores de 19 años. Anualmente nacen tres mil niños cuyas madres tienen menos de 14 años. "El hospital público es el mejor lugar para que los adolescentes se informen y se prevengan de embarazos no deseados". En México, la fecundidad adolescente es alta: de 8.048.266 mujeres de 12 a 19 años de edad, el 6,52 % tiene hijos, y el porcentaje más alto se presenta en el grupo comprendido entre los 15 y los 19 años de edad. Si bien la tasa de fecundidad ha descendido de 7 a 2,9 hijos por mujer, aún es elevado el número de madres adolescentes, lo que resulta preocupante en tanto el inicio temprano de la reproducción repercute directamente en el índice de fecundidad a lo largo de la vida. Los nacimientos que ocurren en mujeres menores de 20 años representan el 15,7 % del total nacional, porcentaje que aumenta sus proporciones en los grupos de menor escolaridad y en las áreas rurales. Además, según los datos sobre estado civil, se observa un considerable número de adolescentes que asumen la responsabilidad como jefas o madres de familia a temprana edad.

En el rango de edad entre 15 y 24 años, las complicaciones del embarazo, el parto y el puerperio constituyen la sexta causa de muerte. Por otro lado, el problema del aborto inducido en México es relevante: datos de ENADID (Encuesta Nacional de Dinámica Demográfica) de 1992 indican que alrededor del 19 % de madres de entre 15 y 49 años han experimentado al menos un aborto; entre las adolescentes de 15 a 19 años, la proporción asciende casi el 10 %. Otro problema es el constituido por las enfermedades de transmisión sexual, y específicamente el **sida**. Si se toma en cuenta que el período de aparición de la enfermedad oscila entre los 5 y los 10 años en promedio, y que el grupo de edad más afectado con la enfermedad es el de 24 a 30 años, es preocupante concluir que ha sido durante la adolescencia cuando se contrajo el virus.

> *El riesgo potencial para las niñas adolescentes de llegar a quedarse embarazadas incluye lo siguiente:*
> - *Los tempranos contactos sexuales (la edad de 12 años se asocia con un 91 % de oportunidades de estar embarazadas antes de los 19 años, y la edad de 13 años se asocia con un 56 % de embarazos durante la adolescencia).*
> - *El uso temprano del alcohol y/u otras drogas, incluyendo productos como el tabaco; salir de la escuela, la carencia de un grupo de apoyo o pocos amigos.*
> - *La carencia de interés en la escuela, familia, o actividades comunitarias.*
> - *Percibir pocas o ninguna oportunidad para el éxito.*
> - *Vivir en comunidades o escuelas donde los embarazos tempranos son comunes y considerarlo como una norma, más que como una causa para su interés.*
> - *Crecer en condiciones empobrecidas.*
> - *Haber sido víctima de un ataque o abuso sexual, o cuando sus madres, a su vez, les han dado a luz antes de los 19 años.*

> *"La opción por los valores del amor responsable y el respeto por la nueva vida que puede engendrarse será el núcleo de la prevención, no sólo del embarazo adolescente, sino de numerosas patologías de transmisión sexual."*

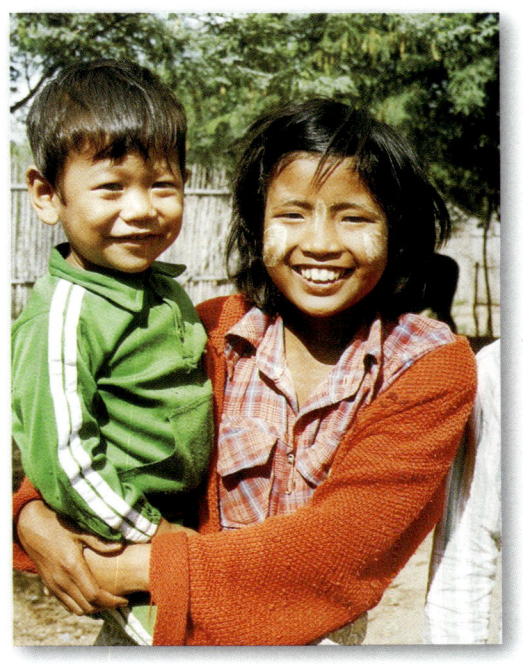

sida: Palabra que surge de la sigla de Síndrome de Inmunodeficiencia Adquirida. Es una enfermedad causada por el virus de inmunodeficiencia humana (VIH o HIV), en la que el cuerpo pierde su capacidad de defenderse frente a las enfermedades infecciosas.

Una nueva etapa de la vida

El climaterio es una fase transitoria de la vida de la mujer, que se sitúa entre la etapa reproductiva y la no reproductiva. El signo principal de esa transición es la interrupción de la menstruación y la aparición de múltiples síntomas de naturaleza hormonal y psíquica que producen numerosas alteraciones en distintas facetas, entre ellas, su sexualidad.

El climaterio

Cuadro general de síntomas que caracterizan una enfermedad o trastorno físico o mental.

Actualmente se considera que el **climaterio** es un <u>síndrome</u> psicosomático y sociocultural, y que sus síntomas, características y grado de complejidad varían en gran medida según el modo en que cada mujer haya vivido hasta ese momento y dependen también de su salud física y psíquica, de los hijos y la pareja que tenga, la profesión que desempeñe, etcétera.

De todo ello se puede concluir que la sintomatología climatérica de cada mujer dependerá de tres causas:

- La secreción hormonal ovárica deficitaria, que es responsable de síntomas como sofocación, crisis de sudoración, atrofia de los tejidos hormono-dependientes, como la vagina, el útero, etcétera.
- Factores netamente psicológicos, variables en cada mujer, de acuerdo con su historia y su personalidad.
- Factores socioculturales relativos al contexto en el que se desenvuelve.

Premenopausia y posmenopausia

Se consideran períodos distintos, divididos en base a la última menstruación.

La **premenopausia** está representada por un lapso variable de tiempo, que se inicia con los primeros signos de declinación hormonal y culmina con la desaparición del sangrado menstrual, momento a partir del cual se ingresa en la **posmenopausia**.

Esta clasificación sólo diferencia distintos episodios de una misma situación. Es así como el término climaterio (de origen griego, "escalera") se asocia al lento descenso de la función hormonal ovárica, mientras que la menopausia (término híbrido, producto del latín, "mes" y del griego, "cesación") indica solamente una fecha, la última menstruación. Los síntomas de la premenopausia suelen ser variables: se pueden presentar irregularidades menstruales: "ciclos largos" (mayores de 35 días), o episodios ocasionales (mayores de 90 días) de *amenorreas* (ausencia de menstruación). La cantidad de sangrado menstrual se altera, con mayor tendencia a las *metrorragias* (aumento de la cantidad).

"La realidad es que no hay un cese brusco y definitivo de la sexualidad en algún momento de la vida: si no media un impedimento físico real, la actividad sexual continúa y sólo se acaba a edad muy adulta o con la muerte."

Edad en el climaterio

El inicio de la declinación funcional ovárica es **variable para cada mujer**. A lo largo de la historia, la edad de la menopausia se ha ido prolongando. En la Edad Media, el promedio era de alrededor de los 40 años; en 1700, se incrementó a los 45 años y, en la actualidad, ronda los 50 años. Si tenemos en cuenta que el climaterio comenzó, en promedio, de uno a cinco años antes, actualmente debemos considerar que entre los 45 y los 50 años empiezan a aparecer síntomas de declinación hormonal.

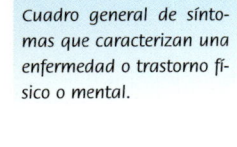

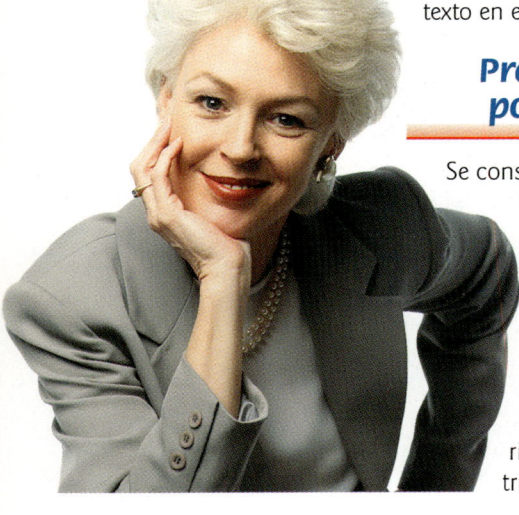

Es común considerar precoz una menopausia que ocurre antes de los 40 años y tardía a la que se produce después de los 55 años. En la determinación de este proceso intervienen diversos fenómenos, como factores hereditarios, ambientales, alimenticios, partos previos, salud en general, cirugías, etcétera.

Se desconoce realmente por qué ocurre. Una explicación podría ser el agotamiento funcional ovárico y la independencia que éste logra de la estimulación hormonal hipotalámica e hipofisaria. Esto hace que en los estudios de laboratorio se verifiquen valores altos de gonadotrofinas hipofisiarias, FSH y LH (estimulantes del ovario) y bajos de estrógenos, productos del ovario, aunque en biopsias ováricas realizadas en la posmenopausia aún se ven folículos ováricos que teóricamente podrían ser funcionales, pero que no responden a la estimulación de su "superior hormonal". La causa por la cual los ovarios dejan de responder a las gonadotrofinas es aún una incógnita para la ciencia.

La vida sexual

En el climaterio, la sexualidad sufre modificaciones. Durante la posmenopausia puede haber tanto disminución como aumento del deseo sexual, aun cuando sea más frecuente lo primero. Se han evaluado la actividad sexual, el orgasmo y la frecuencia de relaciones sexuales en mujeres de entre 45 y 55 años de edad, y se confirmó una disminución general de las manifestaciones sexuales, mayor aún cuanto más avanzada sea la menopausia.

Por otro lado, hay mujeres que llegan a la menopausia después de haber cumplido con la función reproductiva y con una satisfactoria vida sexual anterior, y tienen deseos sexuales, incluso a veces exacerbados porque desaparece el temor a un embarazo no deseado. El climaterio no es sinónimo de finalización de la feminidad ni mucho menos de la sexualidad.

Algunos sexólogos opinan que el proceso es un ajuste que realiza la naturaleza y que lo hace a favor de la mujer. A esa edad, las condiciones físicas para el logro de la maternidad suelen ser sumamente peligrosas para la madre y el hijo, por lo cual la sabia naturaleza elimina la reproductiva, y deja intactas las demás funciones, entre ellas la sexual. Así, todas las modificaciones que se producen a nivel corporal seguirán la línea marcada por el proceso de envejecimiento que corresponde tanto a hombres como a mujeres. La capacidad sexual no se pierde con la edad, sólo disminuye su intensidad, del mismo modo que otras funciones vitales. Desgraciadamente existe el concepto de que la sexualidad acabará en la edad madura, que los sexólogos definen como la "profecía del autoacabamiento" y con esto se priva a muchas personas de la satisfacción que brinda el ejercicio de la sexualidad a esa edad.

La realidad es que no hay un cese brusco y definitivo de la sexualidad en algún momento de la vida: si no media un impedimento físico real, la actividad sexual continúa y sólo se acaba a edad muy adulta o con la muerte.

El criterio que prevalece en la mayoría de los investigadores es que la mujer con una vida sexual ejercida satisfactoriamente, llega al climaterio conservando con plenitud su actividad sexual, y ésta seguirá desarrollándose en forma normal, independientemente de los fenómenos de privación hormonal. Éstos sólo se alterarán (en ocasiones) de modo indirecto: por ejemplo, la falta de lubricación puede provocar dolor durante la relación sexual, lo cual se evita con el uso de ciertos lubricantes.

Es en la parte psicológica donde se observan las alteraciones de la conducta sexual, respecto de la edad. Si una mujer ha sido feliz en su sexualidad, va a seguir siéndolo en el **climaterio**; en cambio si no lo fue, seguramente creerá que el climaterio es el fin de sus posibilidades de logro en ese aspecto.

El factor social que rodea a la mujer puede interactuar tanto positiva como negativamente para posibilitar la satisfacción sexual en esta etapa. Una sociedad crítica respecto de la sexualidad no favorecerá un desarrollo normal de la respuesta sexual durante el climaterio.

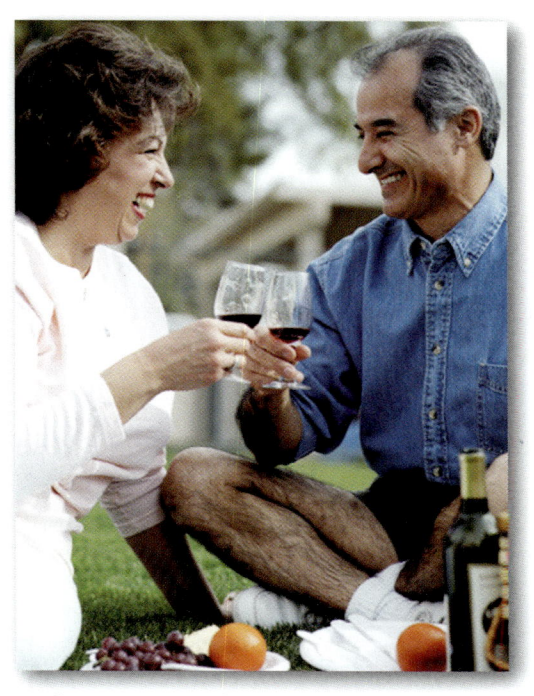

El climaterio no indica que llega el fin de la vida sexual de las mujeres.

Período de la vida en que declina la función sexual.

Sexualidad y vejez

Si hablar de sexualidad siempre es difícil, durante la vejez constituye un tema en el que poco se piensa. Esta sociedad, en la que se intenta alcanzar la juventud "eterna", ¿qué lugar le otorga a la sexualidad en la última etapa de la vida?

Los años pasan

La sexualidad implica no sólo el acto sexual, sino la capacidad de expresar amor con caricias y palabras tiernas, gozar de la vida con la pareja, compartir y apoyarse mutuamente. Ésta no se pierde avanzada la edad, y, en muchos aspectos, se gana en calidad, gracias a la tranquilidad del hogar y la económica, la intimidad y la experiencia que dan los años.

Alrededor de la vejez se han tejido muchos mitos, y la creencia popular es que después de cierta edad se termina el deseo y la potencia sexual. Podemos decir que existen diferentes tipos de vejez: la vejez biológica o decrepitud es el proceso normal de la vida que lleva a que, con los años, los órganos, incluidos los genitales, sufran un desgaste. En este punto es importante aclarar que los órganos genitales son unos de los más resistentes para envejecer. Mujeres y hombres pueden tener una vida sexualmente activa hasta la muerte. En el caso de la mujer, la menopausia implica la imposibilidad de procrear, pero conlleva la posibilidad de tener una vida sexual sin el temor al embarazo. En el caso del hombre, la capacidad de procrear se conserva hasta la muerte.

Nadie tiene derecho a censurar las demostraciones de cariño para con nuestra pareja, sin importar la edad que tengamos.

Animarse a disfrutar

La sexualidad de la vejez está condicionada, y muchas veces limitada, por la cultura. Nos parece normal ver a dos jóvenes besarse, pero no nos parecerá lo mismo si se trata de dos ancianos que se prodigan caricias.

La sexualidad abarca toda nuestra vida. La vejez es un proceso natural, pero no necesariamente significa el fin de la vida sexual. La vida afectiva puede modificarse cualitativamente: la experiencia cumple un rol fundamental, y nada ni nadie pueden condenar a las personas de la tercera edad a limitar o censurar sus expresiones de afecto. Cada persona es distinta y cada pareja vive esta etapa de manera diferente. La cultura acepta comportamientos diferenciados en el hombre y la mujer, y censura con una mirada más condenatoria a las mujeres que prosiguen una vida sexual activa luego de la menopausia. En este punto, los estudios demuestran que la manera en que hombres y mujeres encararon su sexualidad en la juventud y la adultez influye en esta etapa de la vida. Si bien no hay recetas, animarse a expresar los sentimientos y permitirse disfrutar son consejos importantes para mantener una buena calidad de vida.

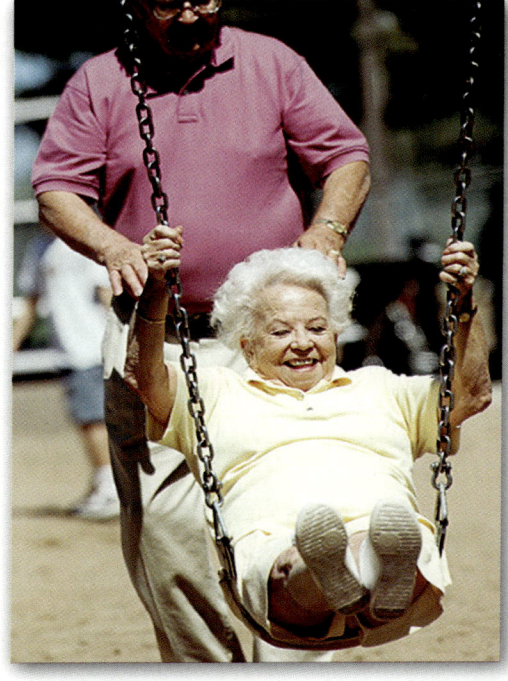

> *Una vida es una obra de teatro que no permite ensayos.*
> *Por eso cante, ría, baile, ame y viva intensamente cada momento de su vida. Antes de que el telón baje y la obra termine sin aplausos...*
>
> *Charles Chaplin*

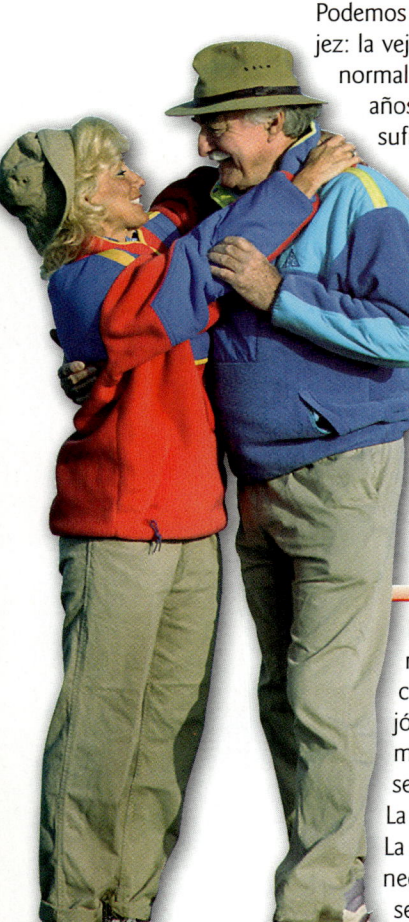

Informarse es cuidarse

Debido a las condiciones económicas, sociales y culturales, el control de la natalidad es una práctica fundamental que actualmente emprende la mayoría de las parejas. El desarrollo de diversos métodos anticonceptivos con un elevado porcentaje de seguridad posibilita la planificación familiar, de modo que las parejas deciden el número de hijos que desean tener y el momento en que prefieren que ello ocurra. Cada pareja debe conocer las diferentes opciones existentes y adoptar el método anticonceptivo que mejor se adecue a sus necesidades, sus características físicas y su modo de vida.

Planificación responsable

Ningún método anticonceptivo (salvo la abstinencia absoluta) garantiza una total seguridad. Por lo tanto, es necesario realizar una buena elección y, para ello, lo mejor es informarse bien acerca de índices de fallas, reversibilidad, seguridad. Algo muy importante es saber cuál es el estado de salud de cada miembro de la pareja. También se debe tener en cuenta la edad, el estilo de vida actual y los valores personales. Un embarazo no deseado puede ser todo un problema, sobre todo para los más jóvenes y no hay que suponer que sólo uno de los miembros de la pareja es el responsable de cuidarse; ambos deben hacerlo.

Todavía, en la actualidad, los métodos anticonceptivos son objeto de controversia; en ocasiones, se clasifican como naturales o artificiales, según su grado de intervención en el ciclo biológico. Así, en el caso de algunas religiones, se considera inadmisible cualquier método de control de la natalidad que no se fundamente exclusivamente en la atención a los ciclos naturales de la mujer, por lo que se rechazan los llamados *métodos antinaturales* como la píldora anticonceptiva, el DIU (dispositivo intrauterino), el preservativo o el diafragma, y también la esterilización quirúrgica.

Ya sean éstas u otras las consideraciones morales o religiosas de la pareja, ésta ha de tener en cuenta que antes de elegir un método anticonceptivo es conveniente obtener información

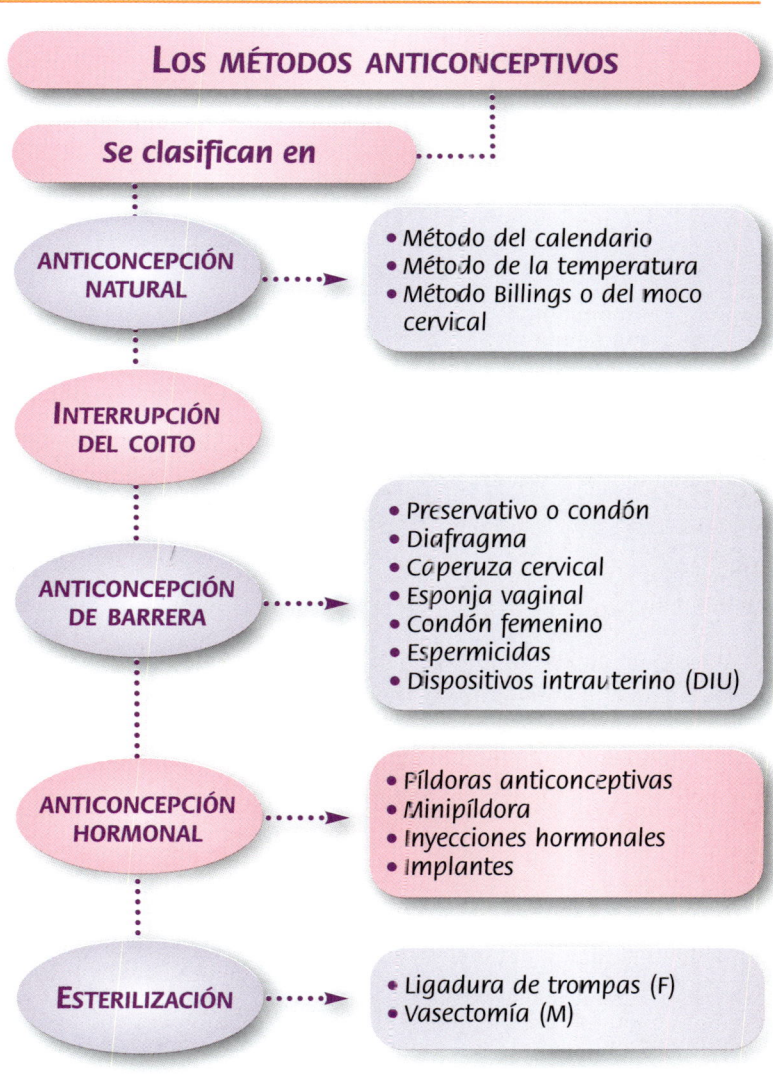

LOS MÉTODOS ANTICONCEPTIVOS

Se clasifican en

ANTICONCEPCIÓN NATURAL
- Método del calendario
- Método de la temperatura
- Método Billings o del moco cervical

INTERRUPCIÓN DEL COITO

ANTICONCEPCIÓN DE BARRERA
- Preservativo o condón
- Diafragma
- Caperuza cervical
- Esponja vaginal
- Condón femenino
- Espermicidas
- Dispositivos intrauterino (DIU)

ANTICONCEPCIÓN HORMONAL
- Píldoras anticonceptivas
- Minipíldora
- Inyecciones hormonales
- Implantes

ESTERILIZACIÓN
- Ligadura de trompas (F)
- Vasectomía (M)

acerca de las diversas opciones, y de su índice de éxito o fracaso. Asimismo, el estado de salud, la edad, el estilo de vida y las circunstancias personales son factores que influyen en dicha decisión, como se expresó anteriormente.

La elección puede realizarse también en función de la eficacia, la comodidad y la satisfacción sexual que proporciona cada método, teniendo en cuenta asimismo, las contraindicaciones y los posibles efectos secundarios de algunos de ellos.

Anticoncepción natural

Esta modalidad de anticoncepción depende del conocimiento de los días fértiles de la mujer, en los cuales la pareja debe abstenerse de practicar el coito.

Existen **tres métodos naturales**: el del calendario, el de la temperatura y el del moco cervical. Su **índice de fracaso es muy elevado**, pues generalmente oscila entre el 20 y el 30 %. **No deben ser utilizados por mujeres que tengan ciclos irregulares**, pues en ese caso no se puede establecer cuáles son los días fértiles. Su ventaja es que no provocan los efectos secundarios propios de los métodos que incluyen sustancias químicas u hormonas. Son los únicos permitidos por la Iglesia Católica.

La combinación de los tres métodos puede disminuir el riesgo de embarazo, puesto que éste es más probable si se emplea sólo uno de ellos.

La pareja debe elegir el método anticonceptivo que utilizará, luego de asesorarse de la eficacia y conveniencia de los mismos.

• Método del calendario

Consiste en llevar a cabo, durante al menos 6 meses, un **registro de las fechas en que se inicia la menstruación, con la finalidad de saber en qué días tiene lugar la ovulación**.

Como la ovulación se produce entre 12 y 15 días antes de la menstruación, se considera que los días fértiles de aquellas mujeres con ciclos regulares de 28 días, son los comprendidos entre el 9.° y el 18.° día, contando desde el que comenzó la menstruación. En el caso de las mujeres cuyo ciclo dura entre 25 y 35 días, los días fértiles son los que se encuentran entre el 7.° y el 21.° día a partir del que tuvo lugar la menstruación.

Las variaciones de peso, los anteriores partos y el estrés propician las fallas de este método. Su eficacia se encuentra por debajo del 60 %.

Ejemplo: el primer día de la regla se cuenta como día 1 y el día anterior al inicio de la siguiente, como el último del ciclo.

Si el ciclo es más corto, le restamos 18 al número de días del ciclo; esto da un número que es el primer día en que existe mayor riesgo de embarazo.

Si se trata de un ciclo más largo, le restamos 11 al número de días del ciclo; esto da el último día de alta probabilidad de embarazo. El período comprendido entre estos días es el de mayor probabilidad de embarazo.

Podemos resumir lo dicho así:

"En el caso de algunas religiones, se considera inadmisible cualquier método de control de la natalidad que no se fundamente exclusivamente en la atención a los ciclos naturales de la mujer."

> **Ciclo más corto: 26 días.**
> 26 − 18 = 8
> **Ciclo más largo: 28 días.**
> 28 − 11 = 17

El primer día fértil en este caso sería el 8 y el último día fértil el 17.

• Método de la temperatura

La temperatura basal es la que tiene el cuerpo de una persona al despertarse, luego de haber dormido al menos 5 horas, sin hacer ningún movimiento ni sufrir alguna alteración emocional. **La ovulación se produce el día del mes en que la temperatura se encuentra en el punto más bajo**.

El método consiste **en medir y registrar la temperatura bucal o rectal** (inmediatamente después de despertarse y sin realizar movimiento alguno) en un gráfico, durante un período no inferior a seis meses para obtener cierta

> *"La elección puede realizarse también en función de la eficacia, la comodidad y la satisfacción sexual que proporciona cada método, teniendo en cuenta asimismo, las contraindicaciones y los posibles efectos secundarios de algunos de ellos."*

fiabilidad. La temperatura aumenta de 0,2 a 0,5 °C en las 24 horas posteriores a la ovulación, debido al incremento del nivel de progesterona que se produce en ese momento.

Para evitar el embarazo es preciso no mantener relaciones sexuales durante, al menos, los 7 días anteriores al día en que se espera que aumente la temperatura, y los 3 días posteriores al que se produce dicho aumento. La eficacia de este método es mayor cuando no se realiza el coito desde el primer día del ciclo menstrual hasta 4 días después del aumento de la temperatura, lo que supone la limitación de las relaciones sexuales a 10 u 11 días en cada ciclo. El mayor inconveniente de este método es que algunas mujeres no experimentan las pautas de temperatura citadas, y, además, la temperatura corporal puede sufrir variaciones a causa de una gripe, el estrés, etc. Su tasa de fracaso se estima entre un 6 y un 20 %.

• Método del moco cervical (o de Billings)

Consiste en la **observación diaria de las secreciones vaginales para detectar variaciones en ellas y predecir la ovulación**.

El aumento del nivel de estrógeno que se produce antes de la ovulación da lugar a que la mucosidad sea más transparente, resbaladiza y abundante. Las relaciones sexuales deben evitarse desde el momento en que aparezca la mucosidad con el aspecto citado, hasta que adquieran una textura más espesa y un color amarillento. Pero las secreciones mucosas pueden variar también a causa de infecciones vaginales, del consumo de algunos medicamentos y de la excitación sexual, y todo ello puede inducir a error en su apreciación. Además, como se trata de una valoración subjetiva, en ocasiones resulta difícil la determinación de los días fértiles. Un estudio indica que su tasa de fracaso es del 40 %.

La interrupción del coito

Este método, también denominado *coitus interruptus*, consiste en retirar el pene de la vagina justo antes de la eyaculación. Todavía parece ser el método más difundido, a pesar de la existencia de otros más seguros y satisfactorios.

Su escasa eficacia, inferior al 75 %, se debe a los siguientes motivos: en el líquido preeyaculatorio puede haber espermatozoides que penetren en la vagina antes de que se interrumpa el coito. Un mínimo retraso en la interrupción de la relación posibilita la fecundación; si la eyaculación se produce junto a los genitales femeninos, los espermatozoides pueden penetrar en ellos.

Además, al no culminar la realización del acto sexual, la interrupción del coito puede dar lugar a una constante insatisfacción sexual, que resulta negativa para ambos miembros de la pareja, y esto puede llegar a deteriorar la relación. Por otro lado, la frecuente preocupación por el embarazo, derivada de la baja confiabilidad de esta práctica, resulta desfavorable y puede ocasionar tensiones y malestar en la pareja.

Anticoncepción de barrera

Los métodos anticonceptivos de barrera evitan el embarazo **bloqueando o inactivando al espermatozoide antes de que alcance el óvulo y lo fertilice**. Así, con el preservativo se impide el contacto directo de los espermatozoides con los genitales de la mujer; con los diafragmas, esponjas y caperuzas cervicales, quedan detenidos en la vagina, y con los espermicidas, son inactivados por una sustancia química. Por último, los dispositivos intrauterinos (DIU) provocan en el útero una reacción que destruye los espermatozoides.

• El diafragma

El diafragma es un objeto que **consiste en media esfera de plástico que posee un borde anular, en cuyo interior hay una lámina metálica plana o en espiral, la cual permite su ajuste entre la vagina y el cuello uterino**.

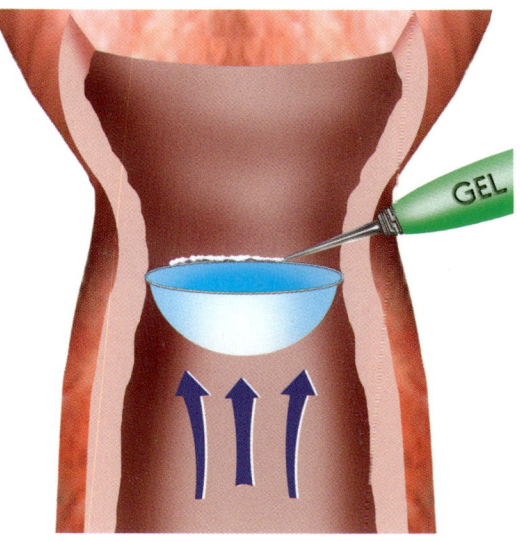

El diafragma se emplea con un gel espermicida.

Este método, al constituir una barrera entre la vagina y el útero, impide el paso de los espermatozoides hacia el interior de este último órgano. Los músculos vaginales permiten la sujeción del diafragma, pero como la vagina tiende a aumentar su profundidad durante el acto sexual, resulta necesario el uso de espermicidas al emplear el diafragma. Además, los espermicidas ofrecen cierta protección contra algunas enfermedades de transmisión sexual.

Hay diafragmas de distintos tamaños: el ginecólogo aconsejará cuál es el más adecuado, y le enseñará a la mujer la forma de insertarlo.

El diafragma debe colocarse poco antes de la relación sexual y ser retirado seis u ocho horas más tarde; si se produce un nuevo contacto sexual antes de que transcurra ese tiempo, basta con introducir en la vagina una nueva dosis de espermicida, sin retirar el diafragma. Cuando éste es finalmente extraído, debe ser lavado con agua fría y jabón, cubierto de talco y guardado en su estuche junto con el espermicida. Debe renovarse cada dos años, incluso antes si se observa en él alguna alteración o si la mujer cambia de peso de forma significativa. Además, periódicamente el ginecólogo verificará si el tamaño es el adecuado, pues las medidas del fondo de la vagina y del cuello uterino pueden experimentar alguna variación.

Este método resulta especialmente útil para las mujeres a las que por alguna razón se les recomienda que no utilicen la píldora ni el DIU, y también para las que tienen relaciones sexuales ocasionales o poco frecuentes. Por el contrario, este método no debe utilizarse en aquellos casos en los que la mujer presente malformaciones vaginales o del cuello uterino, vaginitis, cervitis o inflamaciones del útero.

Los principales inconvenientes que puede presentar este método son que puede favorecer las infecciones vaginales o del tracto urinario en algunas mujeres, y que el látex o los espermicidas provoquen algunas reacciones alérgicas.

Su eficacia se estima en torno a un 97 ó 98 %, es decir, por cada 100 mujeres que usan el diafragma con espermicida y de forma correcta durante un año, sólo se producen 2 ó 3 embarazos accidentales.

• *El preservativo*

El preservativo, también denominado profiláctico o condón, es una **funda de látex que se coloca en el pene erecto durante el juego sexual previo a la penetración**, que contiene el semen eyaculado, e impide así su paso a los óvulos y, por tanto, la fecundación.

Se calcula que alrededor de unas 40 millones de parejas en todo el mundo utilizan preservativos con regularidad. Se trata del método más empleado porque, además de impedir el embarazo, evita el contagio de las enfermedades de transmisión sexual.

Existen preservativos de diferentes tamaños, formas, grosores, texturas y olores. Algunos están prelubricados y otros llevan un tratamiento espermicida. Debido a que en la actualidad su grosor se ha reducido al mínimo, su uso no disminuye la sensibilidad genital ni el placer durante la relación sexual.

Para realizar un uso correcto y eficaz del preservativo, es imprescindible colocarlo antes de cualquier contacto genital, puesto que puede producirse una salida de esperma previa a la eyaculación. También es indispensable sólo utilizar preservativos que consten de un depósito para el semen, y apretar dicho depósito entre los dedos en el momento de la colocación, con la finalidad de quitar el aire que, comprimido con el esperma, podría provocar la rotura del profiláctico. Por último, es preciso sujetar el anillo del preservativo en la base del pene y retirar éste de la vagina antes del cese de la erección, pues de lo contrario podrían producirse pérdidas de semen.

Los preservativos deben guardarse en un lugar fresco, seco y oscuro para evitar su deterioro, y siempre debe tenerse en cuenta su fecha de caducidad.

En caso de que se utilicen lubricantes vaginales, deben escogerse aquellos especialmente elaborados para su uso con preservativos, puesto que los lubricantes con base oleosa o de petróleo pueden producir microscópicas perforaciones por las que se filtre el semen, y también los microorganismos infecciosos en caso de que algún miembro de la pareja padezca alguna enfermedad que se transmita por contacto sexual. Para

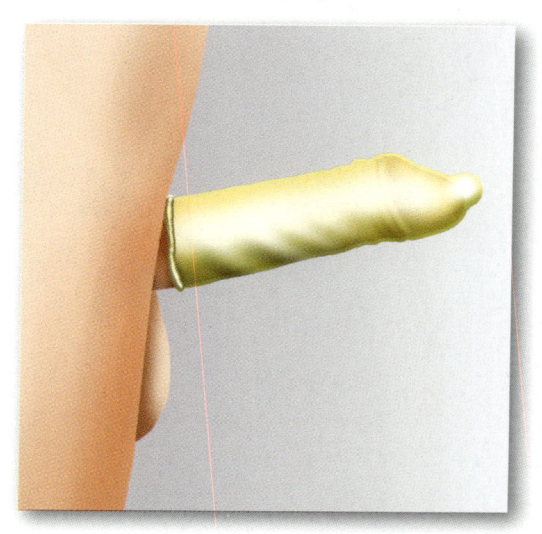

El preservativo o condón es uno de los métodos anticonceptivos más utilizados en todo el mundo.

evitar dichas perforaciones, nunca deben emplearse como lubricante ciertas cremas hidratantes, la vaselina o el aceite para bebés.
En cuanto a su eficacia anticonceptiva, recientes estadísticas demuestran que sólo se producen 2 ó 3 embarazos al año por cada 100 hombres que emplean correcta y sistemáticamente este método. Este índice de riesgo se reduce significativamente si el preservativo es utilizado conjuntamente con un espermicida.

• La caperuza cervical

La caperuza cervical es **muy similar al diafragma, pero su tamaño es menor**. Es de látex, tiene forma de dedal y está diseñada para ajustarse por succión al cuello uterino. Aunque puede ser utilizada por mujeres cuyo tono muscular vaginal es reducido, debe tener características especiales y siempre ha de utilizarse con espermicida. Este método requiere los mismos cuidados higiénicos que el diafragma, y debe reemplazarse una vez al año. La mujer tiene que aprender a insertarlo y a extraerlo correctamente, por lo que debe ser capaz de palpar su cuello uterino. Su mayor ventaja consiste en que puede ser retirado cinco días después de su inserción, pero algunas mujeres han advertido que produce malos olores a partir del segundo día. Otro inconveniente es que puede moverse durante el acto sexual y reducir considerablemente su eficacia.

• La esponja vaginal

Es una **esponja redonda de espuma de poliuretano absorbente que se adhiere al fondo de la vagina**. Está impregnada con una sustancia espermicida que para ser activada debe humedecerse con agua.
La esponja se puede insertar dentro de las 24 horas anteriores a la relación sexual, o pocos minutos previos a ésta, pero debe extraerse 8 horas después del acto sexual. Si antes de transcurrir las ocho horas de nuevo se mantienen relaciones sexuales, es necesario añadir antes más espermicida, sin quitar la esponja.
Su eficacia es menor, puesto que algunos estudios revelan que el índice de fracaso de este método se sitúa alrededor del 18 %.

Caperuza cervical.

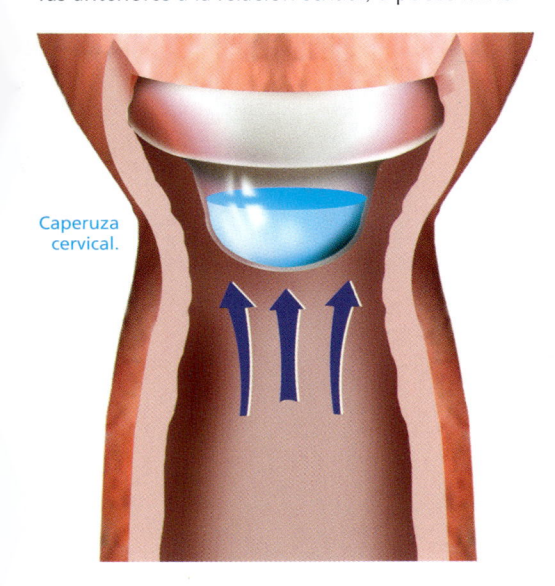

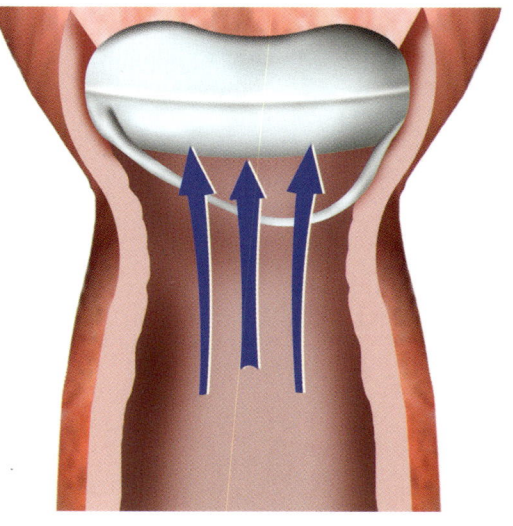

La esponja vaginal está impregnada con una sustancia espermicida que debe humedecerse para ser activada.

• Condón femenino

Es **una especie de bolsa de látex suave y floja, que cubre la vagina y el cuello del útero**. Tiene dos aros flexibles en cada extremo y uno central. El aro más grande se apoya fuera de la vagina.
Se coloca unas 8 horas antes de tener relaciones sexuales y se puede combinar con un espermicida pero no con un preservativo. No es reutilizable.
Su ventajas consisten en que evita las enfermedades de transmisión sexual y se puede adquirir en las farmacias. Entre las desventajas, podemos decir que existe la posibilidad de que produzca alergia al látex o causar dolor o irritación en la parte exterior de la vulva.
Su eficacia está entre el 75 y el 95 %.

• Los espermicidas

Son **sustancias químicas que inmovilizan a los espermatozoides o los destruyen**, y que además actúan como barrera entre éstos y el cuello uterino. Hay espermicidas en forma de pomada, gel, espuma o supositorios. Deben insertarse en la parte alta de la vagina, lo más cerca posible de la abertura cervical.
Debido a que su índice de fracaso al ser utilizados de forma aislada asciende al 18 ó 20 %, suelen emplearse para reforzar la eficacia de otros anticonceptivos, tales como el preservativo o el diafragma.

Condón femenino.

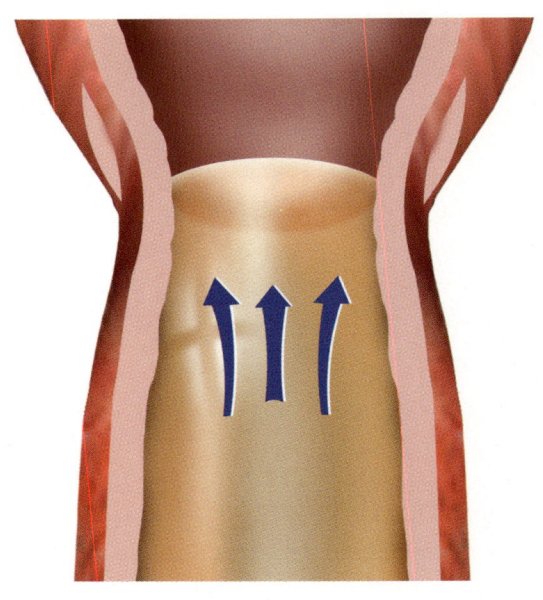

Una ventaja fundamental de los espermicidas es que, si contienen una sustancia denominada nonoxinol 9, proporcionan cierta protección contra algunas enfermedades de transmisión sexual, como el sida, el herpes, la sífilis, la gonorrea y la tricomoniasis.

Su inconveniente es que deben colocarse en la vagina poco antes del coito, lo que puede impedir la espontaneidad de la relación sexual. Además, deben permanecer en el interior de ella entre 6 y 8 horas después del acto sexual, por lo que debe posponerse el lavado genital.

- **El dispositivo intrauterino (DIU)**

Es un **objeto de plástico y cobre**, generalmente en forma de T, **que se introduce en el útero y provoca una reacción inflamatoria que da lugar a la movilización de anticuerpos hacia el dispositivo, los cuales destruyen a los espermatozoides**.

Este dispositivo debe ser colocado por el ginecólogo, que lo revisará durante los dos primeros meses. Si es bien tolerado, la siguiente revisión se realizará un año después. Una vez a la semana, aproximadamente, la mujer debe cerciorarse de que el DIU continúa en su lugar, verificando mediante el tacto la existencia del apéndice de hilo de nailon que posee el dispositivo y que sobresale del fondo de la vagina. El DIU debe retirarse o cambiarse al cabo de dos años de su inserción.

Durante los primeros meses, este método puede provocar efectos secundarios, como calambres, leves pérdidas de sangre y menstruaciones más abundantes. Además, en ocasiones, el DIU puede aumentar el riesgo de que se produzca un embarazo fuera del útero, o provocar infecciones de la mucosa uterina o de las trompas de Falopio que pueden conducir a la esterilidad.

Por otro lado, el DIU no debe ser utilizado por mujeres que sufran inflamaciones del aparato vaginal o de los órganos pélvicos, que tengan tendencia a las hemorragias o menstruaciones muy abundantes, o que padezcan malformaciones uterinas o vaginales. En cualquier caso, se recomienda consultar al ginecólogo sobre el método más apropiado para cada mujer.

En cuanto a su eficacia, el índice de éxito del DIU supera el 90 %.

Los métodos anticonceptivos hormonales

Surgieron en Estados Unidos en 1960, año en que fue aprobada la primera píldora para el control de la natalidad. Desde entonces, nuevos estudios e investigaciones han aportado numerosos avances en este campo, hasta el punto de que actualmente la píldora se considera el segundo método anticonceptivo más eficaz (el primero es la esterilización).

La píldora contiene en su interior formas sintéticas de las hormonas femeninas (estrógeno y progesterona) **en proporciones muy reducidas**. Existen diversos tipos, por lo que el ginecólogo determinará cuál es la más apropiada para cada mujer tras examinarla y realizar ciertos análisis. **Su acción se fundamenta en la inhibición de la ovulación**, de manera que, al no haber descarga del óvulo, los espermatozoides nunca pueden fertilizarlo.

En la mayoría de las modalidades disponibles y

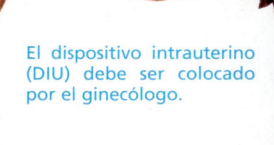

El dispositivo intrauterino (DIU) debe ser colocado por el ginecólogo.

86

en el caso de las mujeres cuyo ciclo sea de 28 días, es preciso ingerir una píldora diaria durante un plazo de 21 días. A continuación, se interrumpe la ingestión durante los 7 días siguientes, en los cuales comienza el flujo menstrual. Al octavo día debe reiniciarse la toma de la píldora, de nuevo durante 21 días, y así sucesivamente. Si se siguen las instrucciones correctamente, la píldora es eficaz durante todo el ciclo, pero siempre después del primer mes en el que comienza a ingerirse.

Si por cualquier motivo el intervalo entre una píldora y la siguiente supera las 36 horas, debe consultarse al ginecólogo o utilizarse un método anticonceptivo adicional durante ese ciclo.

Durante las primeras semanas, la píldora puede provocar, en algunas mujeres, dolor de cabeza, náuseas, tensión en los senos, calambres musculares, afecciones cutáneas, cierto aumento de peso, cansancio o incluso depresión. Aunque no son frecuentes, si se presentan síntomas como dolor fuerte en el pecho, en el abdomen o en los muslos, pérdida de visión o problemas del habla, deben ponerse inmediatamente en conocimiento del médico.

Pero este método puede ofrecer también algunos beneficios, como la regulación del ciclo menstrual y la eliminación de sus dolores, la desaparición del acné y un mayor bienestar general. Las reacciones provocadas por la píldora pueden ser diferentes en cada mujer.

Asimismo, la píldora puede proteger de algunos tipos de enfermedad inflamatoria pélvica, quistes ováricos y cáncer de útero. Sin embargo, es posible que la píldora aumente el riesgo de padecer enfermedades hepáticas y de la vesícula biliar, infarto y embolia. Además, la edad avanzada, la obesidad y el tabaquismo pueden agravar la tendencia a padecer enfermedades cardiovasculares si además se toma la píldora. Por todo ello es recomendable no tomarla durante períodos demasiado largos, por ejemplo, no más de 5 años.

Este método no es adecuado para mujeres que hayan sufrido anteriormente tromboembolias, hipertensión arterial, diabetes o graves enfermedades de los riñones, del hígado o del corazón.

Pese a sus inconvenientes, la eficacia anticonceptiva de la píldora es casi total. El riesgo de embarazo accidental es del 1 ó 2 %.

• La minipíldora

Este tipo de píldora **no contiene estrógenos, sino sólo progestina, y en una cantidad menor a la de las otras píldoras**. Su actuación consiste en espesar las secreciones cervicales, modificar las condiciones de las trompas de Falopio y alterar la mucosa uterina. Este método no suprime totalmente la ovulación, por lo que las menstruaciones pueden ser irregulares y en algunos momentos es posible que se presenten hemorragias muy leves. Es preciso someterse a revisiones ginecológicas anuales, para asegurarse de que el sangrado irregular no constituye un síntoma de algún problema grave.

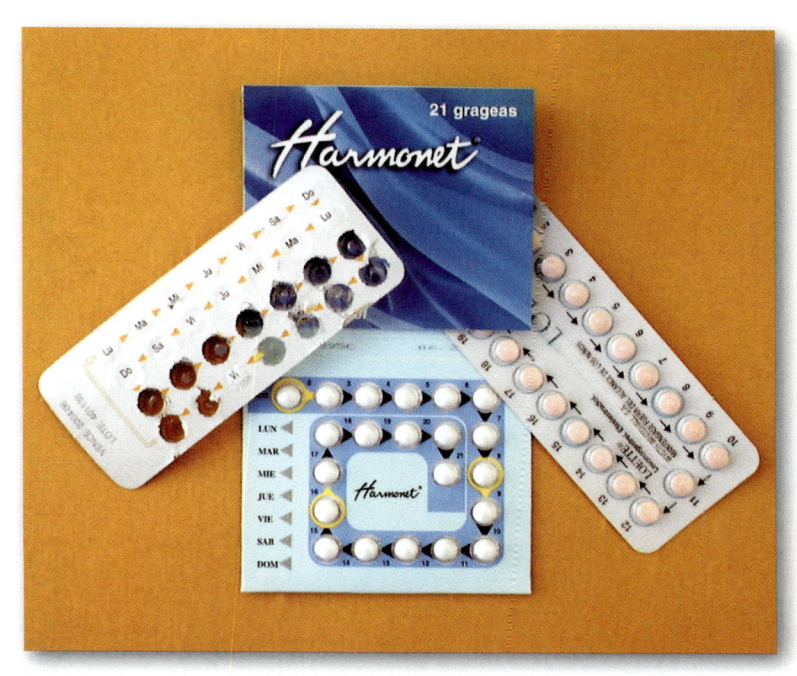

La principal ventaja de la minipíldora es que, al no poseer estrógenos, no causa molestias como el dolor de cabeza o el aumento de la presión arterial. Debe ingerirse una pastilla cada día y siempre a la misma hora, pues un retraso de tan sólo 3 horas podría anular su eficacia. En ese caso, hay que tomarla tan pronto como sea posible y adoptar algún método adicional durante las siguientes 48 horas. Pero si se dejan de ingerir 2 ó más minipíldoras seguidas, deben tomarse 2.

• Las inyecciones hormonales

Ya se comercializan diferentes tipos. Básicamente consisten en una **suspensión líquida de progesterona que controla la liberación de esta hormona e inhibe la ovulación de la mujer**. Sus desventajas son las mismas que la del resto de métodos anticonceptivos hormonales: puede provocar insomnio, cefalea, etc., por lo que es necesario consultar al ginecólogo la conveniencia de este método en cada caso.

Aunque no se dispone de muchos estudios sobre su grado de eficacia, una investigación reciente demuestra que ésta es muy elevada, pues sólo se producen un 0,3 % de embarazos accidentales con la utilización de progestágenos inyectables.

Para el año 2005 se calcula que mil millones de parejas en el mundo usarán métodos anticonceptivos. En la última década, América Latina se ha convertido en la región que mayor uso hace de ellos.

• Implantes

Consiste en la **implantación, bajo la piel del brazo, de pequeñas cápsulas de silicona que contienen un preparado hormonal que anula la ovulación**.

Los implantes se colocan en el brazo, a nivel subdérmico, con anestesia local.

Su eficacia es muy alta (cercana al 100 %).

La mayor ventaja de este método es que la fertilidad se recupera inmediatamente después de extraídos los implantes.

Puede provocar irregularidades en el ciclo menstrual, aumento de peso y dolor de cabeza, pero tiene menos contraindicaciones que la píldora, ya que se liberan pocas hormonas.

Ligadura de trompas.

La esterilización

En la actualidad, la **esterilización es la forma de anticoncepción más efectiva**, pero **en la mayoría de los casos es irreversible**. Millones de parejas han optado por este método en todo el mundo, especialmente aquellas que ya tienen hijos y no desean aumentar la familia. El médico orientará sobre la conveniencia de la esterilización y proporcionará información para que se elija la técnica más adecuada.

• La esterilización masculina

La esterilización masculina se logra mediante la **vasectomía**, que consiste en realizar una incisión en el escroto y cortar los conductos deferentes, que son los que llevan el esperma de cada testículo al pene; se realiza con anestesia local. El hombre sigue produciendo fluido seminal en la próstata y espermatozoides en los testículos, pero éstos no pueden mezclarse con el fluido seminal, de manera que en las eyaculaciones hay semen pero sin espermatozoides, y así se evita la fecundación. La cantidad de líquido eyaculado es prácticamente la misma que antes de la operación. Después de la vasectomía, la pareja debe emplear algún método anticonceptivo hasta que se obtengan dos análisis de semen en los que se verifique la inexistencia de espermatozoides. En la gran mayoría de los casos, esto ocurre a las 10 ó 12 semanas de la operación. Además, en algunos casos se recomienda que el semen sea analizado cada 3 años, para asegurarse de que no se ha producido una recanalización espontánea de los vasos deferentes.

Debido a que este método no interfiere en la producción de hormonas sexuales, no provoca trastornos, como la disminución de la potencia o del deseo.

La esterilización masculina es un procedimiento menos riesgoso que la ligadura de trompas, y **entre el 65 y el 70 % de los casos es reversible**. Su eficacia es del 99,9 %.

• La esterilización femenina

Consiste en la **ligadura de trompas**, operación quirúrgica mediante la cual se cortan o bloquean las trompas de Falopio, de manera que durante la relación sexual los espermatozoides no pueden desplazarse por una trompa hasta los ovarios y encontrarse con el óvulo. Después de esta intervención, la mujer sigue produciendo óvulos y menstruando, y no se producen cambios en sus concentraciones hormonales.

Los avances médicos han posibilitado el desarrollo de varias técnicas de esterilización femenina que pueden llevarse a cabo con anestesia local. Por otro lado, las complicaciones por infecciones y hemorragias son muy poco frecuentes.

Presenta el inconveniente de que se trata de un **método totalmente irreversible**, por lo que la mujer debe estar completamente segura de que en el futuro no deseará tener más hijos.

Su eficacia es del 99,6 % según algunos estudios, mientras que otros la cifran en el 100 %.

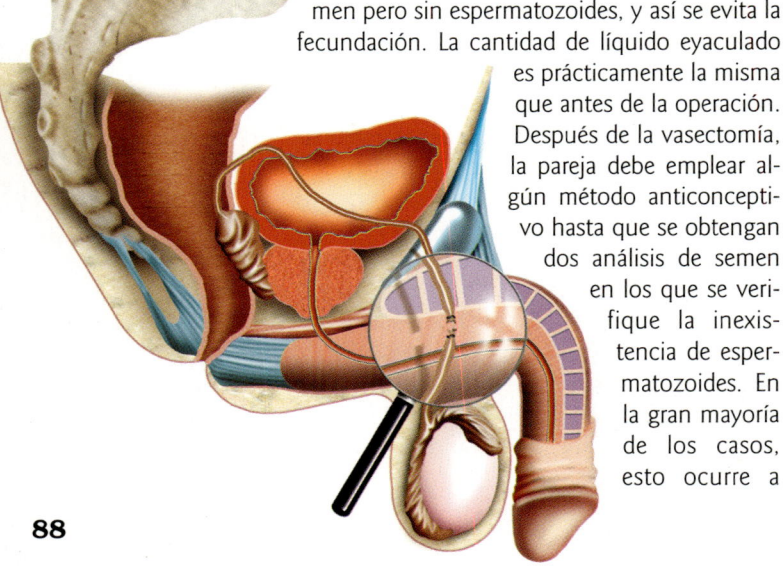

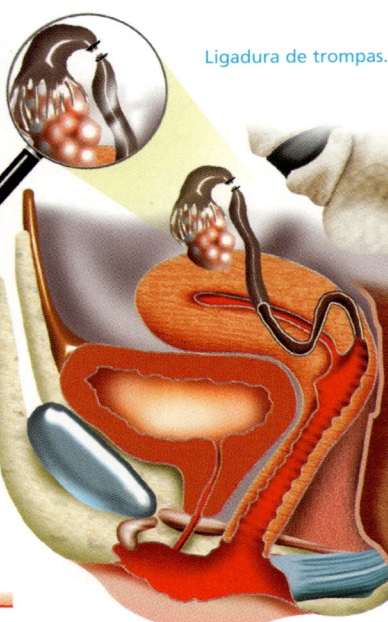

Vasectomía.

Enfermedades genitales y de transmisión sexual

Las enfermedades genitales son más frecuentes de lo que se piensa, y es muy importante conocerlas para prevenirlas.

Micosis vaginal

La colonización de la vagina por la *Cándida albicans* es más común en mujeres en edad reproductiva que durante la pubertad y en la menopausia.

Las micosis genitales constituyen una de las causas más comunes de flujo vaginal, siendo la **Cándida albicans** el hongo más frecuentemente encontrado como responsable de su aparición.

Las infecciones por *Cándida albicans* no dependen de un contagio externo, ya que este microorganismo **forma parte de la flora normal de la región genital**. Se ha observado que entre el 20 y el 60 % de las mujeres sanas son portadoras intestinales, y alrededor del 10 % son portadoras vaginales. El desarrollo de la infección se produce por la aparición de ciertos factores que favorecen el crecimiento del hongo. Entre los factores que predisponen el desarrollo de estas infecciones podemos destacar: la toma de anticonceptivos orales, el embarazo (por la variación de los niveles hormonales), la diabetes, los tratamientos prolongados con corticoides o medicamentos que disminuyan las defensas, la exposición a terapia radiante, la alimentación excesiva con hidratos de carbono, y tener una pareja sexual portadora del hongo.

• **Síntomas**

La infección, tanto de la vulva como de la vagina, ocasionan una serie de signos y síntomas muy variados entre las mujeres. Lo habitual es que comience como una sensación de quemazón y una picazón intensa en la región vulvar. Posteriormente, aparece un flujo escaso de color amarillento o blanquecino, y grumoso. También se presenta una dificultad para orinar y molestias durante las relaciones sexuales. Generalmente, todos estos trastornos aumentan en los días previos a la menstruación. Al explorar la vagina con un espéculo se observa que sus paredes están enrojecidas y cubiertas por placas de color blanquecino, firmemente adheridas a ellas. El compromiso de la vulva se manifiesta con un gran enrojecimiento e hinchazón de los labios menores y mayores, los que también se encuentran muy sensibles al tacto.

Este tipo de micosis también puede propagarse por vía sexual, y produce en los hombres una infección del glande y el prepucio, con molestias muy similares a las que manifiestan las mujeres. En muchas mujeres la erradicación definitiva de esta micosis es muy dificultosa, ya que es muy común que reaparezca algún tiempo después de finalizado el tratamiento.

Aftas vaginales

Las **aftas vaginales las originan los hongos** (levaduras) *monilia y cándida*. La *monilia* vive dentro de la vagina, y la infección aparece cuando se propicia que prolifere más allá de lo normal. Esto sucede cuando en las duchas vaginales o en los baños se utilizan antisépticos que suprimen la flora normal de la zona, que se ocupa de mantenerla bajo control. Las aftas son muy comunes en ciertos grupos de mujeres, como por ejemplo:

- Aquellas que toman antibióticos: el número de hongos en la vagina se

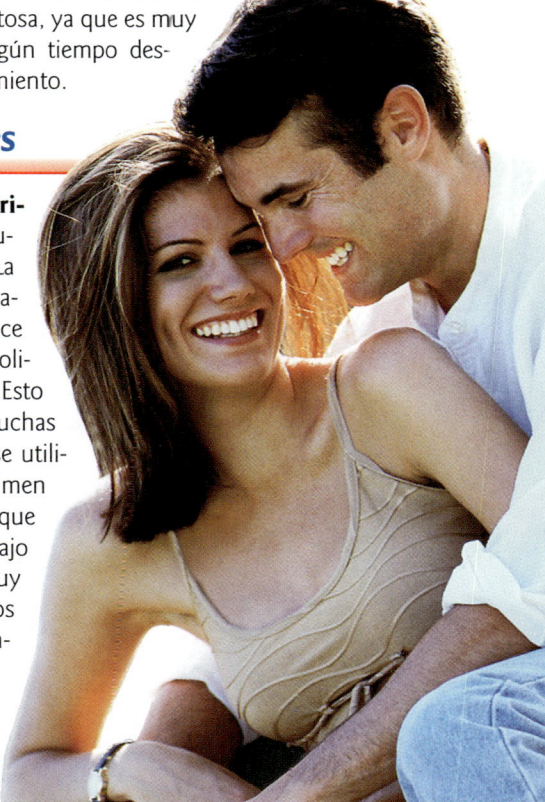

"Las micosis genitales constituyen una de las causas más comunes de flujo vaginal, siendo la Cándida albicans el hongo más frecuentemente encontrado como responsable."

Si sospecha o tiene la certeza de haber contraído una enfermedad de transmisión sexual, evite cualquier contacto sexual hasta que consulte con un profesional.

Actualmente existen muchas medicinas que curan las enfermedades genitales de transmisión sexual.

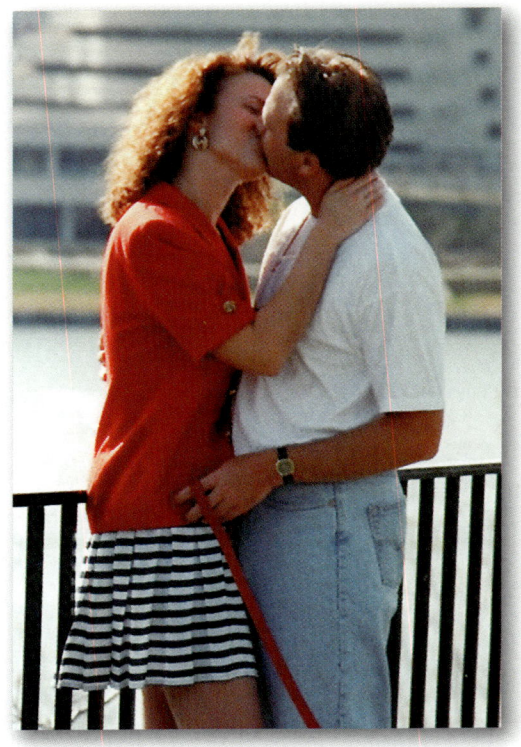

mantiene bajo control por las bacterias que también habitan allí. Si un antibiótico mata a esas bacterias, los hongos pueden proliferar más allá de lo normal.

- Las que padecen de diabetes: cuando la diabetes es inestable, la presencia de azúcar en la orina crea un medio favorable para que la *monilia* se desarrolle.

- Aquellas que toman progesterona sintética. El ejemplo más común son las píldoras anticonceptivas, ya que contienen una dosis elevada de progesterona, la cual favorece el crecimiento de la *cándida*.

- Quienes tienen altos niveles naturales de progesterona. Por ejemplo, durante el período premenstrual y las que están embarazadas.

• Síntomas y tratamiento

Los síntomas de las aftas son los siguientes: secreción vaginal espesa, blanca y coagulada, e irritación y comezón en la vagina y el perineo. Muy a menudo, la piel se vuelve escamosa y rojiza, y la erupción cutánea puede extenderse a los lados interiores de los muslos. El hombre que contraiga aftas por contacto con una mujer que las padece tendrá erupciones cutáneas rojas y escamosas, que le provocarán comezón en el pene, el escroto, la piel del área genital y los costados de los muslos. Si la infección asciende por el recto, sufrirá dolores, comezones e incluso diarrea (esto también puede producirse en la mujer).

Si se produce contagio con aftas, hay que abstenerse del coito hasta que la infección disminuya. Se debe consultar con el médico y aplicar un tratamiento completo, que podrá durar unas dos semanas, e incluir supositorios y cremas que contengan nistatina. En casos de gravedad, la terapia puede ser de tres formas: una crema que se aplica sobre la piel, supositorios vaginales y tabletas cuya ingestión liberará el intestino de una cantidad excesiva de organismos.

No se deben rascar las zonas afectadas, porque el hongo puede adherirse a las uñas y propagarse, ni recurrir a preparados caseros: el tratamiento adecuado sólo se realiza bajo atención médica. También se debe evitar el uso de cualquier sustancia que contenga anestesia local, pues aunque se obtenga un alivio inmediato una o dos veces, su efecto no es prolongado y puede aparecer una reacción alérgica.

Gonorrea

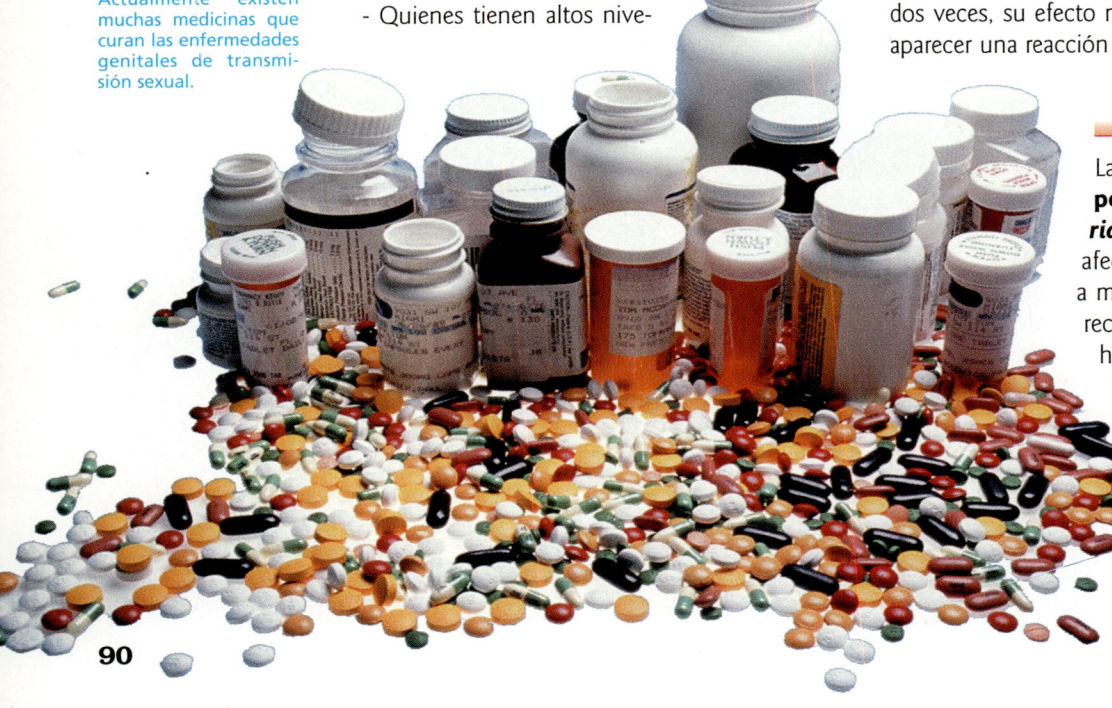

La gonorrea es **causada por una bacteria**, ***Neisseria gonorrhoeae***, y aunque afecta por igual a hombres y a mujeres, sus síntomas aparecen en primer lugar en los hombres. En las mujeres, la enfermedad puede ser asintomática y, por consiguiente, más peligrosa, ya que puede estar infectada sin saberlo y no intentará obtener un diagnóstico ni recibir tratamiento. La gonorrea puede conducir a una inflamación crónica de la pelvis y, si se ven afectados los ovarios y las trompas de Falopio, las cicatrices resultantes pueden provocar la esterilidad. Además, una madre que incube gonorrea puede contagiar la infección al recién nacido durante el parto, lo cual le provocará una conjuntivitis grave.

• **Síntomas**

En los hombres, el síntoma más común de la gonorrea es una ofensiva secreción amarilla y maloliente, además de posibles ulceraciones alrededor de los genitales. Si la gonorrea no se trata, puede extenderse a los conductos deferentes y causar esterilidad, y también provocar artritis. Cualquier hombre que experimente estos síntomas, y cualquier mujer que haya tenido relaciones con un hombre que tenga alguna clase de secreción por el pene, debe buscar ayuda médica cuanto antes. La mujer infectada, si tiene algún síntoma, quizá presente una secreción procedente de la uretra, pero es más frecuente una secreción vaginal con dolor y ardor al orinar. Si la infección se propaga hasta la vejiga, puede haber cistitis y sangre en la orina. Tampoco sería extraño que el dolor e inflamación apareciera en todo el perineo; si afecta al recto, quizá produzca molestias al paso de la materia fecal. Si la pareja ha tenido sexo oral, la bacteria puede causar dolor e inflamación de garganta.

Hay que evitar cualquier contacto sexual hasta conocer el diagnóstico y haber recibido el tratamiento completo, en caso de sospechar que se padece esta enfermedad.

Herpes genital

El **herpes genital** es una enfermedad **causada por un virus**, el *Herpes simplex II*; es transmitido durante el coito, y provoca ampollas y lesiones en la superficie de la piel del área genital de la persona infectada. En otros momentos, cuando el virus no está activo dentro del cuerpo de la persona infectada y no tiene síntomas manifiestos, no puede transmitirse. El virus se transmite a través de las superficies expuestas de piel viva, es más común en mujeres que hombres, porque sus áreas genitales son más cálidas y húmedas. La enfermedad también puede contagiarse por contacto con otras partes del cuerpo, en especial los dedos, ojos y boca. El herpes es una enfermedad **muy contagiosa**. Si alguno de los miembros de la pareja tiene una ampolla activa, hay un 90 % de probabilidades que el otro se infecte. También es **incurable** pues, una vez que el virus está en el cuerpo, permanece allí, aunque el tratamiento corriente puede ayudar a aminorar los síntomas o a suprimir los períodos activos.

• **Cuadro clínico y tratamiento**

La enfermedad sigue un ciclo creciente y decreciente. Al principio, cuando se están desarrollando las ampollas, causa profundo dolor físico, además de tristeza psicológica. El paciente se deprime con frecuencia y se siente ansioso por haber perdido el control de su cuerpo y porque le preocupa la posibilidad de haber transmitido la enfermedad a otra persona. También puede sentir una profunda rabia o enojo hacia la persona que lo contagió. Los síntomas aparecen entre los 3 y los 20 días después del contacto sexual con alguien que tenga herpes activo. Se inicia con sensaciones de pincha-

El virus Herpes simplex II origina el herpes genital.

Los adolescentes deben estar informados sobre las enfermedades de transmisión sexual y sobre cómo prevenirlas.

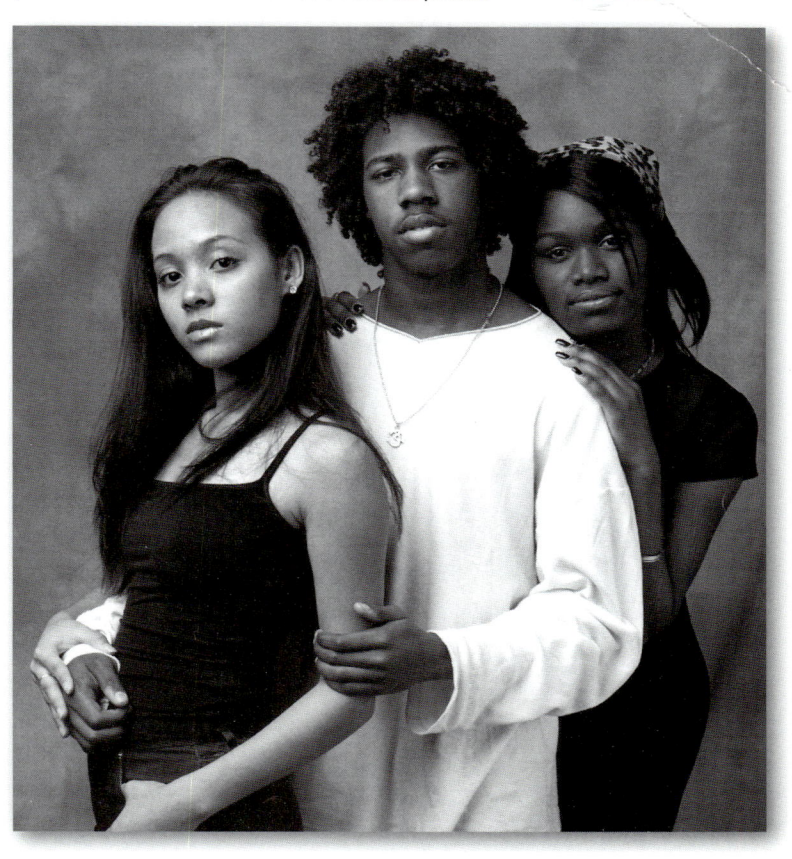

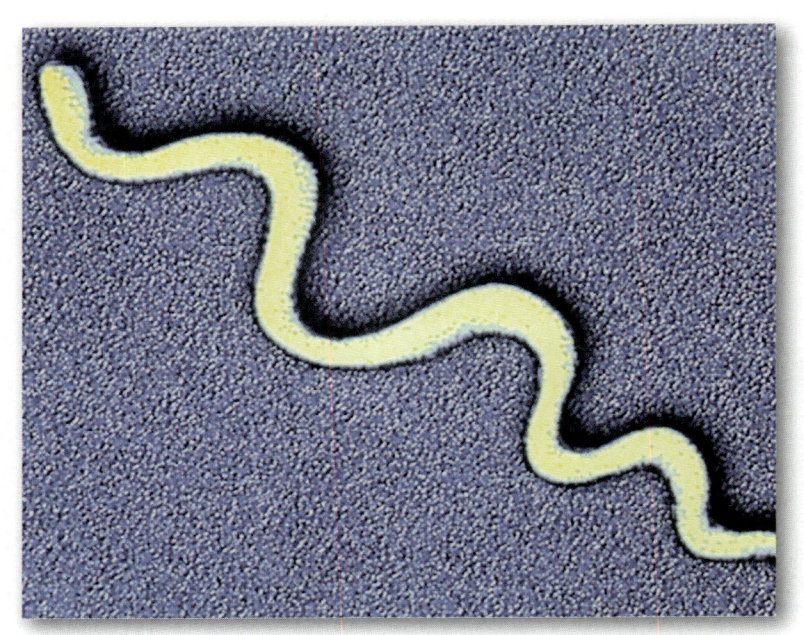

El *Treponema pallidum* es la bacteria que causa la sífilis.

El preservativo o condón es uno de los métodos más eficaces para evitar el contagio de las enfermedades de transmisión sexual.

zos y una sensibilidad exagerada al tacto en la piel donde el virus está activo. Los hombres sienten comezón en el tronco del pene; la mujeres, en el área vaginal. A las pocas horas aparecen pequeñas vesículas sobre la piel, que se agrandan y se convierten en ampollas con líquido dentro. Un día después, estas ampollas estallan y forman una costra. La formación de estas ampollas va acompañada de un gran dolor, y las llagas quizá sigan doliendo hasta 10 días más. A menos que se detenga la infección dentro de las primeras 24 horas, pasarán hasta 14 días antes de que desaparezcan y que la piel vuelva a su estado natural.

El tratamiento se realiza a base de aciclovir, efectivo para limitar las llagas y acortar el ataque si se aplica en el momento oportuno, o si los comprimidos se toman apenas comienzan los síntomas. El dolor que provoca el estallido de las ampollas se puede suavizar mojándolas con un baño tibio o aplicando paños fríos.

Sífilis

La bacteria causante de la sífilis es el ***Treponema pallidum***. Hace dos o tres siglos se extendió como la pólvora por toda Europa y mató a cientos de miles de personas en grandes epidemias, pero hoy es mucho menos frecuente. La sífilis afecta a la piel, los órganos internos y, a la larga, el cerebro y los nervios, con lo cual origina parálisis, locura y la muerte. En el curso de su desarrollo se puede confundir con otras enfermedades, ya que causa hinchazón de las articulaciones, dolores espinales, deformaciones y afecciones cardíacas. En su período de mayor propagación, la sífilis fue llamada *imitadora* (pues sus primeros síntomas se parecen a los de otras enfermedades) y, de alguna forma, el sida es su actual sucesor. Sin embargo, la bacteria que causa la sífilis sucumbe muy rápido a la penicilina, por lo que la enfermedad es casi una cosa del pasado.

La sífilis es trasmitida por contacto con llagas abiertas llamadas *chancros*, que se encuentran en los órganos genitales, la boca y la piel del área genital donde la bacteria ha penetrado. Así que no es difícil encontrar chancros en el borde de la vagina, la vulva y el cuello del útero. Son como granos duros, de bordes rojizos e indoloros.

"La sífilis afecta a la piel, los órganos internos, y el cerebro y los nervios con lo cual origina parálisis, locura y la muerte."

• Cuadro clínico

La sífilis tiene **tres fases**, y las dos primeras son altamente infecciosas. La **sífilis primaria** aparece unas tres semanas después del contacto sexual con la persona infectada y los primeros síntomas se presentan entre 9 y 90 días más tarde. El chancro desaparece entre dos a seis semanas después, aun sin tratamiento, y sólo un pequeño porcentaje de las mujeres que desarrollan un chancro lo advierten, ya que con frecuencia está oculto dentro de la vagina. La **segunda fase** se inicia de una semana a 6 meses después de la desaparición del chancro. Los síntomas incluyen sarpullido, fiebre, dolor de garganta, dolores de cabeza, pérdida del apetito, náuseas, ojos inflamados y caída del cabello. Esta fase puede durar de 3 a 6 meses, o varios años. La **sífilis terciaria** (fase terciaria) aparece en 10 o 20 años, y causa enfermedades del corazón, del cerebro, de la médula espinal y ceguera. Una de cada cuatro personas no tratadas durante la segunda fase muere o queda incapacitada por la sífilis.

Clamidia

La clamidia se ha convertido con mucha rapidez en la enfermedad de transmisión sexual (ETS) más común. El problema es muy serio, porque **las mujeres afectadas**

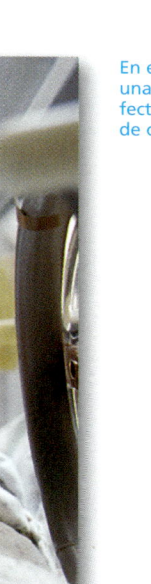

En el momento del parto, una madre que esté infectada con clamidia puede contagiar a su bebé.

"La clamidia se ha convertido con mucha rapidez en la enfermedad de transmisión sexual (ETS) más común. El problema es muy serio, porque las mujeres afectadas no presentan síntomas."

no presentan síntomas. Los efectos secundarios de la infección son muy graves. Si se sospecha que puede tener la infección, hay que acudir de inmediato a la consulta médica para obtener el diagnóstico correcto. La clamidia puede dañar las membranas que recubren la vagina, la boca, los ojos, el aparato urinario y el recto; aunque, por lo general, está confinada al cuello del útero, donde provoca una ofensiva secreción amarillenta. En el 30 % de los casos puede desarrollarse y convertirse en una infección pélvica generalizada, la que a su vez puede provocar infertilidad debido a que bloquea las trompas con las marcas y cicatrices que deja.

• **Síntomas y tratamiento**

Una mujer infectada puede contagiar al recién nacido durante el parto. En los recién nacidos, el síntoma más común de infección por clamidia es la conjuntivitis, pero en ocasiones puede causar neumonía. En general, los síntomas que aparecen con la clamidia son escasos, pero cualquier secreción cervical poco común debe alertar a una mujer sobre la posibilidad de sufrirla. Puede aparecer fiebre ocasional y molestias abdominales, en particular durante el coito. Los hombres pueden tener problemas urinarios, con dolor al orinar.

Con los modernos elementos de laboratorio, la clamidia es fácil de tratar una vez que se obtiene el diagnóstico. Una muestra de la secreción vaginal permite hacer el diagnóstico en 30 a 60 minutos, lo que posibilita un tratamiento inmediato. La clamidia se cura por completo con la ingesta de antibióticos, pero el medicamento debe tomarse cumpliendo estrictamente la prescripción y de forma completa. Es peligroso dejar de tomar el antibiótico en cuanto los síntomas desaparecen, porque la infección podría volver a

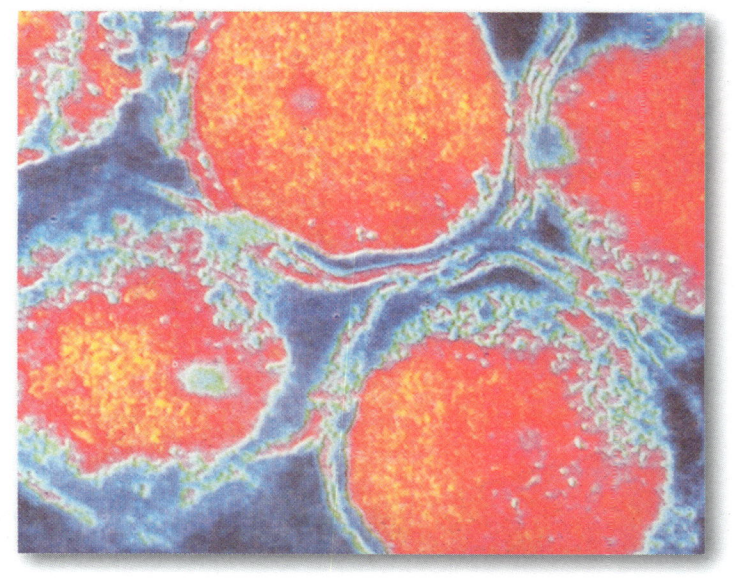

La clamidia afecta el cuello del útero pero puede dañar las membranas que recubren la vagina, la boca, el aparato urinario y el recto.

93

aparecer y la medicación perdería su eficacia. Cualquier persona sexualmente activa corre el riesgo de contagiarse, pero aquellas que tienen muchas parejas están expuestas a mayor riesgo. La reinfección puede evitarse si se utiliza el preservativo o el diafragma, junto con cremas o jaleas espermicidas.

Chancro blando

Se considera que es una enfermedad que constituye la puerta de entrada para el HIV, de ahí que la asociación sida y chancro blando es muy común.

Conocida también como "enfermedad de Ducrey", es una de las de transmisión sexual, **producida por una bacteria, el *Haemophylus ducreyi*.**

Se observa más frecuentemente en países tropicales y subtropicales, sobre todo en poblaciones con condiciones precarias de higiene.

La transmisión es sólo de tipo sexual, y afecta principalmente a los hombres, no a las mujeres, ya que éstas se comportan como portadoras asintomáticas de la bacteria. Un reservorio importante de esta patología lo representan las "trabajadoras sexuales".

• Cuadro clínico

Luego de un período de incubación de dos a cinco días, aparece en el sitio por el que penetró la bacteria, habitualmente en la piel que reviste el pene, una lesión sobreelevada que en pocas horas se llena de pus y termina por formar una úlcera. Es de forma redondeada, de bordes irregulares y de color rojizo; una característica importante es el dolor que produce. La piel que rodea a las lesiones se encuentra muy inflamada, caliente, congestionada y dolorosa.

"Se considera que el chancro es una enfermedad que constituye la puerta de entrada para el HIV, de ahí que la asociación sida y chancro blando es muy común."

Es muy común que la persona se autoinocule en diferentes lugares, por lo que se observan las típicas lesiones en todos esos lugares.

Entre las complicaciones más comunes, se encuentra el compromiso de los ganglios de la región inguinal, pues produce un aumento del tamaño de esos ganglios, con una intensa inflamación y supuración a través de la piel.

• Tratamiento

El tratamiento se basa en la administración de antibióticos destinados a la erradicación del *Haemophylus ducreyi*.

Los antibióticos más efectivos son la trimetropina asociada al sulfametoxasol, administrados dos veces por día durante una semana; también lo son la eritromicina, la doxicilina, la ceftriaxona y la ciprofloxacina.

Generalmente, con dos a tres días de tratamiento las lesiones remiten completamente. Esta enfermedad no deja ningún tipo de inmunidad, por lo que ante un nuevo contacto con el microorganismo nuevamente se desarrolla el cuadro clínico.

Concurrir al médico es imprescindible ante la aparición de cualquier enfermedad de transmisión sexual, pues es el único que puede indicar el tratamiento adecuado para curarlas.

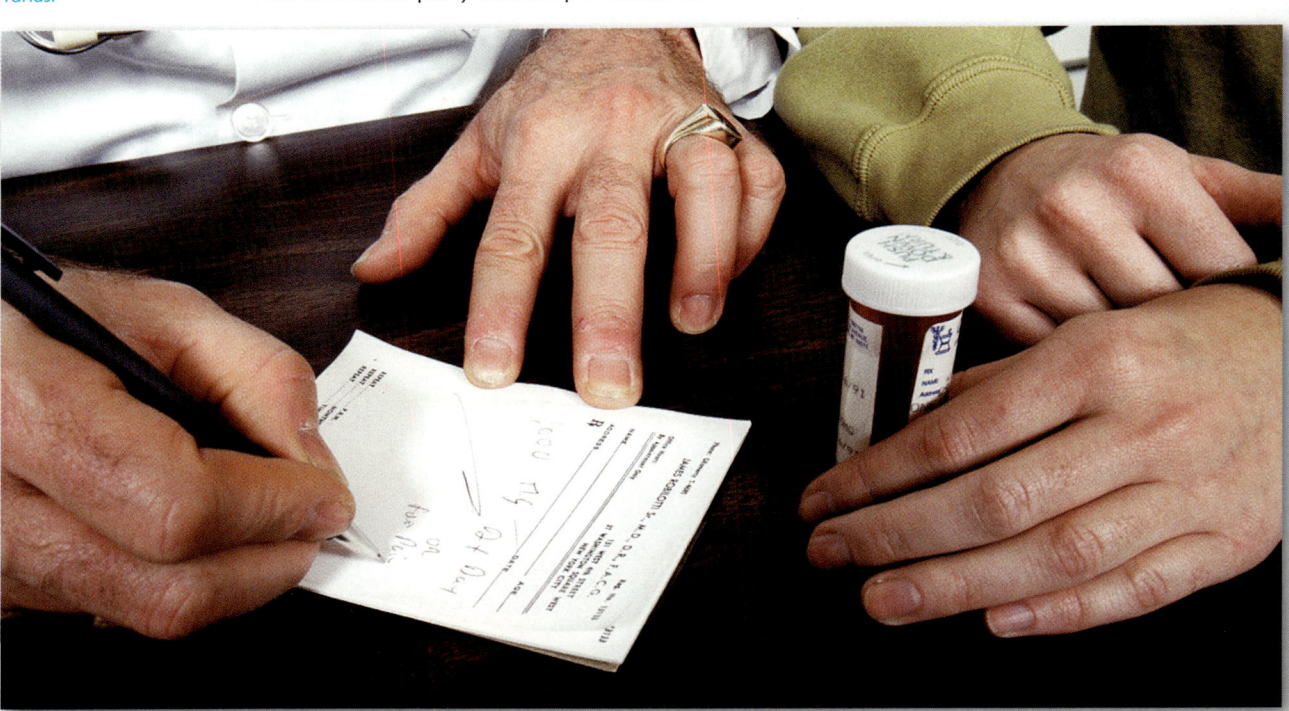

Sida: de esto sí se habla

El sida es sin duda la enfermedad que impactó al mundo en las últimas décadas del siglo XX. Hasta la fecha, no existe un tratamiento que cure este mal. Aquí les ofrecemos información rigurosa y precisa para informar mejor a nuestros hijos que crecen.

¿Qué es el sida?

Es una enfermedad que produce **debilitamiento del sistema inmunológico de nuestro cuerpo**. Es causado por el **virus HIV**.
SIDA significa **S**índrome (conjunto de síntomas), de **I**nmuno (sistema de protección o defensa del organismo) **D**eficiencia (debilitamiento del sistema inmunológico) **A**dquirida (no es hereditaria ni genética).

¿Como está conformado nuestro sistema inmunológico?

Por **agentes defensores**, células vivientes, que protegen al organismo de diferentes agentes patógenos (*virus, bacterias, hongos*, etcétera). Se encuentran en la *linfa* (líquido que circula por los vasos linfáticos y cuya función es transportar grasas o lípidos de nuestro cuerpo).
Los **linfocitos** son grupos de glóbulos blancos encargados de dar respuestas defensivas específicas, es decir, están especializados en atacar a un determinado agente invasor: en este caso el virus HIV.
Los linfocitos se clasifican según sus características y funciones en:
- **linfocitos T4**, llamados también inductores y auxiliadores porque producen sustancias que estimulan la maduración de otros tipos de linfocitos, llamados células B y células T8;
- **linfocitos B**, que están especializados en secretar unas proteínas llamadas "anticuerpos", encargados de inactivar a los *antígenos* (toda molécula capaz de estimular la formación de anticuerpos);
- **linfocitos T8**, también llamados *citotóxicos*, encargados de atacar y matar a los agentes patógenos;
- **linfocitos T8 supresor**, encargados de suprimir la respuesta inmunitaria e inmunológica al finalizar la actividad de defensa.

Conozcamos a nuestro enemigo

El HIV, como todo virus, comparte con las células una sola característica: tiene un programa genético específico que le permite reproducirse. No cumple, en cambio, ninguna de las otras

Es conveniente realizarse análisis cuando se duda sobre la posibilidad de contagio, aunque no se pertenezca a un "grupo de riesgo".

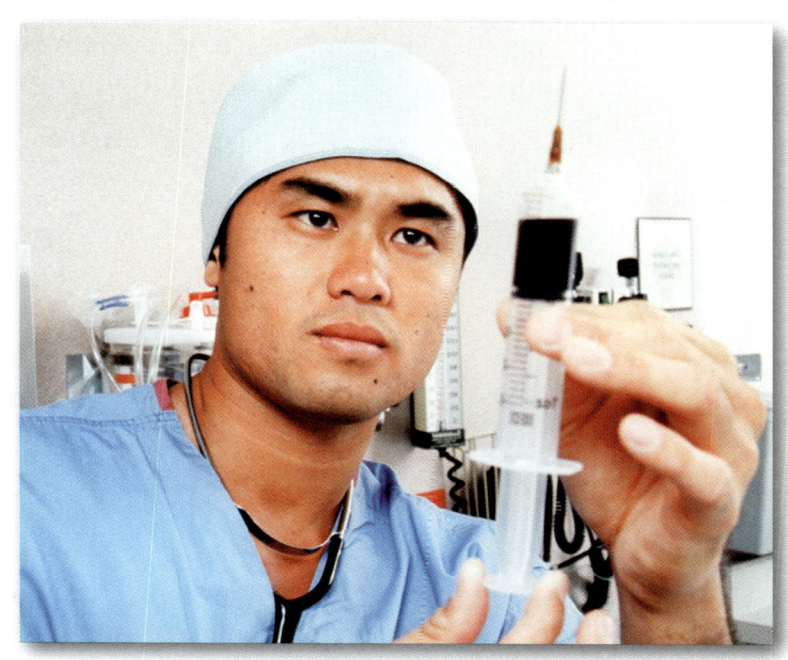

Representaciones del HIV.

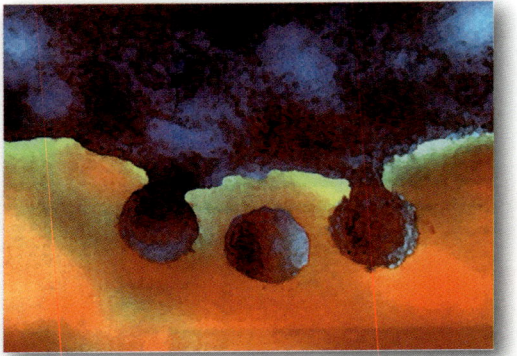

tres características celulares: no poseen membrana celular, ni maquinaria biológica encargada de utilizar la energía atrapada por la célula, ni maquinaria metabólica que le permita sintetizar proteínas. Es por eso que no se lo considera un ser vivo.

Existen diferentes tipos de **virus**:
- los que tienen **ARN** como material genético,
- los que tienen **ADN** como material genético.

Ambos tipos de virus están cubiertos por una envoltura constituida por una doble capa de lípidos, en las que están incluidas proteínas asociadas a azúcares. Esta envoltura se denomina *cápside*.

La sangre es una vía de contagio de SIDA. Exijamos materiales descartables para las inyecciones y las prácticas ginecológicas y odontológicas.

El virus del HIV tiene **ARN** como material genético. Posee también una *enzima* conocida como **transcriptaza inversa**, que le permite fabricar **una copia de ADN** a partir de **ARN**. Por esto se lo denomina **retrovirus**.

Esta característica le confiere al virus VIH una gran variabilidad genética, lo que dificulta la obtención de vacunas eficaces.

¿Cómo ataca el virus del sida?

El HIV tiene la particularidad de parasitar principalmente a los **linfocitos T4**, pues logra ubicarse en el núcleo del agente defensor. Pueden darse dos situaciones.

A. El virus permanece en el interior de la célula en estado de latencia. La infección persiste pero no se presentan síntomas específicos de la enfermedad sida.

Las personas infectadas con el HIV que no poseen síntomas específicos del sida se denominan **portadores asintomáticos**. Son personas que no presentan la enfermedad, porque el **virus está en estado latente**, aunque pueden transmitirla a otros individuos.

B. El virus se activa, se reproduce en la célula, que "estalla", y libera un número de *viriones* que van infectando a otros linfocitos T4. Cuando un número importante de linfocitos T4 ha sido destruido, las defensas del organismo se debilitan, ocasionando los síntomas del sida.

Los portadores asintomáticos se convierten en **enfermos de sida**.

¿Qué sucede cuando el virus entra en el organismo?

• Primero: infección

En las primeras semanas que siguen a la infección, entre el 20 y 30 % de los casos presenta seudo-gripes, aunque la mayoría **no presenta síntomas.**

En esta etapa, las pruebas para dar con la presencia del HIV dan **negativo**, puesto que el organismo aún no ha tenido tiempo de producir anticuerpos contra el HIV, que es lo que revela el análisis.

• Segundo: estado de portador asintomático

No se presentan síntomas, pero las *pruebas serológicas* dan **positivo.** Esta prueba se positiviza entre los 3 y 6 meses después de la infección.

Algunos portadores asintomáticos pueden permanecer en este estado más de 10 años.

- **Tercero: estado ARC (complejo relacionado con el sida)**

Es una forma leve de infección por el virus HIV, que se manifiesta entre 3 meses y 11 años de la infección. Las manifestaciones clínicas pueden ser:
- aumento del volumen de los ganglios;
- pérdida de peso superior a 10 %;
- fiebre;
- sudor o transpiración nocturna;
- formas graves de herpes;
- infección por hongos.

Estos síntomas no son específicos del sida. Las personas que los presentan pueden o no desarrollar la enfermedad más grave, si bien hay formas fulminantes de ARC, que pueden causar la muerte.

- **Cuarto: desarrollo de la enfermedad sida**

El sida presenta dos grupos de sintomatologías. Un grupo corresponde a **enfermedades oportunistas**, graves y muy graves, causadas por gérmenes que aprovechan el estado de indefensión y atacan al organismo. Principalmente afectan a los pulmones, el sistema digestivo, el cerebro y la piel.

Otro grupo está constituido por algunos tipos de cánceres. El *sarcoma de Kaposi* es el tipo más frecuente de cáncer: son placas cutáneas de color azulado.

El linfoma es un cáncer en los ganglios linfáticos.

Comportamientos de riesgo

- Relaciones sexuales promiscuas.
- Relaciones sexuales sin preservativo.
- Relaciones sexuales con personas que tengan conductas de riesgo: prostitutas, drogadictos, etcétera.
- Drogarse sin jeringa, 42 % de probabilidades de contraer sida.
- Drogarse con jeringa, 92 % de probabilidades de contraer sida.
- Compartir jeringas.
- Realizar transfusiones de sangre no controladas.
- Usar instrumental no descartable o sin esterilizar.

El sida y los adolescentes

Es de vital importancia explicar seriamente a los jóvenes las **medidas de prevención** del sida. Recordemos que una de las características de esta etapa es la **omnipotencia** y el **mesianismo.** Es muy común que se piense: "A mí no me va a pasar". Es fundamental que los jóvenes tomen conciencia de que todos estamos en riesgo.

Por otra parte, la idea del tiempo es muy distinta en los adolescentes. Muchas veces se niegan al uso del preservativo porque declaran que tienen parejas estables... ¡de tres meses!

No nos cansemos de dialogar y explicar los graves peligros de la enfermedad. No es fácil: el di se encuentra relacionada estrechamente con la sexualidad y el tema del día, la drogadependencia, temáticas que son a veces difícil de tratar con nuestros hijos.

Debemos encontrar caminos de diálogo para protegerlos y cuidarlos.

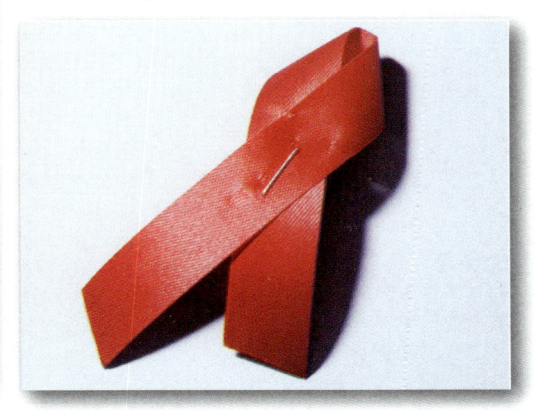

Las campañas de prevención directas, constantes y de difusión masiva cumplen una importante función social: brindar información para que la población evite el contagio.

PREGUNTAS Y RESPUESTAS SOBRE LA ENFERMEDAD

¿CÓMO SE TRANSMITE EL VIRUS DEL SIDA?

- **POR VÍA SANGUÍNEA**
- **POR VÍA SEXUAL**
  - Transfusiones con sangre infectada, utilización de jeringas, agujas y otros materiales no descartables infectados.
  - Intercambio de objetos cortantes (afeitadora, navajas, tijeras) y de cepillos de dientes.
  - Hacer tatuajes con material no descartable.
  - Hacerse perforaciones para colocarse aros sin tomar precauciones.

- **TRANSMISIÓN MADRE-HIJO**
  - Vía placenta, en el momento del parto o por leche materna.

¿QUÉ CONDUCTAS NO TRASMITEN EL VIRUS?

- Bañarse, besarse, abrazarse, dar la mano a los portadores.
- Jugar, trabajar, estudiar con portadores.
- Beber del mismo vaso que un portador.
- Utilizar los mismos baños.
- Practicar deportes.
- Toser o estornudar.
- Las picaduras de insectos no transmiten HIV.

¿QUÉ CONDUCTAS PREVENTIVA DEBEMOS TOMAR?

- Utilizar siempre, en las prácticas médicas, guantes y materiales descartables.
- Utilizar agujas descartables.
- Utilizar preservativos o condones en las relaciones sexuales.
- **En caso de accidentes, nunca entrar el contacto con la sangre.** Utilizar siempre guantes descartables, no importa si la persona es un conocido o un desconocido.
- Echar sobre la sangre unas gotas de lavandina. Limpiar con un trapo y tirarlo.
- Hacerse exámenes antes de decidir un embarazo.
- No utilizar material descartable que haya sido utilizado.
- En el caso de que las pruebas de laboratorio den resultado positivo, la persona infectada debe intentar mantenerse con la mejor calidad de vida, y tomar las precauciones necesarias para no contagiar: no donar sangre ni semen, y utilizar preservativos en las relaciones sexuales.

UNA PANDEMIA

El sida es una pandemia (epidemia generalizada), que ataca sin distinción de razas, origen ni religión. Lamentablemente, este mal está arrasando con la vida de millones de personas. Resulta difícil defendernos de lo desconocido. Por ello, es deber de todos informarnos en profundidad sobre este flagelo mundial y, fundamentalmente, adoptar medidas preventivas que nos sirvan a todos.

Trastornos sexuales

Los trastornos sexuales ocasionan, a quienes los padecen, una serie de desórdenes físicos y psíquicos muy importantes. Muchas veces éstos se sufren en silencio, por vergüenza o por temor; por eso es importante saber que existen tratamientos para ellos. Conozcamos más para vivir con mayor plenitud.

¿Qué son los trastornos sexuales?

Los trastornos sexuales son **problemas o alteraciones** (disfunciones) **que sufre tanto el hombre como la mujer e impiden o dificultan que sus relaciones sexuales sean satisfactorias y placenteras**.
Aparecen cuando los factores orgánicos y psicológicos, o ambos, impiden el normal desempeño de la relación sexual.

El vaginismo

El vaginismo consiste en la **aparición persistente o recurrente de contracciones** (o espasmos) **involuntarios de la musculatura del tercio externo de la vagina y de los músculos de la pelvis**. Esto provoca gran malestar y dificultades durante la relación sexual, pues se obstaculiza la penetración.
Se trata, según los especialistas, de una respuesta (o reflejo) aprendida, como consecuencia de una experiencia traumática.
Una de las principales causas es la dispareunia (dolor al intentar el coito), aunque hay que señalar que **no debe confundirse vaginismo con dispareunia**.

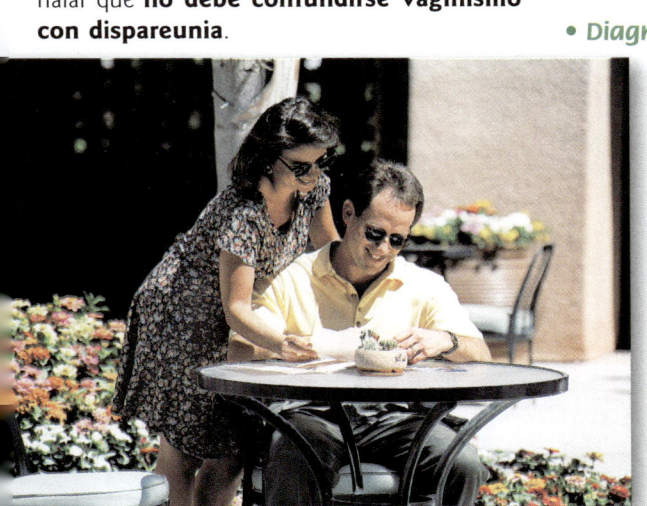

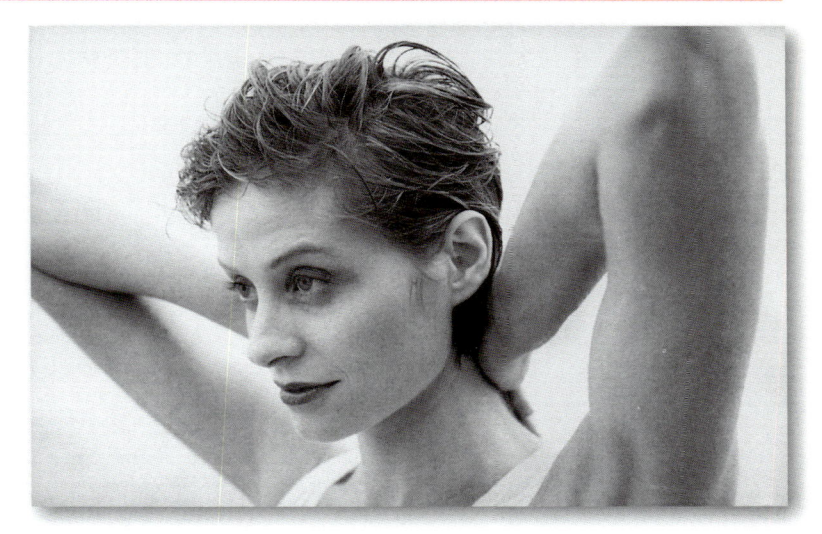

Incluso tras eliminar la causa de la dispareunia, el recuerdo del dolor puede perpetuar el vaginismo.
Otras causas del vaginismo son el miedo al embarazo, el temor de ser controlada por un hombre o de perder el propio control, o al dolor durante el coito (a causa de una idea errónea de que la relación sexual es necesariamente violenta). Si la mujer tiene estos temores, el vaginismo es generalmente primario (permanente).

• **Diagnóstico y tratamiento**

A menudo, la aproximación del examinador a la paciente ya provoca una reacción de evitación por parte de ella. La observación de un espasmo vaginal involuntario durante la exploración pélvica confirma el diagnóstico. La historia clínica y la exploración física pueden definir las causas físicas o psicológicas que producen este trastorno. Puede ser necesario un anestésico local o general para evitar el espasmo inducido incluso por la exploración pélvica más cuidadosa.
Ante este cuadro, es necesario corregir las afecciones físicas dolorosas.

Los trastornos sexuales son problemas que afectan las relaciones sexuales y pueden entenderse como trastornos de alguna de las fases que componen la respuesta sexual: deseo, excitación, orgasmo y resolución.

99

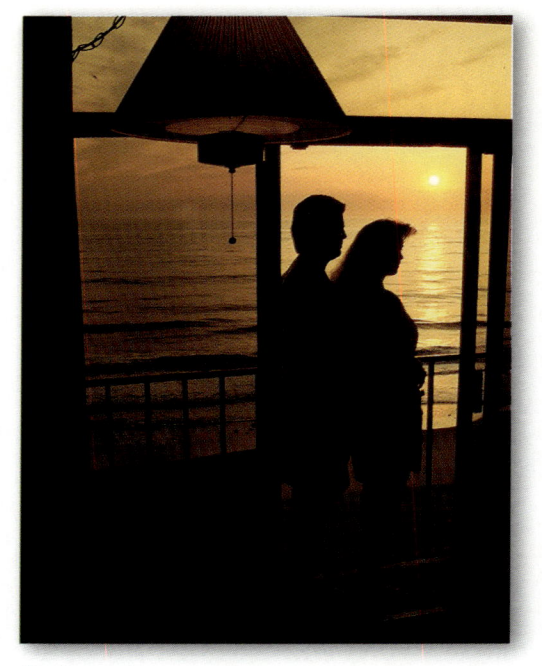

Si el vaginismo persiste a pesar de ello, resultan eficaces las técnicas de relajación muscular y la dilatación gradual.

Con la paciente en posición ginecológica, se introducen en la vagina dilatadores de goma o plástico de tamaño consecutivo, comenzando por el más pequeño, que se mantienen durante 10 minutos. En su lugar pueden utilizarse dilatadores rectales para jóvenes, que son más cortos y producen menos molestias. Puede ser preferible que la misma paciente se coloque los dilatadores en la vagina.

Mientras el dilatador esté colocado, ayuda a la paciente a realizar ciertos ejercicios para desarrollar un control de su musculatura vaginal. Para ello, contrae los músculos paravaginales tanto tiempo como sea posible y después los relaja mientras se concentra en la sensación que esto produce.

Se pide a la paciente que coloque una mano en la cara interna del muslo y que contraiga y relaje los músculos; esto ayuda porque generalmente relaja ambos muslos y posteriormente los músculos paravaginales. La dilatación gradual debe realizarse al menos 3 veces a la semana, en el hogar o supervisada por el médico. La paciente debe realizar un procedimiento similar con sus dedos 2 veces al día.

Si la paciente tolera la inserción de los dilatadores de mayor tamaño sin sentir molestias, se intenta la relación sexual. Este proceso debe acompañarse con un asesoramiento adecuado. La exploración sexológica antes de comenzar la dilatación gradual suele ser útil; en presencia de la pareja, el médico identifica las partes anatómicas mientras la paciente se autoexamina utilizando un espejo. Esta técnica suele eliminar la ansiedad en ambos compañeros y facilita la comunicación acerca de temas sexuales.

La anorgasmia

Se define como **el retraso o ausencia persistente o recurrente del orgasmo, después de una fase de excitación normal en la actividad sexual**, considerada como adecuada en su foco, intensidad y duración.

La mayor parte de las pacientes presentan un trastorno de la excitación sexual y el orgasmo; en este caso, el diagnóstico no es de trastorno orgásmico. Éste sólo se diagnostica cuando existe una dificultad leve o ausente en la excitación.

"El deseo sexual responde a un proceso psicomático complejo, basado en la actividad cerebral (un "generador" o "motor" que funciona en forma de reóstato cíclico), un medio hormonal escasamente definido y un argumento cognitivo, que incluye los intereses y las motivaciones sexuales."

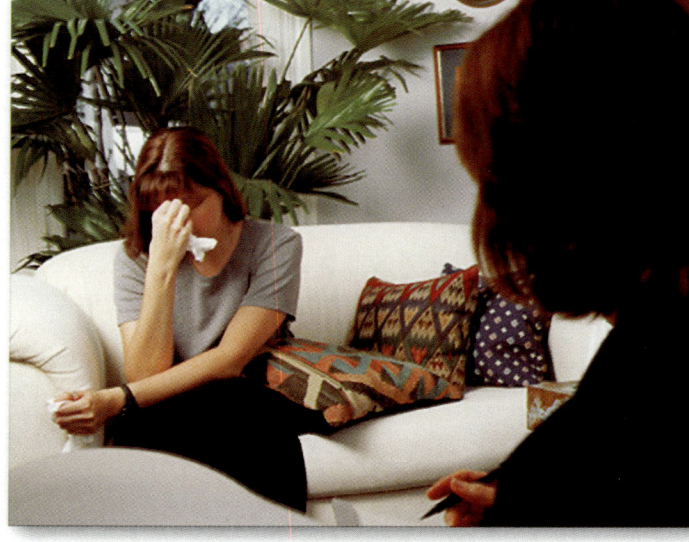

Cuando el trastorno sexual responde a un problema de origen psicológico es conveniente realizar una psicoterapia.

El trastorno orgásmico puede ser permanente o adquirido, general o situacional. Aproximadamente un 10 % de las mujeres nunca alcanza un orgasmo, independientemente de la estimulación o la situación.

La mayoría de las mujeres pueden alcanzar el orgasmo con la estimulación del clítoris, pero cerca del 50 % llegan a él de forma regular durante el coito. Cuando una mujer responde a la estimulación del clítoris no coital pero no puede alcanzar el orgasmo durante el coito, se requiere una exploración sexológica, en ocasiones, con un ensayo psicoterapéutico (individual o de pareja) para juzgar si la incapacidad para el orgasmo coital es una variación normal de la respuesta o si es debida a una psicopatología individual o interpersonal. Una vez que la mujer aprende a alcanzar el orgasmo, generalmente no pierde esta capacidad a menos que exista una pobre comunicación sexual, un conflicto en la relación, una experiencia traumática, una alteración del ánimo o un trastorno físico.

• **Causas**

La etiología puede relacionarse con el desconocimiento de la propia anatomía y función genital, particularmente de la función del clítoris, y de la eficacia de la estimulación y las técnicas del compañero sexual. Este desconocimiento y la ansiedad se refuerzan mutuamente; la ansiedad engendra desconocimiento y éste aumenta la ansiedad. Es frecuente que se asocie el sexo con inmoralidad, y el placer sexual con culpabilidad. El miedo a la intimidad puede ser también un factor significativo.

Si el trastorno sigue a un período de funcionamiento sexual normal, debe considerarse la naturaleza de la relación actual.

La causa suele ser un conflicto marital y falta de armonía. La depresión puede ser uno de los motivos, y las situaciones estresantes de la vida también pueden contribuir a que se presente este trastorno.

Deseo sexual inhibido

El **deseo sexual inhibido** consiste en la **disminución o ausencia persistente o recurrente de fantasías y deseo de actividad sexual**, con angustia o dificultades interpersonales como consecuencia de ello.

El trastorno del deseo sexual inhibido o hipoactivo puede ser de toda la vida o adquirido, generalizado (global) o bien situacional (específico con cierta pareja). Se da en el 20 % de las mujeres y el 10 % de los hombres.

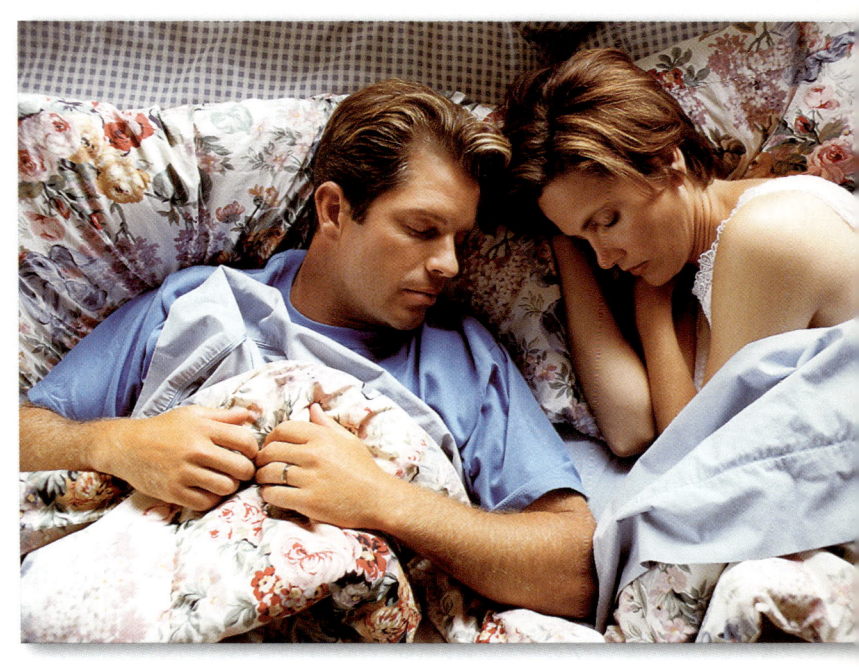

• **Causas**

El deseo sexual responde a un proceso psicosomático complejo, basado en la actividad cerebral (un "generador" o "motor" que funciona en forma de reóstato cíclico), un medio hormonal escasamente definido y un argumento cognitivo, que incluye los intereses y la motivación sexual. La desincronización de estos componentes da lugar al trastorno del deseo sexual inhibido.

La forma **adquirida** suele deberse a aburrimiento o infelicidad en una relación de mucho tiempo, depresión (que en el hombre conduce a la disminución del interés por el sexo con mayor frecuencia que a la impotencia, y en la mujer a inhibición de la excitación), dependencia del alcohol o drogas psicoactivas, efectos secundarios de medicamentos (por ejemplo, antihipertensivos o antidepresivos) y deficiencias hormonales. Este trastorno puede ser secundario a una alteración funcional en las fases de excitación o de orgasmo del ciclo de respuesta sexual.

La variedad **generalizada** de por vida a veces se asocia a acontecimientos traumáticos durante la infancia o la adolescencia, a la supresión de fantasías sexuales, al contexto de una familia disfuncional o, en ocasiones, a niveles bajos de andrógenos.

Por lo general, se consideran posibles causas niveles de testosterona inferiores a 300 ng/dl en el hombre y menores de 10 ng/dl en la mujer.

La testosterona es necesaria para mantener intacto el deseo, tanto en hombres como mujeres, pero por sí sola no es suficiente; por otro

La falta de armonía y los conflictos de pareja pueden ocasionar trastornos sexuales.

101

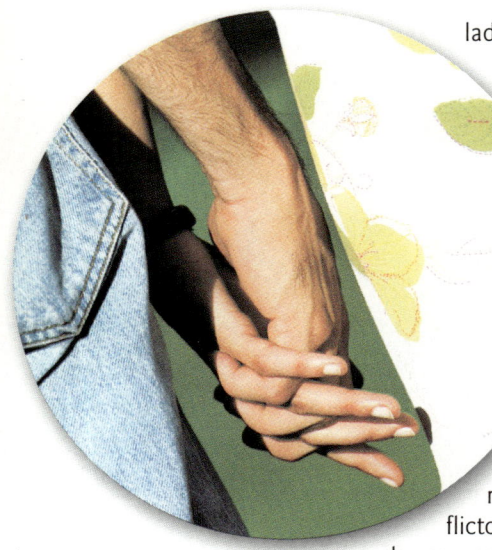

Cuando aparecen trastornos sexuales, para que el problema pueda ser superado, es fundamental que haya comunicación en la pareja.

lado, corregir la deficiencia hormonal puede que no mejore el trastorno de deseo sexual inhibido.

• Síntomas y signos

El paciente se queja de falta de interés por el sexo, incluso en situaciones habitualmente eróticas. El trastorno conlleva escasa actividad sexual, lo que a menudo da lugar a graves conflictos de pareja. No obstante, algunos pacientes mantienen relaciones sexuales con una frecuencia satisfactoria para su pareja y pueden no tener problemas en la actividad sexual, aunque siguen sintiendo apatía en ese terreno. Cuando la causa es el aburrimiento, suele disminuir la frecuencia de relaciones con la pareja habitual, pero el deseo puede continuar siendo normal o ser incluso intenso con respecto a otras (variante situacional).

• Diagnóstico y tratamiento

Debe realizarse un historial detallado, ya que el problema puede ser secundario a dificultades conyugales, tal vez porque la persona se sacia con otras relaciones fuera del matrimonio.

No cabe diagnosticar este trastorno cuando los síntomas se explican mejor dentro de otro cuadro psiquiátrico (por ejemplo, depresión) o de una enfermedad somática (por ejemplo, enfermedad terminal, endocrinopatía). Si el paciente también presenta disfunción sexual, el médico habrá de determinar qué ocurrió primero, es decir, si la disfunción produjo la pérdida de deseo o viceversa.

El tratamiento se orienta a suprimir o aliviar la causa subyacente, por ejemplo, un conflicto de pareja, depresión u otra disfunción sexual (especialmente falta de excitación o dificultades para el orgasmo). En el caso de deficiencia de andrógenos, puede ser necesario cambiar la medicación y administrar testosterona por vía intramuscular.

Aversión al sexo

Consiste en la aversión persistente o recurrente y, la evitación, de cualquier contacto sexual genital con la pareja. Esta alteración provoca malestar acusado o dificultades en las relaciones interpersonales.

El trastorno de aversión sexual se da ocasionalmente en los hombres y con mucha más frecuencia en las mujeres. Los pacientes se quejan de ansiedad, miedo o disgusto vinculados con las relaciones sexuales. Puede ser un trastorno de toda la vida (primario) o adquirido (secundario), generalizado (global) o situacional (con una pareja específica).

• Etiología y diagnóstico

Si es de por vida, la aversión al contacto sexual puede deberse a un trauma sexual (como incesto, abusos o violación), ser consecuencia de un ambiente familiar muy represivo (a veces potenciado por una formación religiosa ortodoxa y rígida), o bien haberse iniciado tras unos primeros intentos de coito que produjeron dispareunia. En este último caso, aun después de desaparecer la dispareunia, permanece el recuerdo del dolor. Cuando se trata de un trastorno de tipo adquirido, con posterioridad a un período de funcionamiento normal, la causa puede tener que ver con la pareja (situacional o interpersonal) o deberse a un trauma o a dispareunia.

La aversión puede generar una respuesta fóbica (incluso de angustia), en cuyo caso pueden estar presentes también temores irreales menos conscientes de dominación o de daño corporal. La aversión sexual situacional puede darse en personas que intentan o esperan tener relaciones incongruentes con su orientación sexual.

• Tratamiento

El tratamiento se orienta a suprimir la causa subyacente, siempre que sea posible. La elección de una psicoterapia conductual o psicodinámica depende del diagnóstico. Cuando la causa es interpersonal, está indicada la terapia de pareja, mientras que los cuadros de angustia pueden tratarse con antidepresivos tricíclicos, inhibidores de la recaptación selectiva de serotonina, inhibidores de la monoaminoxidasa o benzodiazepinas.

LOS SENTIMIENTOS Y LOS TRASTORNOS

La situación provoca insatisfacción, y asco o tristeza (o ambas cosas), lo cual lleva a formular excusas para evitar una relación sexual con la pareja.

Es una inhibición de la excitación en general, que se suele presentar con una falta de sentimientos eróticos. La relación sexual, en estos casos, se siente como un castigo.

Las disfunciones sexuales masculinas

En la vida sexual de las personas pueden presentarse trastornos que complican el vínculo con los otros. Todas ellas tienen posibilidad de ser tratadas y revertidas. Conozcámoslas.

Los trastornos sexuales

En sexología, el capítulo de las disfunciones, tanto en el hombre como en la mujer, es tal vez el que plantea más problemas de definición y de diagnóstico.

Las principales causas de esta dificultad se pueden resumir en dos: el hecho de tratarse de un tema que ha sido tabú durante muchos siglos, especialmente en la sociedad occidental, y el problema derivado de la importancia que adquieren los factores psicológicos al sumarse a los puramente orgánicos en las alteraciones de lo que se podría llamar un funcionamiento normal de la sexualidad (entendiendo por normal lo que es satisfactorio para ambos miembros de la pareja).

En el varón, las disfunciones más comunes son la eyaculación precoz, la disfunción eréctil y la eyaculación retardada.

La eyaculación precoz

La **eyaculación precoz** se define como **aquella que ocurre demasiado pronto, generalmente antes, durante o poco después de la penetración**. Esta disfunción aparece frecuentemente en los adolescentes o personas con poca experiencia sexual. Suele intensificarse en relaciones clandestinas, que aumentan el sentimiento de culpa.

En términos generales, la eyaculación precoz no tiene motivos físicos y responde a factores psicológicos, a saber: alto gado de ansiedad y temor a las relaciones, imposibilidad de afrontar relaciones íntimas o miedo a un embarazo no deseado.

Cualesquiera sean los motivos, ocasionan grandes trastornos en las parejas, ya que la eyaculación se produce antes del orgasmo femenino.

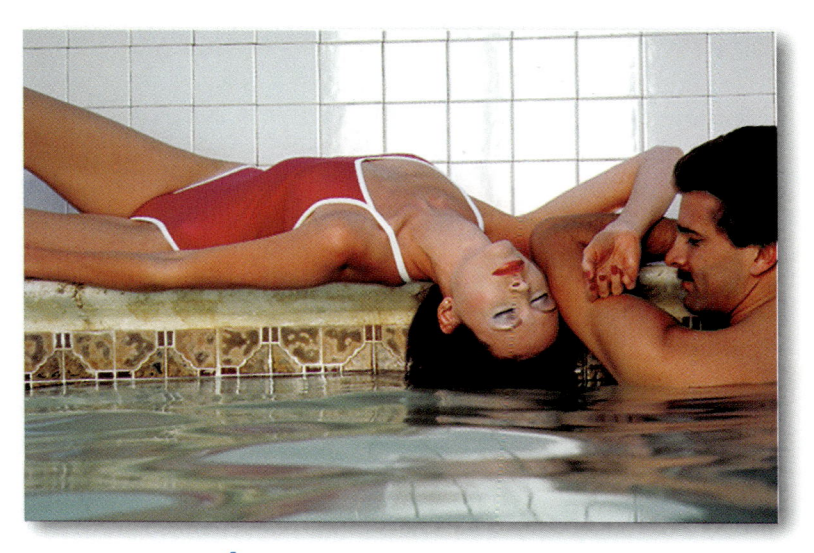

¿Puede tratarse la eyaculación precoz?

En general, los terapeutas comienzan llevando tranquilidad a la pareja y disminuyendo su ansiedad.

En un proceso de aprendizaje, el hombre controla cada vez más los niveles de excitación y el tiempo de eyaculación. Los primeros ejercicios se realizan con estimulación manual y luego en el contexto de una relación íntima.

En algunos casos se recetan fármacos que inhiben la eyaculación; éstos se administran diariamente o antes de la relación sexual.

Es bueno saber que el 95 % de los casos responden positivamente a la terapia y se revierte la disfunción.

El apoyo de la mujer le dará confianza al hombre y hará que la unión entre los dos sea más estrecha.

Disfunción eréctil

Vulgarmente denominada impotencia, es la **incapacidad de iniciar y mantener una erección en al menos un 50 % de los ca-**

Los hombres que padecen una disfunción sexual sienten vergüenza y tratan de ocultar el problema.

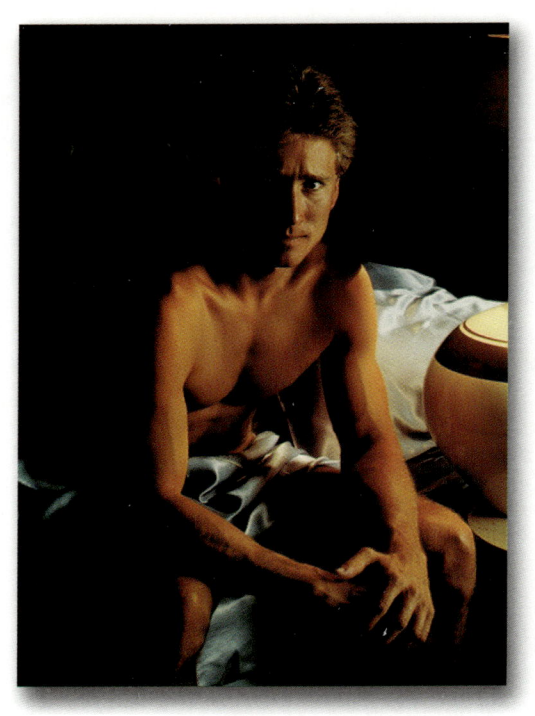

sos durante una relación sexual o bien la interrupción de los intentos de la misma. Las causas de la disfunción eréctil responden, en general, a problemas vasculares neurológicos o químicos, que pueden ser los siguientes.
- Ciertos fármacos que inhiben la posibilidad de la erección.
- Trastornos en los vasos sanguíneos, como la arteriosclerosis.
- Coágulos de sangre o cirugías, que obstaculizan el paso de sangre hacia el miembro.
- Problemas fisiológicos de los nervios que ingresan y egresan del pene.
- Enfermedades en la parte inferior de la médula espinal.
- Uso de antidepresivos, antipsicóticos o sedantes (son causa de disfunción en un 25 % de los casos).
- Trastornos hormonales: baja concentración de testosterona.
- Factores psicológicos como depresión, ansiedad, culpa en la relación, ambivalencia en la orientación sexual.

Diagnóstico y tratamiento de la disfunción eréctil

Cuando el paciente acude al médico manifestando este trastorno, el profesional evalúa la incidencia de factores orgánicos y psicológicos. Dentro de los primeros se indaga si se han realizado cirugías, también se tiene en cuenta los cambios de voz, tonalidad de pelo y otros caracteres secundarios. Se mide el nivel de testosterona en sangre, la presión sanguínea de las piernas y se observa por ecografía el interior peneano. No se dejan de lado análisis de glucemia y de hemoglobina.
Para determinar la incidencia de los factores psicológicos se indaga sobre la vida afectiva del

MECANISMO ERÉCTIL

El mecanismo responsable de la erección es un sencillo fenómeno hidráulico que se produce de manera refleja. Pero para que este "mecanismo de la erección" tenga lugar, es preciso que un gran número de estructuras estén en perfecto estado de funcionamiento.
En primer lugar, debe existir un nivel adecuado de testosterona (hormona sexual masculina). Si bien no se sabe el papel exacto que juega esta hormona en la erección, al parecer desempeña una función importante al mantener elevado el deseo sexual.
En segundo lugar, debe haber un estímulo que desencadene el proceso erectivo: cuando el pene o la zona adyacente es excitada físicamente, se produce un estímulo que genera como respuesta la dilatación arterial que dará lugar a la erección. Por otra parte, dicho estímulo puede provenir del mismo cerebro, que posee centros capaces no sólo de iniciar la erección sino también de inhibirla. En el caso de que existan estímulos reconocidos como eróticos, el cerebro, enviando órdenes, iniciará la erección de forma automática e involuntaria.
El tercer punto importante será que se mantengan íntegras todas las vías nerviosas que conducen estos impulsos; en caso de estar deterioradas por alguna enfermedad (diabetes, alcoholismo), o por un traumatismo o cirugía, impedirán la transmisión del impulso nervioso.
Como el resultado de este impulso será la dilatación de unas arterias que van a inundar de sangre el tejido eréctil, el cuarto factor que debe ser tenido en cuenta es el buen mantenimiento del riego sanguíneo.
El quinto aspecto para considerar es el tejido eréctil, que debe realizar correctamente la función de esponja; en caso contrario se dificultará la expansión del tejido y con ella la erección. Para mantener la erección, es necesario el cierre de válvulas venosas que impidan que salga la sangre que entra. Es preciso, por tanto, que esas válvulas funcionen como es debido.

"En términos generales, la eyaculación precoz no tiene motivos físicos y responde a factores psicológicos, a saber: alto gado de ansiedad y temor a las relaciones, imposibilidad de afrontar relaciones íntimas o miedo a un embarazo no deseado."

paciente: experiencias, traumas, problemas de pareja.

El tratamiento de la disfunción conlleva diferentes procesos.

Si la disfunción se produce por factores psicológicos se utiliza la terapia centrada en los sentidos. Ésta se basa en el contacto íntimo y la calidez emocional. Pone el énfasis en los aspectos afectivos y de comunicación de la pareja. Se da en tres etapas: en la primera, la pareja se concentra en las caricias, sin tocar los órganos genitales. Se insiste en el cuidado de este momento y en el despertar de sensaciones. En una segunda etapa, las caricias pueden incluir los órganos genitales. En la tercera, la pareja puede mantener relaciones sexuales. No se pasa de una etapa a la otra si los integrantes de la pareja no se sienten a gusto.

Si esta terapia no da resultado, se recurre a otros tratamientos psicológicos y a la terapia personal.

En el caso de que la impotencia sea de origen orgánico, los caminos a seguir son varios.

- Administración de hormonas, en este caso, testosterona, por vía inyectable o parche. La administración de la misma debe ser estrictamente controlada porque sus efectos colaterales son muchos e importantes.
- Administración de fármacos antes de la relación sexual.
- Vendajes y dispositivos de vacío: son dispositivos que se colocan en la base del pene para hacer más lenta la circulación sanguínea.
- Otros dispositivos de vacío consisten en una bomba que se coloca sobre el pene flácido. La bomba succiona el aire y crea un vacío que permite el ingreso de sangre al pene y produce así la erección. Con estos dispositivos la persona puede mantener el miembro erecto alrededor de 30 minutos.
- Administración de fármacos vía inyectable sobre el miembro.
- En casos extremos se recurre a la cirugía y a la implantación de una prótesis peneana.

La eyaculación retardada

Es una disfunción en la cual la erección se mantiene pero la eyaculación se retarda por períodos prolongados.

No es una disfunción frecuente. Suele manifestarse en hombres de edad. Ciertos fármacos o medicamentos pueden actuar también como inhibidores de la eyaculación.

El tratamiento consiste en una terapia de aprendizaje en la cual, al contrario que en el caso de la eyaculación precoz, se reaprende a acortar los tiempos de eyaculación. En la terapia intervienen ambos miembros de la pareja, siempre asesorados por el terapeuta sexual.

¿Cómo actuar ante la disfunción?

En general, los hombres que tienen disfunciones sexuales experimentan vergüenza y tratan de ocultarlo. La presión que sienten es muy grande pues la cultura machista los obliga a ser viriles, activos y potentes. Muchas veces se aíslan y evitan tener vínculos afectivos para no dejar al descubierto su problema.

Es bueno saber que las disfunciones tienen tratamientos clínicos y psicológicos que permiten a las personas volver a llevar una vida afectiva normal.

Las mujeres también experimentan sentimientos contradictorios ante la disfunción: por una parte entienden que es un problema exclusivo de sus parejas; pero a la vez se preguntan íntimamente si ésta no se manifiesta sólo con ellas. El diálogo abierto y franco en la pareja es fundamental. Los dos deben comprender que la sexualidad supera la penetración y que en tanto se soluciona la disfunción, hay múltiples formas de alcanzar una relación placentera. En la medida en que ambos se alejen de prejuicios y tabúes será posible acercarse de otra manera a la problemática, sin que afecte en profundidad la vida afectiva de la pareja.

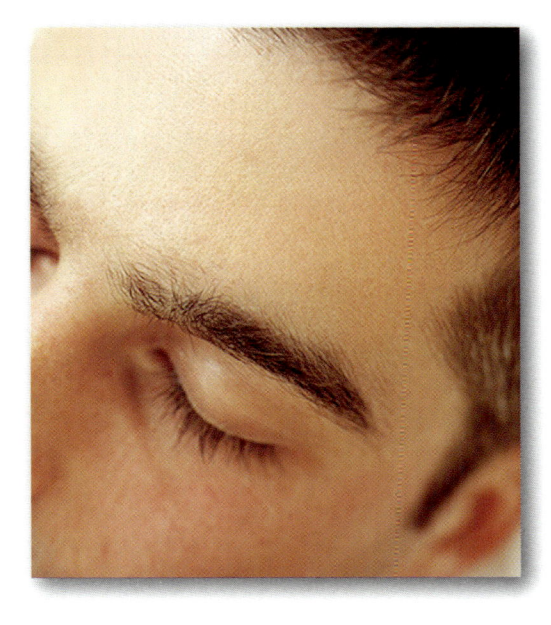

Con un tratamiento adecuado, las disfunciones sexuales masculinas se revierten y el paciente vuelve a llevar una vida afectiva y sexual normal.

Propuesta indecente

El acoso sexual se puede definir como una conducta de índole sexual no deseada por quien es destinatario de ella, que se da siempre en situaciones de superioridad de poder. No sólo involucra a las mujeres, pero son ellas las principales víctimas, y el ámbito más frecuente donde se da es el laboral.

Las principales víctimas de acoso sexual son las mujeres, aunque también los hombres pueden sufrirlo de parte de homosexuales o mujeres, sobre todo si son sus superiores jerárquicos.

¿Qué pasa aquí?

Ricardo, el supervisor de Cecilia, regularmente halaga su cuerpo y su ropa. Con frecuencia se le acerca por atrás y le masajea los hombros, a pesar de las objeciones de ella. Los lunes a la mañana, Ricardo le cuenta a sus compañeros de trabajo el "cuento grosero de la semana" de su grupo de amigos del sábado por la noche. Otros empleados se ríen, pero Cecilia, por lo general, se aleja del grupo. Ricardo, además, tiene un almanaque con mujeres semidesnudas colgado en su oficina, a pesar de que Cecilia le comenta que le resulta degradante. Como consecuencia de esta conducta de Ricardo, Cecilia presenta una demanda de acoso sexual.

Según la OIT (Organización Internacional del Trabajo), para que haya **acoso sexual** deben integrarse tres elementos:
- un **comportamiento de carácter sexual**;
- que éste **no sea deseado**;
- que la víctima lo perciba como un **condicionante hostil para su trabajo**, y lo convierta en algo humillante.

¿Qué es el acoso sexual?

"El acoso sexual es cualquier tipo de acercamiento o presión de naturaleza sexual tanto física como verbal, no deseada por quien la sufre, que surge de la relación de empleo y que da por resultado un ambiente de trabajo hostil, un impedimento para hacer las tareas y/o un condicionamiento de las oportunidades de ocupación de la persona perseguida", define la abogada argentina Carmen González.

Según una investigación realizada en 1994 por la Secretaría de la Mujer de la Unión del Personal Civil de la Nación (UPCN) con trabajadoras del sector público, se determinaron cinco niveles de conductas de acoso sexual, para las que se tuvo en cuenta el tipo de interacción (verbal-no verbal), el contenido del mensaje (menos o más coercitivo) y la implicación o no de contacto físico.

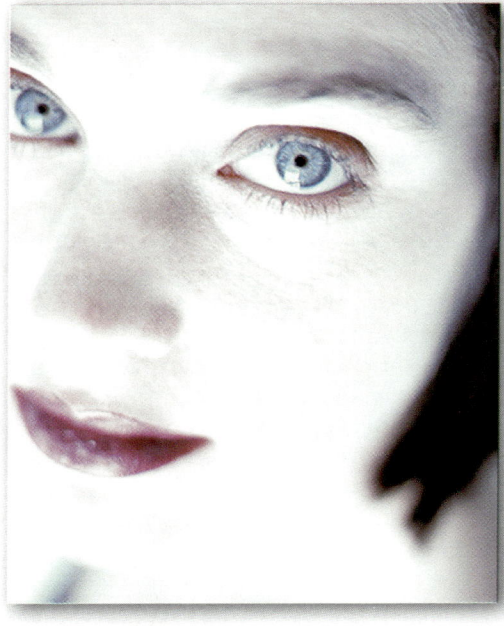

Nivel 1: **Acoso leve**, verbal: chistes, piropos, conversaciones de contenido sexual.
Nivel 2: **Acoso moderado**, no verbal y sin contacto físico: miradas, gestos lascivos, muecas.
Nivel 3: **Acoso medio**, fuerte, verbal: llamadas telefónicas y/o cartas, presiones para salir o invitaciones con intenciones sexuales.
Nivel 4: **Acoso fuerte**, con contacto físico: manoseos, sujetar o acorralar.
Nivel 5: **Acoso muy fuerte**: presiones tanto físicas como psíquicas para tener contactos íntimos. El agresor sabe o debería saber que la persona destinataria de su accionar lo considera ofensivo. Es necesario establecer la diferencia entre sabe o debería saber para poder amparar tanto las situaciones en que la víctima le ha hecho saber su molestia u ofensa al agresor, como aquellas en las que éste no ha sido puesto en co-

"Las víctimas sufren de tensión nerviosa, irritabilidad y ansiedad, que a menudo pueden dar lugar a depresión, insomnio y otros trastornos psicosomáticos, como jaquecas, problemas digestivos, cutáneos, etcétera."

"Cuando esta violación a la integridad humana se da en el ámbito del trabajo, representa una violación del derecho de trabajar en un ambiente digno y humano, es decir, es también violencia laboral."

nocimiento pero que resultan claramente ofensivas o no resultan propias de las relaciones entre trabajadores.

El acoso sexual es una forma de violencia de género, intersección de la violencia sexual y la violencia laboral e institucional.

Según María José Lubertino, abogada argentina, profesora de Derechos Humanos y Elementos de Derecho Civil de la Universidad de Buenos Aires, por un lado, el acoso sexual "fortalece el estereotipo y desequilibrio cultural del 'hombre' productor (dominante) y de la mujer 'reproductora' (sumisa), reduciendo a la mujer a objeto sexual y negándole el derecho de actuar en espacios considerados masculinos y, al mismo tiempo, absolviendo a los hombres de una mayor responsabilidad en el ámbito de la reproducción". Para la especialista, dado que no sólo responde a diferencias de poder real sino también al poder cultural, la mayoría de las víctimas de acoso son mujeres, si bien los varones también pueden ser víctimas de acoso sexual por parte de mujeres u homosexuales, especialmente cuando éstos son sus superiores jerárquicos.

Por otro lado, "el acoso sexual viola derechos sexuales básicos como el derecho a la libertad sexual (la posibilidad de los individuos de expresar su potencial sexual, libres de coerción, explotación o abuso en cualquier tiempo y situaciones de la vida) y el derecho a la autonomía sexual, integridad sexual y seguridad del cuerpo sexual, lo que incluye el control y el placer de nuestros cuerpos, libres de violencia de cualquier tipo", explica Lubertino. Y todos los especialistas concluyen que, cuando esta violación a la integridad humana se da en el ámbito del trabajo, representa una violación del derecho de trabajar en un ambiente digno y humano, es decir, es también violencia laboral.

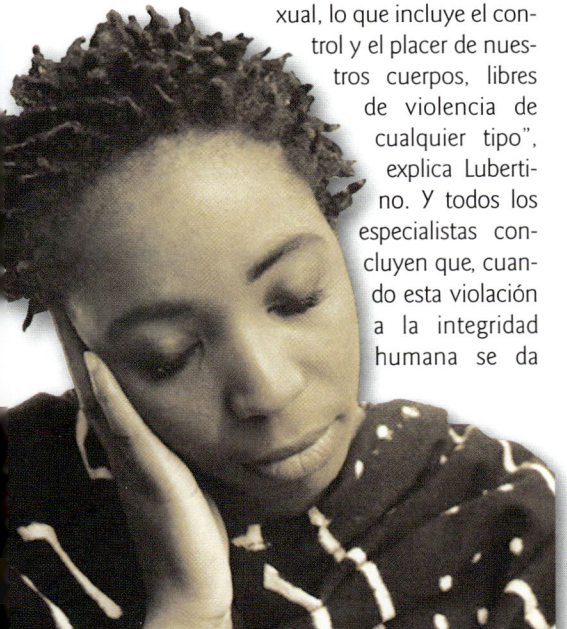

En algunos países y a raíz de una intensa presión de las asociaciones gremiales y los bloques parlamentarios, se contempla extender el concepto de acoso no sólo al lugar de trabajo sino también a otros ámbitos institucionales, como el educativo, el sindical, el de médico-paciente y el de las Fuerzas Armadas y de seguridad.

Se define como **acoso sexual directo** a "todo acto, comentario reiterado o conducta con connotación sexual, sexista u homofóbica no consentida por quien la recibe y que perjudique su cumplimiento o desempeño laboral, educativo, político o sindical, o su bienestar personal". También incluye el **acoso sexual ambiental** como "todo acto de naturaleza sexual, sexista u homofóbica que, sin estar dirigido a una persona en particular, cree un clima de intimidación, humillación u hostilidad".

Posee **connotación sexual** si "tiene por fin inducir a la víctima a acceder a requerimientos sexuales no deseados"; **sexista**, "cuando su contenido discrimina, excluye, subordina, subvalora o estereotipa a las personas en razón de su sexo"; **u homofóbica**, "cuando su contenido implica rechazo o discriminación de la persona en razón de su orientación o identidad sexual".

Consecuencias del acoso sexual para las mujeres en su ámbito laboral

El acoso sexual puede ocasionar que una mujer deje su empleo para no afrontar el problema, aunque debido a la crítica situación actual socioeconómica de muchos países de Latinoamérica, lo más probable es que se calle y se someta para no perder su ingreso. Puede ser despedida o perder sus perspectivas de promoción por no haber accedido a las sugerencias que le fueron hechas. **La mujer acosada tiene siempre una sensación de culpabilidad** generada por una carga social y cultural pues, ante estos hechos, se considera a la mujer como una "provocadora". Las víctimas sufren de tensión nerviosa, irritabilidad y ansiedad, que a menudo pueden dar lugar a depresión, insomnio y otros trastornos psicosomáticos, como jaquecas, problemas digestivos, cutáneos, etcétera.

El acoso sexual **dificulta el desempeño de las funciones** y la satisfacción de llevarlas a cabo. Si la víctima informa del incidente o rechaza acceder, el acosador dispone muchas veces del poder de afectar sus condiciones de trabajo, sus oportunidades de formación o promoción y su seguridad

Las víctimas de acoso sexual están sometidas a una presión tan grande que les produce trastornos psicológicos y psicosomáticos.

107

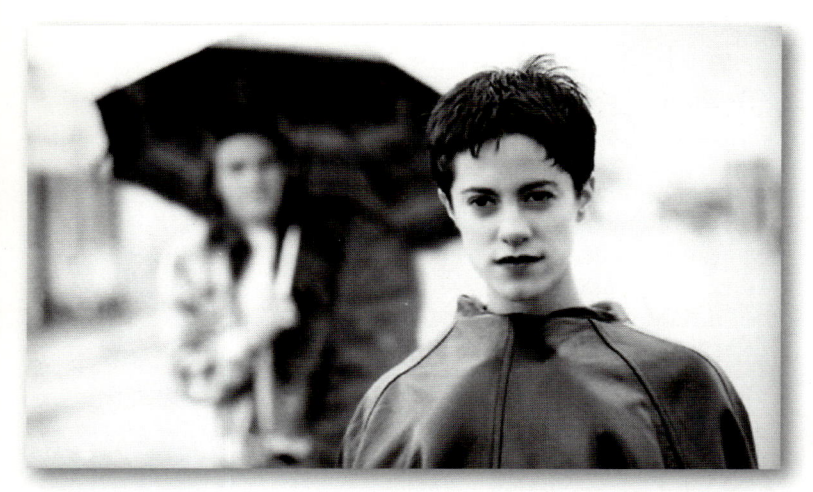

Casi siempre la mujer acosada sexualmente tiene un gran sentimiento de culpa que la sociedad se encarga de afirmar, acusándola de provocadora.

en el empleo. Pero, además, "el daño infringido a la mujer como consecuencia de hostigamiento sexual perjudica también a la compañía. Cuando una empleada se enferma o tiene problemas de concentración, o si comete errores en el trabajo, la productividad baja y esto significa dinero", apunta Corine van der Vliet, de la Confederación Sindical de los Países Bajos. El acoso sexual, la discriminación y la violencia laboral, según la Unión Europea, cuesta 500.000 millones de dólares al año aproximadamente. "Esto significa que se tiene que luchar denodadamente contra el hostigamiento sexual, no sólo en interés de las mujeres, sino también de los patrones", considera van der Vliet.

El acoso sexual laboral en el mundo

En 1996, la OIT (Organización Internacional del Trabajo) realizó una encuesta entre trabajadores(as) de 36 países, en la que se registraron las observaciones de estos(as) sobre lo que les ocurría en su ámbito laboral.

Según el informe, Francia, Argentina, Rumania, Canadá e Inglaterra señalaron las tasas más elevadas de agresiones y de acoso sexual.

En los Estados Unidos, alrededor de 1000 personas mueren anualmente en sus trabajos, siendo el homicidio la principal causa de defunciones en el lugar de empleo para las mujeres y la segunda, para los hombres.

Centrado en el análisis de las tendencias globales, el informa señala "los brotes de violencia que se producen en los lugares de trabajo de todo el mundo permiten concluir que ese problema rebasa, en efecto, las fronteras de los países, los ámbitos de trabajo o cualesquiera categorías profesionales". En algunos lugares de trabajo y en ocupaciones, como taxistas, personal del servicio sanitario, personal docente o el trabajo solitario, sobre todo en el turno noche de los comercios, existe un grado de riesgo a la violencia mucho mayor que el correspondiente a otros ámbitos u ocupaciones. Dicho riesgo es considerablemente mayor para las mujeres, dado que se concentran en las ocupaciones más expuestas como la enseñanza, el trabajo social, la enfermería, la banca y el comercio minorista. Tanto trabajadores como empleadores reconocieron la importancia de las agresiones psicológicas y el hostigamiento como forma grave de la violencia laboral.

Defenderse contra el acoso sexual en el trabajo

La legislación laboral de varios países dictamina que el reglamento interno de las empresas debe definir el acoso sexual y expresar enfáticamente que no será tolerado. Los empleadores deben permitir las quejas verbales o escritas, y ofrecer un procedimiento de queja que pase por alto al supervisor inmediato si él o ella es el supuesto acosador. El reglamento también debe describir las medidas disciplinarias que se podrían tomar, incluido hasta el despido.

Las Normas de la Comisión de Igualdad de Oportunidades de Empleo (*Equal Employment Opportunity Commission* o EEOC) recomiendan que los empleadores hablen sobre el acoso sexual con los empleados y expresen su fuerte desaprobación. El empleador debe desarrollar sanciones apropiadas, informar a los empleados sobre su derecho de presentar quejas y la forma de hacerlo, y desarrollar métodos para sensibilizar a todas las personas involucradas.

El empleador debe destacar la importancia de su reglamento sobre acoso sexual mediante la comunicación y la educación. La educación o capacitación del personal es esencial. Los empleadores deben organizar reuniones de departamentos o secciones para explicar los reglamentos y procedimientos de queja para que todos los empleados conozcan las conductas prohibidas y la forma de presentar quejas.

¿QUÉ SIGNIFICA QUID PRO QUO?

Quid pro quo significa "recompensa" en latín. Esta terminología describe el acoso en el que típicamente un supervisor da o niega beneficios de empleo en base a la buena voluntad de un empleado para concederle favores sexuales.

Por ejemplo: Alberto le dice a Ivana que ella conseguirá su promoción si se acuesta con él; Carlos amenaza a Micaela con duplicarle el trabajo si no sale a cenar con él; Gerardo insinúa que Susana debe seguir saliendo con él si quiere conservar su empleo.

Cuando la fuerza se impone

La violencia sexual atraviesa todos las clases sociales y se manifiesta en los más diferentes ámbitos. Debe ser eficazmente prevenida para evitar así el sufrimiento de gran cantidad de mujeres y niños que la padecen, a veces, en silencio.

Definamos la violencia sexual

El concepto de violencia sexual es más amplio y abarcativo que aquel que aparece en el discurso legal.

"Los criterios legales y la definición misma acerca de qué es o no una agresión sexual, no coinciden con las vivencias y los sufrimientos de las mujeres."

La ley habla de penetración vaginal y de la comprobación de que ha sido una situación impuesta, con violencia física y psíquica.

El concepto de violencia sexual que propone el CECIM (programa chileno para la prevención de la violencia sexual), no se reduce a esta tipificación, aunque la incluye. Cuando habla de delitos sexuales o violencia sexual se refiere a "una serie de actos que engloban desde conductas aparentemente 'insignificantes', como puede ser un manoseo, hasta diversas prácticas sexuales, impuestas y no consentidas —incluyan o no la relación coital— y una amplia gama de actos humillantes y dañinos, como penetración con objetos, prácticas sádicas, etcétera".

Desde las vivencias de las mujeres, las agresiones sexuales son todos los contactos sexuales no consentidos. La experiencia de agresión sexual es singular y sólo cada mujer puede dar cuenta de su verdadera dimensión.

La violencia sexual es un hecho mucho más frecuente de lo que la mayoría de las personas creen, de lo que los medios de comunicación difunden y de lo que las estadísticas y los registros oficiales establecen.

La agresión sexual no es un hecho individual explicable por la patología, el desvío o la marginalidad de ciertos individuos en particular, sino que está profundamente enraizada en las relaciones de dominación entre varones y mujeres.

Si intentáramos hacer un ejercicio de imaginación y pensar en una situación de violencia, probablemente aparecerían estos elementos:

✓ Una situación inesperada, con violencia física, coacción armada y riesgo de muerte.
✓ Un agresor individual o grupal, desconocido, extraño y marginal.
✓ Un escenario solitario y apartado.

En cambio, lo que surge del relato de las mujeres que han sufrido este tipo de violencia es lo siguiente:

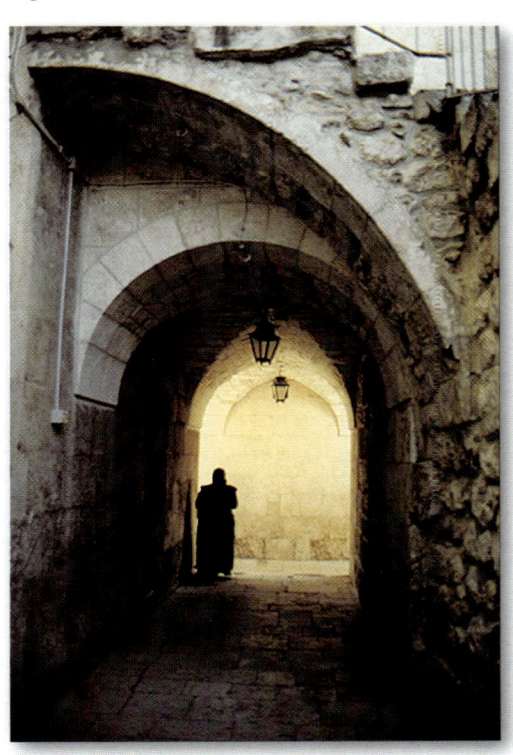

Las agresiones sexuales pueden ocurrir en cualquier escenario y a cualquier hora; no necesariamente deben suceder por la noche y en un lugar solitario y oscuro.

109

PARA TENER MUY EN CUENTA

Es importante saber que la denuncia de una agresión sexual, cualquiera sea la decisión del juez e independientemente de que el proceso se interrumpa por falta de pruebas u otra causa, implica advertir a la sociedad sobre la eventual peligrosidad de la persona a la que se acusa.

Muchas sentencias absolutorias no implican la inocencia de los acusados sino sólo el beneficio de una duda.

De todas maneras, la exigencia de justicia permite avanzar a estados de mayor concientización en todos los estratos de gobierno, a fin de incrementar los programas sobre prevención de la violencia sexual.

✓ No siempre hay violencia física o amenaza con armas, sino intimidación y abuso de poder.
✓ Los agresores pueden ser extraños pero también, a menudo, ser conocidos y aun familiares, y que pertenecen a cualquier estrato social.
✓ La violencia sexual le puede ocurrir a cualquier mujer, de cualquier edad o clase social.
✓ Las agresiones sexuales pueden ocurrir a cualquier hora y en cualquier lugar.

Aun cuando todas las situaciones de violencia sexual reconocen un contexto social común —basado en abusos de poder sexual— la variedad de contextos y circunstancias en las que pueden desarrollarse han dado lugar al estudio y al abordaje de distintos cuadros específicos, como los siguientes:

✓ Violaciones o agresiones sexuales de mujeres, ya sea por parte de un extraño o de un conocido
✓ Violencia sexual marital, es decir, por parte del cónyuge.
✓ Abuso sexual de menores.
✓ Violencia incestuosa.

Alzar la voz

Muchas mujeres que sufren un ataque sexual dudan respecto de la posibilidad de hacer o no la denuncia.

Hay varias razones por las cuales una mujer, en tanto ciudadana, debe apelar ante la justicia ante una agresión sexual:

✓ Porque habiendo sido perjudicada, la sociedad o la comunidad en la que vive le acuerda el derecho a reclamar la intervención de las instituciones de justicia. Se trata de asumirse como ciudadana igual que cualquier otra persona afectada por un perjuicio grave.
✓ Porque no debe permanecer pasiva ante una acción que es vejatoria.
✓ Porque la denuncia es indispensable para recuperar su autoestima.
✓ Porque puede ayudarla mucho colaborar con la comunidad para evitar que otras personas sufran una vejación similar.
✓ Porque el agresor debe ser conocido y marcado como tal para prevenir así a todas sus posibles víctimas.
✓ Porque no puede quedar impune el crimen al que se ha visto sometida.

Las razones que tiene la justicia para intervenir no coinciden exactamente con todos y cada uno de los motivos enunciados. Los criterios legales y la definición misma acerca de qué es o no una agresión sexual no coinciden con las vivencias y los sufrimientos de las mujeres. El objetivo central de la justicia en los casos de delitos penales, como lo son los delitos sexuales, está circunscripto —cuando se lo comprueba— a establecer una penalidad o castigo. No se ofrece, además, a las mujeres una posibilidad de reparación del daño sufrido, en relación directa con estos delitos.

> *"Desde las vivencias de las mujeres, las agresiones sexuales son todos los contactos sexuales no consentidos. La experiencia de agresión sexual es singular y sólo cada mujer puede dar cuenta de su verdadera dimensión."*

Una mujer que ha sufrido un ataque sexual necesita el apoyo y el afecto de sus seres queridos.

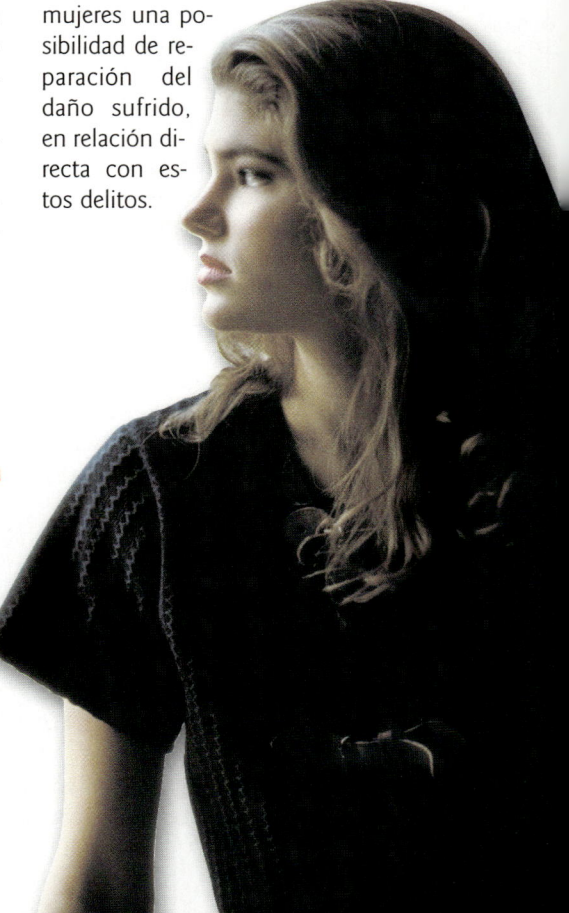

La decisión de denunciar un ataque sexual ante la justicia es un derecho que la mujer debe ejercer en favor de su salud tanto física como mental.

El abuso sexual infantil

Con frecuencia, los medios de comunicación dejan pasmado al público por casos de abuso sexual infantil. Lejos de ser una fantasía, se trata de una realidad a la cual no debemos dar la espalda.

¿A qué se llama abuso sexual infantil?

El abuso sexual infantil es todo acercamiento con claro contenido sexual de parte de una persona mayor realizada de manera directa o indirecta, incluida la violación o explotación, hacia niñas, niños o adolescentes, haciendo uso de su poder para lograr placer o beneficio sexual.

Los abusadores sexuales generalmente son conocidos por los niños o las niñas: se trata de familiares y personas que rodean sus actividades cotidianas.

Desde que la Declaración de los Derechos Internacionales del Niño irrumpió en el mundo, nacieron organizaciones encargadas de difundir y presionar a los pueblos y los gobiernos en pro de la defensa de los niños. La legislación sobre el abuso sexual infantil está en sus manos, y los países van apropiándose de ella y dándole forma.

El abuso sexual infantil es una figura no sólo nueva en la legislación sino también en la educación. Lo novedoso es saber que el abuso sexual se previene, y es importante y necesaria la educación sexual temprana para los niños, los padres y los docentes.

La estrategia del abusador es la amenaza acerca de mantener el "secreto". Debemos tener claro que el abusador sólo puede actuar si los otros desconocen la situación, ya que, en su interior, el niño se constituye en objeto de deseo y lo desconoce como persona. La amenaza impide el funcionamiento de la ley, no sólo la instituida, sino también la sanción moral y cultural que el adulto evade.

A la vez, el abusador se aprovecha de la confianza del niño: la seducción, en general, se produce dentro del ámbito de la familia o proviene de un conocido de ella. Esto otorga el poder necesario para que el niño sienta que fue culpa de él: es difícil que se desconfíe o se piense mal de una persona que "porta" un título de parentesco o presta un servicio, sea éste vendedor, maestro, chofer del autobús o cuidador.

"El abusador se aprovecha de la confianza del niño: la seducción, en general, se produce dentro del ámbito de la familia o proviene de un conocido de ella. Esto otorga el poder necesario para que el niño sienta que fue culpa de él."

¿Quién es el responsable?

Lo importante siempre es hacerle saber al niño o a la niña que no son culpables de lo que sucedió.

La familia no tiene que condenarse por lo sucedido y debe tratar de continuar llevando una vida normal como hasta entonces.

La comprensión y el afecto de los padres y los hermanos es necesaria para quitar el "peso" de la culpa colectiva.

Sólo hay "un culpable": el que cometió el abuso.

Los padres deben hacerles entender a los niños que ellos no son culpables de lo que les sucedió, y demostrarles cuánto los aman.

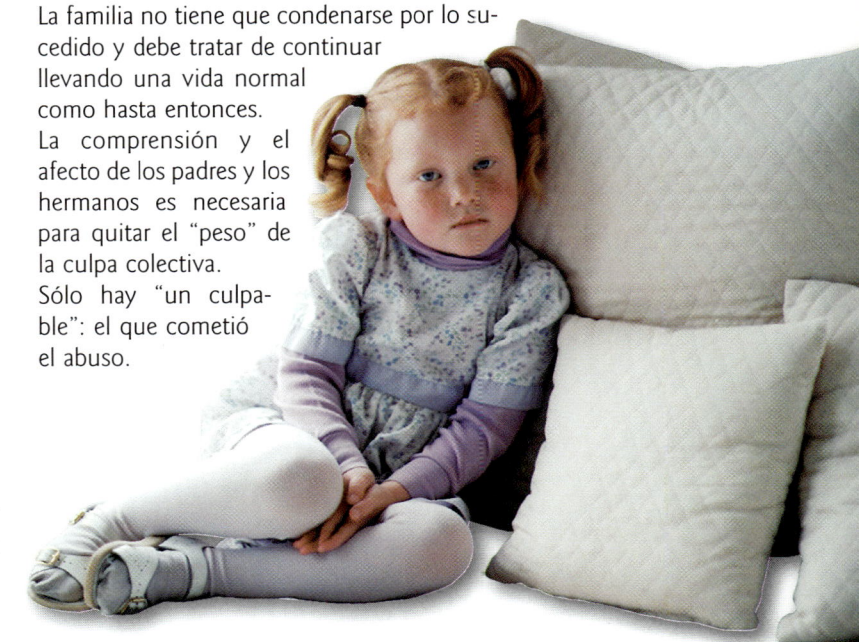

RECUERDE

En la actualidad, los niños pasan mucho tiempo solos. Una educación que los proteja implica enseñarles a desenvolverse en todas las circunstancias posibles.
Brindemos a nuestros hijos todas las herramientas necesarias para evitar situaciones de abuso sexual.

Modificaciones de conducta y consecuencias

Los cambios de comportamiento en el niño abusado se manifiestan en muchas de sus reacciones, como el exceso de higiene o la agresividad. Se vuelven inseguros, temerosos, tienen terrores nocturnos, baja su rendimiento escolar.

Puede haber cambios con respecto a su conducta para consigo mismos, actitudes negativas con su propio cuerpo, con su alimentación, o pueden mostrar ciertas actitudes sexuales, como autoestimularse en público compulsivamente o acercarse de manera sexualmente agresiva a otras personas.

Las secuelas del abuso mal manejado quedan en el inconsciente del niño como un estigma, o con la construcción de un cuerpo "al que le falta algo o que fue desarmado".

Los problemas de algunos adultos respecto de la alimentación, la anorgasmia, las fobias y muchos de los casos de matrimonios no consumados, remiten a historias de abusos infantiles no resueltas. El papel de los padres es muy importante para ayudar a "reconstruir" la imagen de cuerpo entero e intacto del niño.

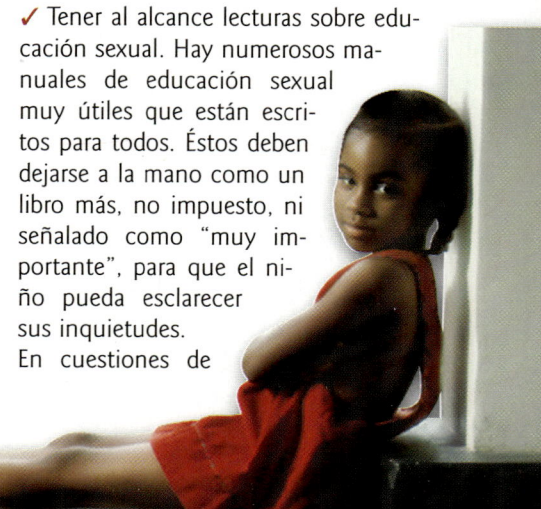

Si un niño ha sufrido abuso sexual y esa situación no se manejó en la forma debida, seguramente sufrirá las consecuencias cuando sea adulto.

¿Cómo actuar ante un caso de abuso sexual?

Siempre es necesario romper el silencio. Por más doloroso que resulte al principio, la palabra enunciada comienza a poner orden en una situación en la que la ley cultural ha sido violada.

Algunas sugerencias:
✓ Mantener la calma.

Los adultos deben ayudar a los niños en esta difícil situación. Nada ganarán mostrándose desesperados o realizando actos de violencia. A su vez, la reacción violenta del adulto aumenta la ansiedad del niño, quien ve más amenazada su imagen corporal interna. Esto ocasionará que el pequeño o la pequeña instrumenten mecanismos de defensa para evitar futuros contactos afectivos.

✓ Denunciar el abuso, puesto que éste es penalizado legalmente, y paralelamente acudir a un centro especializado en defensa de los niños. Ellos sabrán actuar en el caso y brindarán la ayuda psicológica necesaria.
✓ No culparse por la situación.
✓ No ubicar al niño en un lugar especial en la familia. Intentar tratarlo como a los hermanos.
✓ Recuperar y defender el derecho a la privacidad de la familia con respecto a los amigos y los familiares. Se trata de un asunto para hablar sólo con el terapeuta o la persona que está trabajando con el niño.
✓ Programar nuevas actividades en el grupo familiar, que revaloricen al niño. Él tiene que reconstruir la imagen de su cuerpo como algo sano, bueno y merecedor de afecto.
✓ Ayudarlo a recuperar el diálogo y la confianza en sí mismo y en las personas que lo cuidan.
✓ Tener al alcance lecturas sobre educación sexual. Hay numerosos manuales de educación sexual muy útiles que están escritos para todos. Éstos deben dejarse a la mano como un libro más, no impuesto, ni señalado como "muy importante", para que el niño pueda esclarecer sus inquietudes.
En cuestiones de

"En cuestiones de sexualidad, cada niño posee diferente información y es muy importante que disponga de todos los datos y nociones necesarios al respecto. De lo contrario exagera, se angustia y corporiza sus temores, y su problema puede permanecer en el inconsciente hasta la adultez."

sexualidad, cada niño posee diferente información y es muy importante que disponga de todos los datos y nociones necesarios al respecto. De lo contrario exagera, se angustia y corporiza sus temores, y su problema puede permanecer en el inconsciente hasta la adultez.

¿Cómo prevenir el abuso sexual infantil?

✓ Es importante educar al niño en el amor a su cuerpo y en el cuidado de éste. Esto favorecerá su autoestima.

✓ Un niño informado sexualmente está en mejores condiciones de oponerse a un abuso sexual.

✓ Enseñarle a diferenciar entre las caricias que los demás pueden hacerle, de aquellas que nadie debe realizarle.

✓ Enseñarle que nadie tiene derecho a tocar sus genitales, salvo con la debida explicación, y por razones de salud, el pediatra, por ejemplo, y en presencia de los padres.

✓ Hacerlo consciente de su derecho a la privacidad de su cuerpo.

✓ Practicar con él para que aprenda a gritar y a decir "no". El niño debe saber que si grita fuerte alguien podrá socorrerlo. También a vocalizar en grupo y probar su propia voz, de modo que confíe en estas "herramientas", que le resultarán útiles en caso de un intento de abuso.

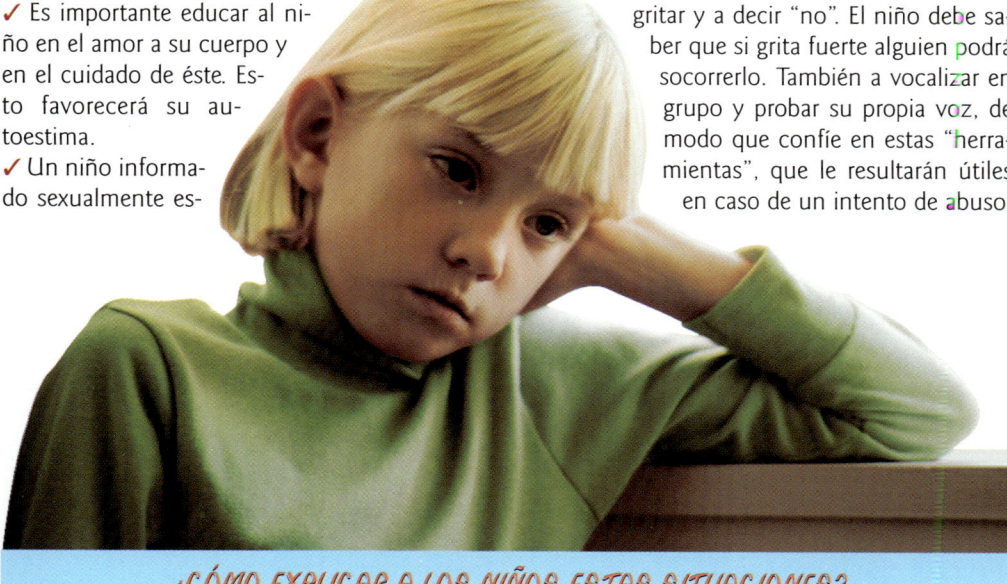

Si advierte cambios bruscos de comportamiento en su hijo, converse con él para saber qué le ocurre y para que se sienta protegido y contenido en caso de que haya sufrido abuso sexual.

¿CÓMO EXPLICAR A LOS NIÑOS ESTAS SITUACIONES?

Para explicar una situación de abuso sexual podemos dialogar con los niños. El relato que sigue es un buen ejemplo.

La sexualidad es parte constitutiva de cada uno de nosotros y está profundamente relacionada con la manera de ser y de vincularnos con los demás.
Esta vinculación nos exige responsabilidad sobre nuestras acciones y el cuidado de nuestro cuerpo y el de los demás.
Ahora bien, puede suceder que en tu escuela, en el barrio, en el club, te topes con personas adultas que, al relacionarse contigo, te manifiesten más cariño del común y hasta te realicen proposiciones dudosas. Puede ser un amigo de la familia, un familiar, un vecino, el maestro. Existen adultos enfermos que intentan mantener relaciones sexuales con jóvenes y niños contra su voluntad.
Esto es igual para ambos sexos: mujeres y varones pueden estar expuestos a una situación de acoso sexual.
Muchos jóvenes, presos de esta situación, ocultan este sufrimiento. Los daños y peligros son muchos, tanto físicos como psicológicos. Si te encuentras en una situación como ésta, seguramente te llenarás de miedo y de vergüenza. Es muy importante que comprendas que tú no has generado la situación y que el adulto al que te enfrentas sufre una grave enfermedad.
No debes dudar en acudir a tus padres y contarle lo que te sucede. Ellos son las personas que más te aman y desean cuidarte, así que sabrán perfectamente qué hacer en este caso. No son situaciones sencillas, pero el amor de tus padres te dará la confianza suficiente para lograr vencer tus temores.
De la misma manera, si algún amigo o amiga te confiesa que ha sido víctima de abuso, la mejor manera de ayudarlo no es guardando el secreto. Ayúdalo a que confíe en su familia y cuente lo sucedido. También puedes buscar consejo en tus profesores y maestros. Ellos están capacitados para enfrentar esta situación y sabrán qué deben hacer.
La peor actitud es el silencio.
Debes tener en claro que nadie tiene derecho a tocar tu cuerpo sin tu consentimiento y contra tu voluntad. El abuso hacia los jóvenes es un grave delito y está penado por la ley.

113

Las perversiones sexuales

También llamadas parafilias, la ciencia médica y la psicología se han encargado de describirlas y explicarlas.

Acerca de las perversiones

La palabra perversión deriva del latín, *perversio*, que significa "cambio de bien en mal y corrupción de las costumbres". En 1885, el psiquiatra francés Magnan utilizó por primera vez la expresión *perversión sexual*, que luego quedó sobreentendida cuando se habla solamente de perversión.

El término *perversión* todavía es común en la literatura psicoanalítica, pero en las clasificaciones internacionales se prefiere usar la palabra **parafilia o desviaciones sexuales**, porque carecen de connotaciones que sugieran censura moral. Se define como un **trastorno que no afecta la respuesta sexual**, y que consiste en **una desviación de la elección y la relación con la pareja, del escenario, de las circunstancias o del modo de hacer el amor**. Según el DSM IV (Manual Diagnóstico y Estadístico de los Trastornos Mentales, American Psychological Association –APA–), son desórdenes sexuales representados por fantasías sexuales especializadas, así como necesidades y prácticas sexuales intensas, que suelen ser repetitivas, y generan molestias o ansiedad en el individuo. Se refieren a comportamientos sexuales caracterizados por la excitación del sujeto ante objetos y situaciones que responden a patrones normativos o se alejan de estímulos sexuales normales; la anormalidad, en este caso, está determinada por cada cultura.

El perverso necesita de condiciones no convencionales o de *partenaires* insólitos para excitarse y alcanzar el clímax. El motivo del trastorno es inconsciente, parecido a las adicciones, específico y crónico.

Las verdaderas parafilias son trastornos que persisten a través del tiempo, a diferencia de la experimentación perversa de un sujeto normal, que la practica de modo recreativo y ocasional, como un modo de evitar la rutina en el sexo. La parafilia puede constituir un secreto sexual –de la fantasía y la masturbación– o puede realizarse con algún *partenaire*. La pareja del perverso suele tener distintas respuestas a la parafilia: puede ser una víctima desamparada del abuso, puede disgustarse y separarse, o puede ser un cómplice consentidor y gozador de la desviación. De acuerdo con su potencial nocivo, las parafilias pueden ser inofensivas como el fetichismo; dañinas, como la violación, o mortales, como el asesinato sádico y algunas hipoxifilias.

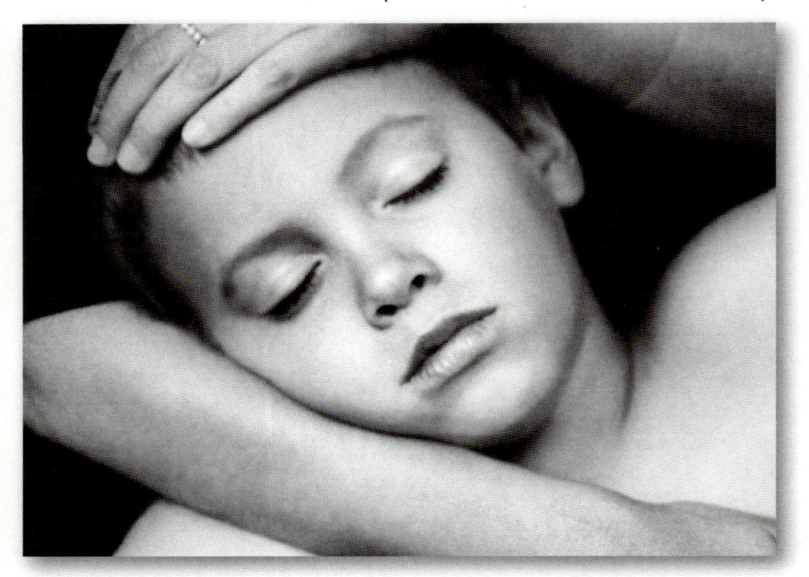

El origen de las perversiones

En relación con la etiología, es importante considerar que las perversiones manifiestan una fijación a tempranas formas pregenitales de gratificación. La regresión a puntos de fijación son, por lo general, evidentes, y suelen demostrarse desde la infancia como una inclinación hacia la gratificación que implica su etapa de fijación. Pueden existir desde entonces exacerbaciones, remisiones y, ocasionalmente, puede darse un largo intervalo entre las experiencias infantiles de fijación y las

Una de las causas que puede originar parafilias es el abuso sexual infantil.

> *"Las perversiones se refieren a comportamientos sexuales caracterizados por la excitación del sujeto ante objetos y situaciones que responden a patrones normativos o se alejan de estímulos sexuales normales; la anormalidad, en este caso, está determinada por cada cultura."*

manifestaciones de la perversión en la posterior vida adulta. No solamente las pulsiones sexuales infantiles no se han modificado, sino que los mecanismos de defensa que podrían haberlas transformado en síntomas neuróticos tampoco han funcionado como tales; por lo tanto, lo más importante en las perversiones es el proceso de fijación más que el de regresión, es decir, son un trastorno en la maduración de los impulsos. Sin embargo, los comportacionistas sugieren que la parafilia comienza con un proceso de condicionamiento. Objetos no sexuales pueden llegar a ser excitantes si son asociados repetitivamente con el placer de la actividad sexual. El desarrollo de la parafilia no es usualmente un tema exclusivo de condicionamiento; existen también factores de predisposición, tales como dificultad para establecer relaciones interpersonales fluidas o pobre autoestima.

Sus causas

Las siguientes son situaciones o causas que podrían conducir en la dirección parafílica.
- Padres que humillan y castigan a un niño que se ufana de su pene erecto.
- Un niño que es abusado sexualmente.
- Un individuo que es vestido con ropas de mujer como una forma de castigo.
- Temor de realizar una buena *performance* sexual o íntima.
- Consejos inadecuados.
- Excesiva ingesta de alcohol.
- Problemas psicológicos.
- Factores socioculturales.
- Traumas psicosexuales.

Diagnóstico del trastorno de parafilia

Sea cual fuere la causa, la parafilia raramente aparece, a menos que sea inferida por un arresto o descubierta por un miembro de la familia. Esto hace que el diagnóstico previo a una confrontación sea muy difícil. Los parafílicos pueden llegar a elegir una ocupación, desarrollar un pasatiempo o realizar un trabajo voluntario que les permita ponerse en contacto con su objeto erótico: por ejemplo, vender zapatos de mujer o lencería (fetichismo), o trabajar en clubes con niños (pedofilia). Otros problemas coexistentes pueden ser el alcohol o el abuso de drogas, y problemas de intimidad y disturbios de a personalidad emocionalmente inmadura. Adicionalmente pueden existir problemas de disfunción sexual. La disfunción eréctil y una incapacidad para eyacular pueden ser trastornos comunes en intentos de actividad sexual cuando no están animados por los temas parafílicos.

Las parafilias pueden ser leves o severas. Un in-

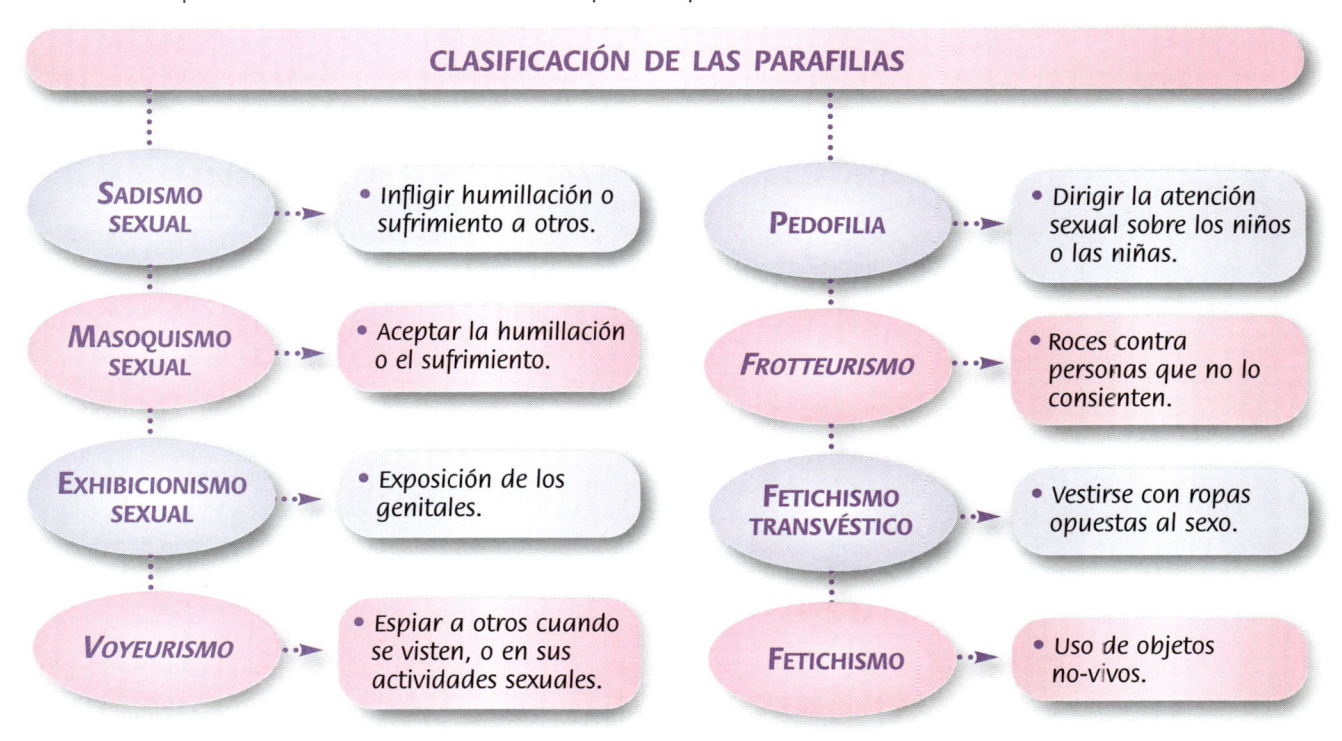

CLASIFICACIÓN DE LAS PARAFILIAS

Sadismo sexual	Infligir humillación o sufrimiento a otros.
Masoquismo sexual	Aceptar la humillación o el sufrimiento.
Exhibicionismo sexual	Exposición de los genitales.
Voyeurismo	Espiar a otros cuando se visten, o en sus actividades sexuales.
Pedofilia	Dirigir la atención sexual sobre los niños o las niñas.
Frotteurismo	Roces contra personas que no lo consienten.
Fetichismo transvéstico	Vestirse con ropas opuestas al sexo.
Fetichismo	Uso de objetos no-vivos.

El exhibicionista se excita cuando muestra sus genitales a personas desconocidas y las sorprende con su accionar.

dividuo con parafilia leve se siente sumamente angustiado por sus recurrentes urgencias parafílicas, pero no ha respondido a ellas. El moderado ha actuado ocasionalmente en relación con sus urgencias parafílicas. Uno, severamente afectado, ha actuado repetidamente en relación con sus urgencias parafílicas.

El sadismo

El nombre de esta parafilia proviene del marqués de Sade. Éste es un personaje de la vida real que nació en Francia y vivió de 1740 a 1814. En su obra, censurada durante años, se representa como símbolo de la rebelión del hombre contra la sociedad de su tiempo.

El marqués de Sade inicia una vida escandalosa a partir de 1768, cuando su criado le consigue una prostituta de aproximadamente 30 años, la lleva ante su amo y éste la ata de las manos y la azota. La mujer logra escaparse por una ventana y lo denuncia a la policía. En 1772 surgió otro gran escándalo cuando el marqués azotó a unas prostitutas y posteriormente las drogó. A raíz de este hecho fue encarcelado por 13 años y se dedicó a escribir sus fantasías como respuesta a las cartas de amor que su esposa le mandaba.

Según la doctora Hurtado, sexóloga argentina, el **sadismo consiste en transgredir lo prohibido y ocasionar dolor a la persona que se posee**; esto se debe a un miedo inconsciente a ser castrado. En muchas personas sádicas sexuales hay antecedentes de trastornos mentales, historia de haber sufrido abuso sexual o alteraciones hormonales, entre otras.

Algunos autores describen al sadismo y al masoquismo como dos formas expresivas del mismo fin, placer por el dolor, en forma activa (sadismo) o en forma pasiva (masoquismo). Por lo tanto, aquí el dolor es el fin en sí mismo, tanto el producirlo como el recibirlo. Tal conducta implica alivio de la culpa generada por el sexo, donde es un requisito que el dolor recibido sea planeado para la obtención de placer.

Estas conductas generalmente comienzan en la adolescencia y tienen curso crónico.

Para muchos sexólogos, no es que los masoquistas deseen sufrir, sino que desean hacer significativa su resignación hacia su compañero y su sumisión hacia el maltrato físico y mental.

La *algolagnia* activa o pasiva (nombre que denota el placer del dolor), puede hallarse fácilmente en el sujeto normal. Por ejemplo, la sexualidad de la mayor parte de los hombres muestra una mezcla de agresión y de tendencia a dominar y, a veces, está asociada a una personalidad antisocial.

Según algunos estudios, el masoquismo se da con mayor frecuencia en mujeres que en hombres, y el conjunto de estas dos conductas se puede asociar a fetichismo y fetichismo transvestista. El sadismo, por el contrario, se da mayormente en los hombres.

Esta tendencia a dominar puede tener una significación biológica, cuya necesidad es la de vencer la resistencia del objeto sexual. El sadismo, entonces, es un componente agresivo del instinto sexual exagerado, independiente y puesto en primer término y en medio de un desplazamiento. Corresponde a la exclusiva conexión de la satisfacción con el sometimiento y maltrato.

El masoquismo parece alejarse más del fin sexual convencional que el sadismo. Existen dudas si aparece originariamente o si más bien se desarrolla partiendo del sadismo y por una transformación de éste. Se trata de una continuación del sadismo dirigida hacia el yo.

Exhibicionismo

Desviación sexual donde el **alardear de sí mismo se convierte en el fin en sí y en la fuente de gratificación sensual**. La característica típica de los exhibicionistas es que muestran sus genitales para que, en reciprocidad, les sean enseñados los de la persona atacada. Se distingue porque, en vez de preparar al fin sexual normal, lo reprime.

Se obtiene excitación al mostrar los genitales en lugares públicos a personas que, por lo general, son desconocidas.

Es importante para el exhibicionista conservar la sorpresa y la forzosa observación de sus genitales. La excitación ocurre al anticiparse mentalmente a la situación, y el orgasmo es producido por la masturbación.

Esta conducta generalmente comienza en la adolescencia, con prevalencia entre los 20 y los 30 años de edad; en la mayoría de los casos, es de carácter compulsivo. La personalidad del ex-

La persona sádica obtiene placer causándole dolor a la persona a quien posee.

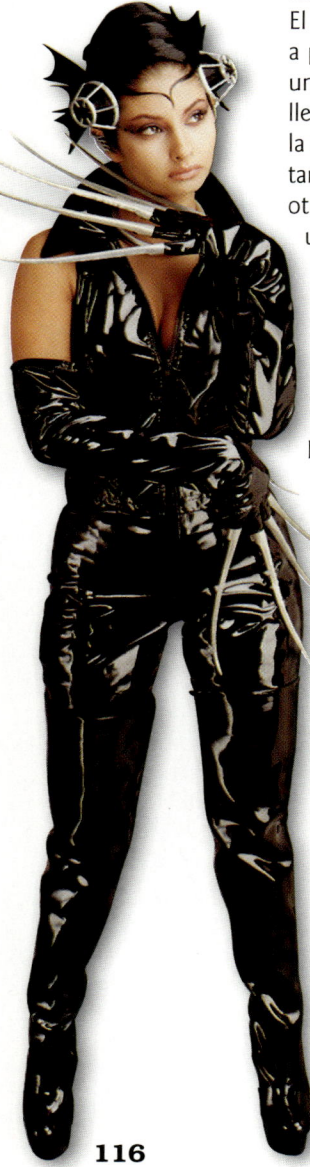

116

hibicionista es la de un sujeto tímido, retraído y dependiente, con dificultad para las relaciones sociales y heterosexuales. Esta conducta puede darse en hombre mayores, solitarios, sin pareja o abandonados por éstas, habitualmente debido a problemas de impotencia.

Aparece casi exclusivamente en hombres. El exhibicionista masculino es tímido, taciturno, sumiso, carece de agresividad normal y posee sentimientos de incapacidad o inseguridad. Por lo general se trata de personas inmaduras, y probablemente criadas en familias con actitudes puritanas y reglas rígidas en cuanto al sexo, con una madre fuerte y absorbente.

En la mayoría de los casos, el exhibicionista está casado, pero sus relaciones sexuales son defectuosas, lo cual crea dudas y temores sobre su masculinidad, y se juzga débil sexualmente. Es común que un exhibicionista, aunque sea sorprendido por la justicia, reincida una y otra vez en su conducta.

El exhibicionismo es de los tipos de perversiones en los que la cualidad de los impulsos instintivos conservan su forma pregenital y su gratificación sexual depende de la descarga; en este caso, la contemplación después de la exhibición. Es perversión cuando el poder que se opone al deseo de contemplar y ser contemplado, en este caso el pudor, ha sido derrotado.

En el exhibicionismo, el sujeto busca lograr tres pruebas: la reacción de los demás como prueba oral de la existencia de su pene, la liberación de su ansiedad por medio del desplazamiento, y una reacción en espejo por la cual espera ver mujeres con pene, para eliminar la ansiedad de la castración.

Factores que provocan el exhibicionismo

Usualmente, se produce por el conjunto de cinco factores.
- Predominio de las pulsiones infantiles en la forma de seducción.
- Lucha contra la castración por la evitación del coito y la imposición de los genitales.
- Intención de combatir la castración en el momento en que la mujer muestre su pene.
- Defensa contra los impulsos homosexuales.
- Autocontemplación narcisista en la identificación con el observador.

El inicio puede asociarse a una experiencia de excitación sexual posterior a una exposición casual, posiblemente en juegos infantiles o ante médicos o enfermeras. La adquisición de la conducta se produce por influencia del impulso sexual que, al persistir en el tiempo, pierde el carácter sexual y toma un matiz compulsivo. La conducta exhibicionista comienza con sentimientos de insignificancia. Sin embargo, cuando empieza tardíamente, refleja trastornos emocionales.

El fetichismo

Por fetichismo se entiende la perversión sexual dentro de la cual **el impulso sexual se dirige hacia un objeto inanimado, tangible y manejable**. Algunas veces, el objeto es una prenda íntimamente en contacto con la piel y, en otras ocasiones, son partes inanimadas del cuerpo femenino.

Esta sustitución se hace en base a otro objeto relacionado con el objeto normal, pero que es totalmente inapropiado para el fin sexual. La excitación sexual al observar o manipular objetos inanimados, por lo general, va acompañada de la masturbación. El acto sexual se transfiere al objeto, íntimamente ligado al cuerpo.

Se distinguen varias gradaciones para el fetichismo, que van desde la simple preferencia por el objeto fetiche dentro del acto sexual, hasta la completa sustitución del compañero por el fetiche. Es posible asociar el fetichismo a dos patrones: la cleptomanía, o robo compulsivo de objetos con valor simbólico, y una gratificación sexual consecuente; y la piromanía, o deseo compulsivo de prender fuego con implicaciones sexuales, donde la excitación y gratificación se obtienen al observar las primeras etapas de compulsión, que derivan en un sentimiento de culpa después del orgasmo.

En el fetichismo atenuado se produce la sobrevaloración de ciertos atributos físicos que son especialmente deseados, o que son condición indispensable para el acto. Se produce en él una pérdida del interés por los genitales hasta llegar, en los casos más graves, al desinterés por la per-

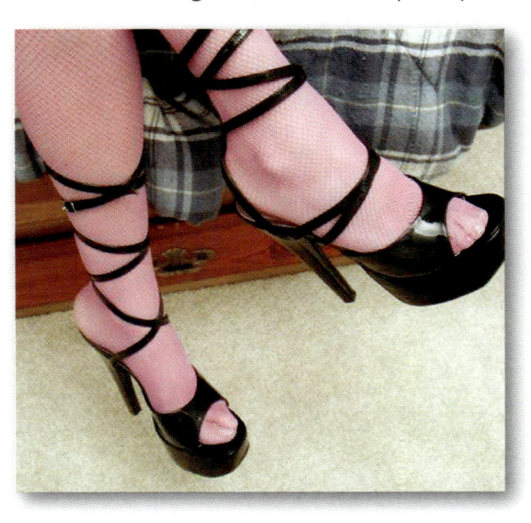

Los fetichistas eligen un objeto, por ejemplo los zapatos, hacia el cual dirigen su impulso sexual.

sona, que se convierte sólo en el vehículo del fetiche. En el fetichismo profundo ya sólo interesa el objeto, que obtiene el orgasmo por la manipulación de éste, sin la necesidad de portadora. En su mayoría, los fetichistas son hombres y heterosexuales, y muchas de sus fantasías son sadomasoquistas. Un gran número de fetichistas son débiles mentales, de inteligencia subnormal o psicóticos que, en este caso, actúan en torno a la frustración, la ira, la soledad y la desesperanza.

Los fetichistas desarrollan sus actividades en forma solitaria, siendo la expresión más socialmente inadaptada la instancia en que roban sus fetiches.

La elección del fetiche se demuestra por dos causas. Por una parte, se trata de la influencia continuada de una intimidación sexual experimentada desde la infancia; por otro lado, de una asociación de ideas simbólicas e inconscientes por parte del sujeto. Se trata de una elección cuya función es la de impedir el intenso temor a la castración, ya que el fetiche representa el órgano sexual, y así se niega la existencia del ser castrado.

El fetiche se asocia, durante la infancia, con la excitación sexual o el amor y la aceptación que alguna vez recibió de la madre. Al reforzar las experiencias infantiles y los hábitos de la niñez, se constituyen las causas por las cuales los fetichistas buscan bienestar y placer sexual mediante los objetos.

Pedofilia

Es un tipo de perversión donde sólo se encuentra perturbado el objeto de la tendencia sexual, que es reemplazado por otro antinatural. **Se trata de la presencia de fantasías o conductas que implican actividad sexual entre un adulto y un niño.** El sujeto debe presentar durante al menos seis meses, deseos sexuales intensos y recurrentes hacia menores de trece años. Puede darse de diferentes formas: en relación con la orientación, puede ser de tipo heterosexual, homosexual o ambas; en relación con el objeto, éste puede ser exclusivamente pedofílico o no. Las conductas de la pedofilia van del simple exhibicionismo hasta la penetración.

El adulto suele ganarse la confianza y el cariño del niño y, por lo general, es alguien conocido o un familiar.

Se distinguen dos variantes en la pedofilia: la sentimental homoerótica y la agresiva heterosexual. Los sentimentales homoeróticos tienen poco o ningún interés por las mujeres, toda su capacidad sexual se concentra en los niños, bajo la forma de caricias que le provocan el orgasmo. Los agresivos heterosexuales intentan satisfacer sus impulsos con niñas, por medio de métodos que van desde la seducción a la violencia, terminando (muy pocas veces) en homicidio sádico-criminal.

En su mayoría, los pedofílicos son hombres, menos agresivos que los violadores y, muchos de ellos alcohólicos, psicóticos de mente torpe o asociales, y su edad fluctúa entre los 30 y los 40 años; generalmente, tienen fuertes convicciones religiosas. Habitualmente, son hombres débiles, inmaduros, solitarios y llenos de culpa. La personalidad del agresor de mediana o mayor edad es la de un individuo solitario y con dificultad para establecer relaciones heterosexuales normales; suele tener baja autoestima, pocos recursos para enfrentar situaciones de estrés, y frecuentemente abusa del alcohol y/o de las drogas. Por lo general, no presenta trastorno psicopatológico. Sin embargo, se ha visto que dos tercios de los reclusos pedofílicos maduros llevaron a cabo esta conducta en momentos que sufrían situaciones estresantes. El pedofílico no se acerca a los adultos debido a que teme ser castrado por ellos, que son representantes de sus padres, hacia los que dirige sus impulsos incestuosos.

El pedófilo se identifica con su madre y se relaciona con los niños de la misma manera como fantasea que debiera ser su relación con ella; por ese motivo, elige a niños que puedan representarlo a él mismo. Poco se sabe de las causas, pero se dice que una de ellas es el aprendizaje

Los pedofílicos son hombres débiles, llenos de culpa, inmaduros y solitarios.

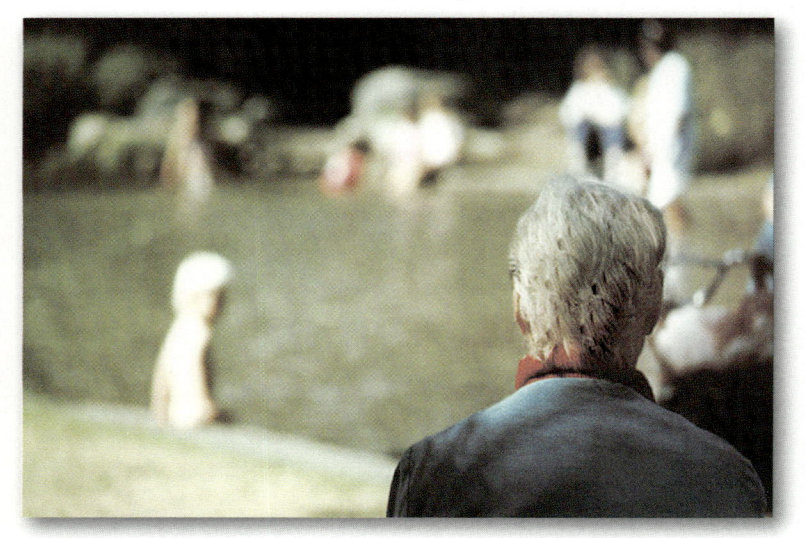

> "El pedofílico no se acerca a los adultos debido a que teme ser castrado por ellos, que son representantes de sus padres, hacia los que dirige sus impulsos incestuosos."

de actitudes negativas hacia el sexo, como experiencias de abuso sexual durante la niñez, sentimientos de inseguridad y autoestima baja, con dificultad en las relaciones personales, etc., lo que facilita la relación adulto-niño.

El *voyeurismo*

Es una de las llamadas desviaciones sexuales o parafilias que el DSM IV define "por el hecho de que la imaginación o los actos inusuales o extravagantes son necesarios para conseguir la excitación sexual". Estas pautas tienen que ser frecuentes, recurrentes y el modo preferido o exclusivo al cual recurre un individuo determinado para excitarse sexualmente. Es notable que algunas de estas inclinaciones se den casi exclusivamente o predominantemente en los varones.

Muchos de estos "mirones" andan fisgoneando a parejas, a las cuales siguen por las calles para realizar actos masturbatorios al verlas besarse o acariciarse; otros lo hacen con sus familiares, o llegan a pagar para poder ver hacer el amor, cosa que la industria del sexo ha aprovechado convenientemente, montando lugares donde estos personajes ven a mujeres o a parejas manteniendo relaciones sin que ellas puedan verlos.

Pese a lo que se cree, suelen ser escasamente peligrosos en relación con las agresiones o las amenazas: ellos prefieren mirar a violar o abusarse sexualmente. Justamente allí está el goce: en mirar.

Fetichismo transvestista

Este trastorno se limita al uso de ropas del sexo opuesto. Se trata de hombres heterosexuales con fuertes impulsos y fantasías de vestirse con ropas femeninas para excitarse, hecho que se añade al coito o la masturbación. Es una condición que puede iniciarse en la niñez o la adolescencia y también con el paso del tiempo. A veces, el uso de las ropas es constante y puede existir una prenda predilecta.

Los transvestistas experimentan placer y relajación al portar ropas del sexo opuesto, y manifiestan fruición por la sensación física de la ropa y por mirarse al espejo. Le permite al hombre expresar su lado sensual, delicado, gracioso, fino, suave y tierno. Al comenzar la niñez, esta conducta puede ser causada por el rechazo manifiesto de los progenitores por el sexo del hijo. En ocasiones se inicia durante la adolescencia, época en la que no se desarrolla por ese rechazo de los padres, y se efectúa lejos de la vista de los demás.

Frotteurismo

Consiste en la obtención de placer a través del frotamiento de los órganos genitales contra el cuerpo de una persona desconocida y sin su consentimiento; se realiza en lugares públicos y concurridos. A veces, quien padece este trastorno utiliza las manos y acaricia a su víctima. Esta conducta no es preludio de actividad sexual; la mayoría de las veces, la masturbación acompaña al recuerdo de tal situación. El *frotteurismo* suele ser pasajero, y su etapa de predominio se sitúa entre los 15 y los 20 años de edad. El *frotteurista* generalmente es una persona pasiva y aislada. La aparición de esta conducta se asocia a la observación de la misma conducta en otras personas y su posterior imitación.

Otras perversiones

• **Hipoxifilia**: este tipo de parafilia consiste en intentar intensificar el estímulo sexual por medio de la privación de oxígeno, ya sea a través de la utilización de una bolsa de plástico donde se introduce la cabeza, o de alguna técnica de estrangulamiento. En los Estados Unidos, entre 500 a 1.000 personas por año mueren accidentalmente víctimas de esta práctica.
• **Necrofilia:** es la atracción sexual por cadáveres. El necrófilo procura mantener relaciones sexuales con cuerpos humanos muertos.
• **Coprofilia:** la excitación erótica está motivada por el olor o el contacto con excrementos.
• **Urofilia:** variante de la coprofilia, este trastorno se relaciona con la orina.
• **Zoofilia:** también conocida como *bestialismo*, consiste en mantener sexo con animales, que en algunos casos son hasta entrenados para eso.
• **Clismafilia:** se refiere a la excitación erótica provocada por la inyección de alguna sustancia en el recto.

Los *voyeuristas* prefieren mirar a violar o abusar sexulmente.

La homosexualidad

Durante mucho tiempo ocultada y censurada, la homosexualidad es una de las manifestaciones de la sexualidad humana. Sin prejuicios ni tabúes, es importante poder explicarla a los hijos. Estas páginas pueden ser de utilidad para ello.

¿Qué es la homosexualidad?

Podemos definir a la persona **homosexual** como **alguien que se siente atraído física y emocionalmente por otro individuo de su mismo sexo**, y a la persona **bisexual** como quien **siente atracción por diferentes personas, sin importar su género**. Durante mucho tiempo se entendió que la homosexualidad era resultado de una degeneración del individuo. También que ésta tenía origen genético y que la orientación sexual era heredada.

Fue el psicoanálisis el que dio por tierra con estas teorías y explicó la homosexualidad como una desviación adquirida de la pulsión sexual. Recordemos que para Freud, la pulsión sexual se desarrolla principalmente en la infancia y la adolescencia, y que este desarrollo se caracteriza por la parcialidad de las pulsiones, es decir, la satisfacción sexual se liga a una parte del cuerpo (ya sea éste la boca, la zona del **esfínter**, la zona genital). La sexualidad adulta se caracteriza por la integralidad de las pulsiones.

En el caso de la homosexualidad, el individuo regresa a una etapa anterior de su desarrollo caracterizado por esta parcialidad. Las razones de esta vuelta a una etapa sexual ya superada son múltiples. Es importante entender esta complejidad para evitar las explicaciones que comúnmente se escuchan para justificar conductas homosexuales: "es homosexual porque no pudo separarse de su madre", "jugaba mucho con sus hermanas" o "siempre estuvo rodeado de mujeres".

Hoy la clínica psicoanalítica reconoce múltiples factores que confluyen para explicar la elección homosexual: **constitucionales** (rasgos físicos que hacen a la masculinidad y femineidad), **características de la organización familiar** y **rasgos de la personalidad de los padres** (en relación con la educación de esfínteres, lugar del padre y de la madre en la familia, el papel de los hermanos), **accidentales** (enfermedades largas en la infancia, situaciones de abuso y acoso sexual), entre otros. Es necesario destacar que para el psicoanálisis existen tendencias homosexuales latentes, es decir, no explícitas. En este caso las tendencias no son patológicas porque el individuo logra canalizarlas en actividades artísticas y científicas. Freud estudió con detalle estas tendencias en el caso de Leonardo Da Vinci, por ejemplo. En la vida normal, las tendencias homosexuales son sublimadas en las relaciones grupales y constituyen la base de las relaciones de camaradería y amistad.

Manifestaciones de la homosexualidad

En el hombre, la homosexualidad adquiere diversas manifestaciones.
- La **homosexualidad narcisística**, en la que el hombre hace culto de la belleza y busca un partenaire que represente este ideal.
- La **pedofilia** o amor por un muchacho joven.

Músculo en forma de anillo que abre o cierra alguna cavidad del cuerpo, como el ano o la vejiga de la orina.

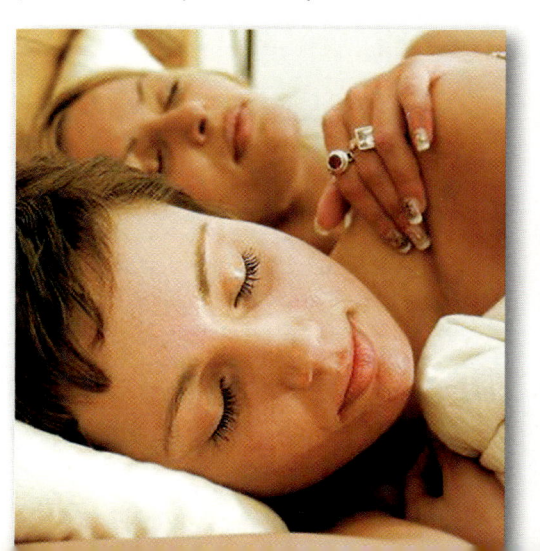

La presencia de un padre autoritario y peligroso es uno de los factores que originan la homosexualidad femenina (también llamada lesbianismo).

"Tal y como les sucede a los heterosexuales, se sienten atraídos por uno u otro género sin poder proponérselo o modificarlo. Esto ayuda a comprender que su actitud no es punible, ya que no se basa en una elección libre y por lo tanto posible de estar equivocada."

120

- La **inversión** o *uranismo*, en la que el hombre se identifica con la mujer y adopta una posición pasiva en sus relaciones.
Muchos de estos hombres desarrollan actividades generalmente femeninas (peluquería, costura). En un grado mayor de identificación llegan al extremo de utilizar sus vestidos (**travestismo**) o modificar su sexo (**transexualidad**).

La homosexualidad femenina

Si bien la homosexualidad femenina ha recibido mucha menos atención por parte de los estudios psicológicos, se reconoce que su explicación también es compleja. Entre los factores se encuentran los siguientes.
a) Una imposibilidad de identificación con la imagen materna, que inhibe el desarrollo de la femineidad.
b) Se da una imagen de padre menoscabada, empobrecida, en el marco de relaciones familiares en las que la madre desconoce la autoridad del padre.
c) Se encuentra en las personas una gran angustia de castración.
d) Una imagen de padre odioso y peligroso, de lo que resultan ideas persecutorias con respecto de los hombres.

Cultura y homosexualidad

El valor de la homosexualidad, su aceptación, culto o rechazo, está estrechamente relacionado con los valores de cada cultura.
En algunas sociedades, la aceptación de la homosexualidad es completa, como por ejemplo en las comunidades siberianas; en otras, fue altamente exaltada y bien vista, tal es el caso de la antigua Grecia.
En otras sociedades, en cambio, es rechazada y las personas homosexuales padecen alto grado de discriminación.
En la actualidad se tiende a aceptar que existen múltiples y variadas maneras de vivir la sexualidad y que ésta no es una parte secundaria de la personalidad, sino muy por el contrario, se encuentra en el centro íntimo del individuo, siendo esencial para su felicidad y realización como persona.
La sexualidad humana, a diferencia de la animal, está conformada por un sinnúmero de elementos, más allá de lo genital. Comprender esto es la base para aceptar las diferentes maneras de expresar los sentimientos. Las sociedades modernas avanzan en la dirección de respetar la particular forma de amar de cada uno de sus integrantes. En muchas de ellas, la libertad de elección sexual se acompaña con una legislación que protege los derechos de las parejas homosexuales: se les reconoce la posibilidad de casarse, y en algunos casos, de adoptar niños.

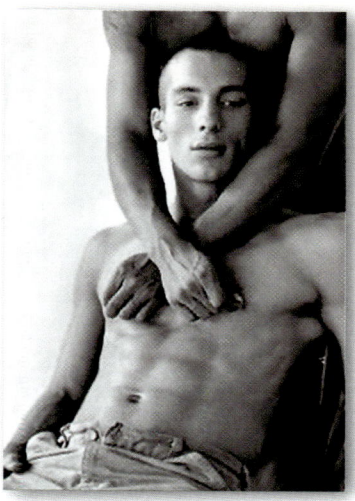

Educar en el respeto a la diversidad

Tanto padres como educadores deben poner a disposición de los niños una buena cuota de información sin prejuicios ni condicionamientos. Durante siglos, los posturas sexuales que no se ajustaron al modelo heterosexual han sido consideradas patológicas y desviadas. Sin embargo, la homosexualidad y la bisexualidad dejaron oficialmente de considerarse "enfermedades" hace ya varias décadas. La falta de conocimiento y comprensión sobre las personas que las practican ha ocasionado no sólo su discriminación, sino muchas veces su persecución y violencia. Es importante que los niños entiendan que las personas —homo o bisexuales, aunque existen otras variantes— no eligen libremente su objeto de afecto. Tal y como les sucede a los heterosexuales, se sienten atraídos por uno u otro género sin poder proponérselo o modificarlo. Esto ayuda a comprender que su actitud no es punible, ya que no se basa en una elección libre y por lo tanto posible de estar equivocada. Sería importante ayudarlos a comprender que cada individuo es libre de actuar o no de acuerdo con sus sentimientos. En el caso de la sexualidad, el imponerse un objeto sexual y afectivo contrario a las propias sensaciones puede ser fuente de gran insatisfacción. El desarrollo libre y honesto de la sexualidad es imprescindible para la salud y la felicidad de cada ser humano.

Los homosexuales se sienten atraícos por personas del mismo sexo.

> **PARA REVISAR...**
>
> Al ser llamada en un primer momento "la peste rosa", la población acuñó la creencia que los homosexuales tienen más posibilidades de contraer el virus del OIH. Este dato es erróneo. En la actualidad, el grupo que presenta un mayor aumento del contagio del virus es el heterosexual, y en especial, las mujeres.

¿Qué es el transexualismo?

En la sociedad actual, el transexualismo es más visible, y frecuentemente los niños piden explicaciones acerca de esta conducta. Informémonos para informarlos.

Los genitales y el género

Algunos individuos sienten que su cuerpo y sus caracteres genitales no son congruentes con su identidad de género, es decir, con la percepción subjetiva de ser masculino o femenino. Así, un individuo dotado de genitales propios de varón puede identificarse con el género femenino, o, viceversa, una persona que presenta caracteres sexuales propios de la mujer puede percibirse a sí misma como perteneciente al género masculino.

Es un trastorno de la identidad de género mucho más frecuente en personas nacidas con genitales masculinos que femeninos.

Si lo definimos como un trastorno de la identidad de género, podemos decir que no es muy frecuente en la población general. Los números difieren de acuerdo con los sexos; este fenómeno se presenta en:

- 1 de cada 30.000 personas con genitales masculinos.
- 1 de cada 100.000 personas con genitales femeninos.

No puede decirse que el transexualismo sea un trastorno netamente asociado a ambigüedades genitales o anomalías genéticas, lo cual sucede en la ínfima minoría de los casos. La mayoría de las personas que solicitan atención por esta disfunción son hombres que reivindican una identidad de género femenino. Ellos vivencian como repulsivos sus órganos genitales y rasgos masculinos. Muchos de ellos llegan al médico solicitando una intervención quirúrgica y un tratamiento hormonal que aproxime su aspecto físico al género con que se identifican, y no tanto una terapia psicológica para diluir ese sentimiento. En general, pueden ya haber pasado por diversas terapias sin conseguir aliviar su sufrimiento.

Para que este trastorno sea diagnosticado, y se establezcan los posibles abordajes terapéuticos, como la intervención quirúrgica para el cambio de sexo, deben darse ciertas condiciones. El diagnóstico se aplica sólo

"El transexualismo masculino comienza en la primera infancia y se manifiesta en la participación en los juegos de niñas, con fantasías de ser una de ellas."

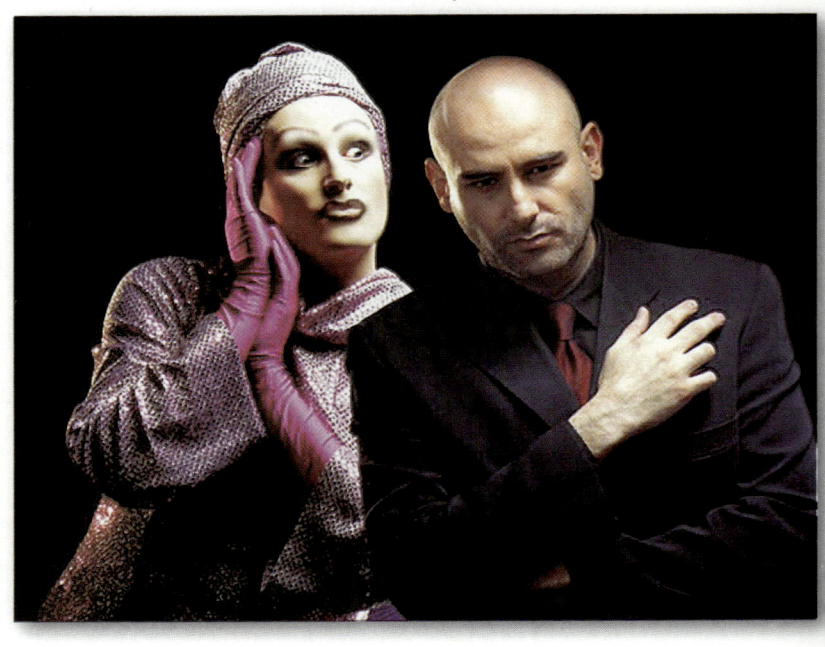

122

> *"El transexualismo es un trastorno de la identidad de género mucho más frecuente en personas nacidas con genitales masculinos que femeninos."*

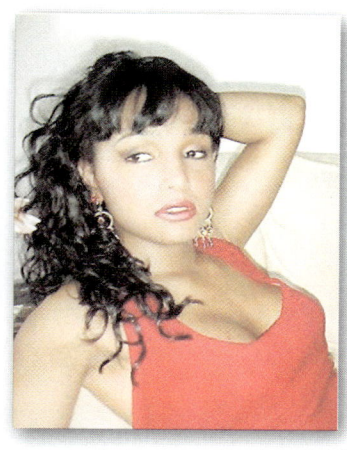

si el trastorno se ha mantenido durante por lo menos 2 años en forma permanente, no limitado a períodos de estrés. Es muy importante –y muy difícil a la vez– diferenciar a las personas verdaderamente transexuales de individuos con hábitos de travestismo, con rasgos de angustia, o bien de personas esquizofrénicas que presentan conflictos de identidad de género y de individuos con un trastorno primario de la personalidad denominado *borderline*.

De ser hombre a convertirse en mujer

El transexualismo masculino comienza en la primera infancia y se manifiesta en la participación en los juegos de niñas, con fantasías de ser una de ellas. En general, evitan juegos típicamente masculinos, como el fútbol, la lucha, etc. Los cambios físicos de la pubertad son vividos con un gran malestar, lo cual lleva a muchos de ellos a demandar un tratamiento hormonal feminizante.

Existen diversas maneras de adaptación que las personas que viven con este trastorno pueden ensayar por sí mismas o requerir a modo de tratamiento médico profesional. Algunos individuos genitalmente masculinos adoptan un rol de género femenino en su vida social, muchas veces en forma satisfactoria para ellos y convincente para el entorno. Adaptan su aspecto hasta llegar a ser más femeninos y en ocasiones llegan a obtener un status relacional y laboral que les permite desarrollarse en la sociedad como mujeres.

En otras ocasiones se requiere de una mayor adaptación, que incluye desde consumir dosis moderadas de hormonas feminizantes hasta solicitar una cirugía para el cambio de sexo. Esta decisión no es fácil, ya que implica importantes conflictos sociales para la persona interesada, y éticos para algunos médicos. En muchos países, incluso, existen trabas legales que no permiten este tipo de práctica quirúrgica.

La cirugía como solución para el cambio de sexo

Existe ya una experiencia importante en el seguimiento de casos de transexuales con operación de cambio de sexo. Esta cirugía ha ayudado a un número importante de ellos(as) a ser más felices, y llevar una vida más productiva. Por ello, se considera que se justifica en personas muy motivadas, correctamente diagnosticadas de transexualismo, con un medio social y laboral estable, y que han pasado la prueba de vivir desempeñando el rol del sexo opuesto durante un tiempo prudencial, que puede ir desde 1 a 2 años. Muchas veces, antes de que se realice la intervención, se requiere de un apoyo profesional que ayude a los transexuales a mostrarse en público con su nueva imagen, lo que incluye aprender a gesticular y modular la voz. Es muy aconsejable la participación en grupos de autoayuda, denominados de *apoyo de género*.

Como dijimos, el transexualismo en personas nacidas con genitales femeninos es menos frecuente, pero se observa cada vez más en la práctica médica y psiquiátrica. La persona solicita un tratamiento que puede incluir:

- **mastectomía**; *Extirpación del útero.*
- histerectomía;
- **ovarectomía**; *Extirpación de los ovarios.*
- hormonas androgénicas.

Estos últimos son preparados a base de éster de testosterona, útiles para cambiar la voz y estimular una musculatura y una distribución de la grasa más masculina. En algunos casos también se solicita la cirugía plástica para el implante de un falo artificial o *neofalo*. Igual que en el caso de los transexuales que pasan de hombre a mujer, estas pacientes deben cumplir una serie de criterios establecidos, y haber vivido según patrones de rol masculino al menos durante un año.

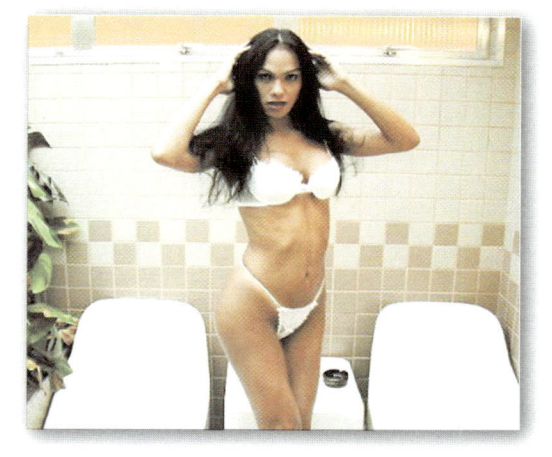

Higiene de los órganos genitales

Aquí apuntamos algunas consideraciones para tener en cuenta acerca de la higiene y el cuidado de las partes íntimas, una manera de protegerse y de quererse.

El aseo íntimo

Toda persona sexualmente activa debe ser responsable de mantenerse en buen estado de salud.

También es esencial el autoexamen regular, para advertir cualquier cambio o síntoma que pueda producirse en el cuerpo.

Todos sabemos que realizar una higiene corporal adecuada es muy importante, ya que previene de determinadas enfermedades e infecciones, además de favorecer la convivencia en sociedad. Determinadas partes de cuerpo humano necesitan una serie de cuidados específicos y más meticulosos que otras. Esto sucede, por ejemplo, con el interior de la boca y, cómo no, con los órganos genitales. Se trata de una zona donde, además de generarse olores corporales de cierta intensidad, pueden producirse un sinfín de infecciones, trastornos y molestias derivados de la falta de higiene.

La higiene de la mujer

Las infecciones vaginales son más frecuentes en los períodos de tensión, cuando la condición física general de la mujer decae. Pero el sobrepeso también puede predisponerla a las infecciones, ya que en los pliegues de grasa se acumulan las secreciones vaginales y el sudor, por lo que, para evitarlas, en cualquier caso, es aconsejable mantener la vagina limpia y seca por medio de una buena higiene, y bañarse o lavarse con cuidado, siempre de adelante hacia atrás.

Existen determinadas situaciones en la vida de una mujer en las que ésta debe extremar su higiene, como lo son la menstruación y el posparto. Durante la menstruación, la falta de limpieza

El autoexamen mamario, realizado con la perioricidad correcta, es sumamente importante para la detección precoz de un cáncer mamario.

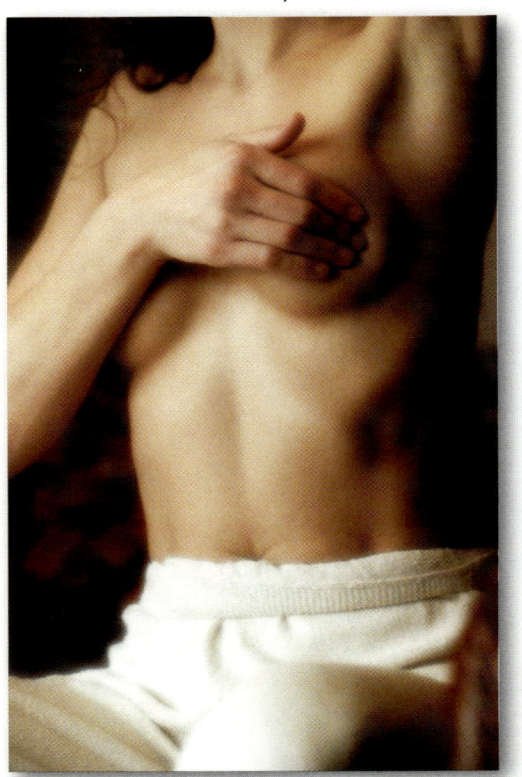

A MODO DE SÍNTESIS: HIGIENE PERSONAL FEMENINA

- Hay que limpiarse desde adelante hacia atrás después de cada deposición, para impedir que los gérmenes se diseminen desde el ano.
- Una evacuación de color inusual puede ser producto de una infección, por lo que se debería consultar con el médico.
- No utilizar irrigaciones ni desodorantes vaginales: pueden irritar la vagina y provocar infecciones.
- Lavar diariamente la zona genital, pero no enjabonar entre los labios vaginales, ya que pueden irritarse los sensibles tejidos de la vulva.
- Tomar baños o duchas regulares durante la menstruación.

> **A MODO DE SÍNTESIS:
> HIGIENE PERSONAL MASCULINA**
>
> - Si el pene no está circuncidado, retirar hacia atrás el prepucio para lavar cualquier secreción que pueda estar acumulada debajo.
> - Bañarse o ducharse con regularidad.
> - Cualquier secreción del pene puede ser resultado de una infección; esto deberá comunicarse al médico lo antes posible.

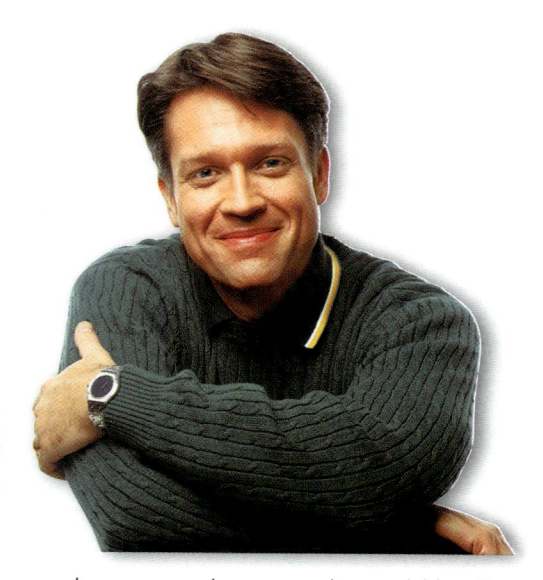

puede provocar olores muy desagradables. Actualmente, un gran número de mujeres utilizan tampones, los cuales, al no dejar salir el flujo menstrual al exterior, evitan muchas situaciones desagradables y comprometidas. Pero a pesar de la comodidad que supone, las mujeres que utilizan tampones deben hacerlo correctamente, no dejarlo dentro de la vagina durante demasiadas horas y procurar no utilizarlos para dormir.

"Realizar una higiene corporal adecuada es muy importante, ya que previene de determinadas enfermedades e infecciones, además de favorecer la convivencia en sociedad."

Después del parto, se recomienda el lavado extremo de toda la zona genital cada vez que se orina o defeca, sobre todo si se ha realizado la episiotomía, ya que los puntos podrían infectarse. Si la mujer está dando de mamar, el cuidado y la higiene de sus pechos ha de ser extrema: hay que limpiarlos con agua destilada antes y después de cada toma, y protegerlos del frío y los golpes.

No es cierto que las mujeres mayores tienen un olor especial y necesitan mayor higiene. Deben prestar la misma dedicación que una persona joven a su higiene, y las que toman su ducha diaria y se lavan cuando es necesario no tienen ningún problema de olor corporal. Lo que sí que es cierto es que hay mujeres que durante toda su vida poseen un olor corporal más fuerte y necesitan lavarse con más frecuencia.

El autoexamen mamario

Otra medida fundamental para el cuidado del cuerpo es el **autoexamen mamario**. Éste debe ser realizado una vez por mes, una semana después del ciclo menstrual. Es de gran importancia ya que puede ayudar a detectar precozmente el **cáncer de mama.**

En primer lugar, situarse ante el espejo y observar las dos mamas. Extender hacia arriba los brazos y volver a observar si se dan:
- cambios en los pezones;
- hundimientos o corrimientos de éstos.

Luego, en posición acostada, flexionar un brazo y colocar la mano detrás de la cabeza. Con la otra mano palpar de manera circular, desde fuera hacia el pezón, cada seno. Es importante hacerlo con tranquilidad.

Concurrir inmediatamente al médico si se detecta alguna irregularidad o bulto.

Higiene del hombre

Por razones anatómicas, el hombre es menos propenso a las infecciones genitourinarias. Aun así, mantenerse limpio, además de hacerle la vida más agradable a su pareja, puede evitar que ésta contraiga alguna infección que él no padece pero puede contagiar.

Tanto para hombres como para mujeres, la promiscuidad sexual y las relaciones esporádicas con personas de las que se desconocen sus costumbres, sin la utilización de preservativos, constituye un riesgo importante de posibles infecciones y enfermedades de transmisión sexual.

Mantener la higiene de las zonas genitales ayuda a prevenir infecciones genitourinarias.

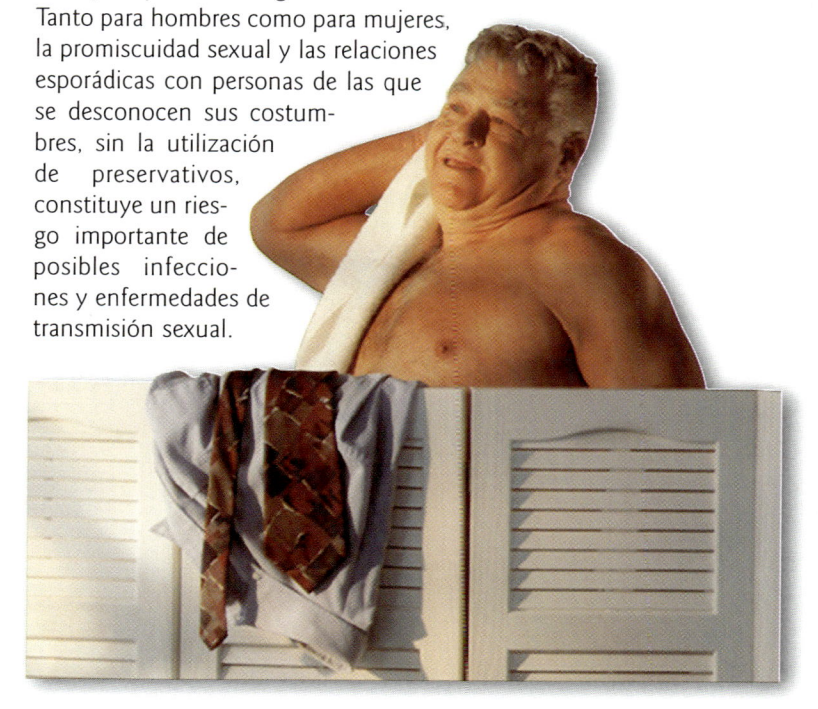

Pequeño diccionario sexual

AFRODISÍACO: cualquier sustancia que estimula o aumenta el deseo sexual, como por ejemplo ciertas comidas, bebidas o drogas. Muchas de ellas no tienen un sustrato científico valedero. Ver **comida afrodisíaca**.

AMENORREA: ausencia de menstruación.

AMPULLITIS: inflamación de una ampolla, especialmente del extremo dilatado del conducto deferente del testículo.

ANALGIA: estado de no experimentar dolor.

ANDROGINIA: presencia simultánea de características femeninas y masculinas en un individuo.

ANDRÓGINO: persona que tiene características masculinas y femeninas a la vez, y órganos sexuales incompletos de ambos sexos. También llamado *hermafrodita*.

BESTIALISMO: actividad sexual entre una persona y un animal. Zoofilia.

BISEXUAL: individuo que siente atracción sexual por personas de ambos sexos, y/o que tiene relaciones sexuales indistintamente con ellas.

BLENORRAGIA: enfermedad contagiosa común, producida por *Neisseria Gonorrhoeae* y transmitida principalmente por contacto sexual; se caracteriza por inflamación de la mucosa del tracto genital, secreción genital, secreción purulenta, y micción frecuente y dolorosa. Si no se trata puede causar complicaciones, como epididimitis, prostatitis, tenosinovitis, artritis y endocarditis. En mujeres puede dar lugar a esterilidad, y en varones, a estenosis uretral.

CIRCUNCISIÓN: intervención quirúrgica consistente en extirpar el prepucio en su totalidad o en gran parte. Se realiza en circunstancias muy concretas: por aparición de problemas al orinar o infecciones en el glande, o por motivos estéticos o religiosos.

CLÍTORIS: órgano pequeño situado en el extremo superior de los labios menores de la vulva. Dada su estructura eréctil, aumenta de volumen cuando la mujer es estimulada sexualmente. Es muy sensible al tacto a causa de la gran cantidad de terminaciones nerviosas que contiene, y juega un papel fundamental en el proceso que conduce al orgasmo femenino.

COITO: relación sexual convencional heterosexual, en la cual el pene es introducido en la vagina.

COITO RESERVATUS: coito prolongado en el que la eyaculación es suprimida intencionalmente.

COITO Y ORGASMO: son fenómenos que habitualmente se dan en forma secuencial en una relación sexual satisfactoria, por ende no siempre se asocian. Existe el coito sin orgasmo, lo que ocurre con más frecuencia en la mujer.

COLPOSCOPÍA: examen visual del cuello uterino y la vagina, con ayuda del colposcopio.

COMIDA AFRODISÍACA: alimentos preparados con ingredientes cuya finalidad es la de estimular sexualmente. Se utilizan habitualmente ostras, apio, nueces, pimienta de Cayena, páprika picante y otras especias orientales.

CONCEPCIÓN: fertilización de un óvulo por un espermatozoide. Naturalmente suele ocurrir dentro de la trompa de Falopio.

CONDÓN: preservativo. Tubo de látex delgado, cerrado en un extremo, que es colocado sobre el pene erecto antes del coito, para evitar que los espermatozoides penetren en la vagina.

CONDÓN FEMENINO: tubo de látex delgado, cerrado en un extremo, que se introduce en la vagina antes del coito para evitar que los espermatozoides penetren en ella.

CONTROL NATURAL DE LA NATALIDAD: modo de evitar el embarazo mediante la abstinencia de coito en los días del ciclo menstrual en que es posible la concepción. También llamado "método del ritmo", término con que se designan a los métodos de calendario, de secreción de mucosa cervical y de temperatura basal, que se utilizan para determinar cuáles son los días en que el coito tiene menos posibilidades de conducir a un embarazo.

COPULACIÓN: unión del macho con la hembra, durante el acto sexual.

CUNNILINGUS: excitación bucal de los órganos genitales femeninos.

DESFLORACIÓN: ruptura del himen en la primera experiencia sexual de una mujer virgen o a través del examen vaginal.

DISMENORREA: menstruación muy dolorosa, frecuentemente con cólicos, náuseas, dolor de cabeza y otras molestias abdominales.

DISPAREUNIA: dolor genital o pélvico profundo, que se experimenta en el momento de la relación sexual. Puede darse en los hombres pero es mucho más frecuente en las mujeres.

DROGAS Y SEXUALIDAD: hay muchas drogas que interactúan con la sexualidad, deprimiendo o excitando la actividad sexual, legales e ilegales, e incluso algunas utilizadas como medicamentos (por ejemplo, sildenafil).

DUCHA VAGINAL: dispositivo para inyectar a presión agua u otro líquido en la vagina con fines higiénicos. Muy poco recomendable como forma de control de la natalidad e innecesario para la higiene, si la flora vaginal es normal.

ELISA: sigla del inglés de *Enzyme-Linked Immunosorbent Assay* (ensayo inmunoabsorbente ligado a una enzima). Se trata de un método clásico de determinación inmunológica para detectar la presencia de anticuerpos en la sangre. Esta técnica es simple, rápida y de bajo costo, y la base de la prueba serológica del HIV. El test ELISA es confiable, pero no otorga un 100 % de certeza, por lo que todo resultado positivo debe ser verificado y controlado por otro método de confirmación o suplementario. También se lo denomina enzimoinmunoanálisis o enzimoinmunoensayo.

ERECCIÓN: aumento de volumen y endurecimiento del pene, el clítoris o los pezones, durante la estimulación sexual.

ERECCIÓN NOCTURNA: erección que se produce cuando el hombre duerme. El sueño se divide en diversas fases. Una de ellas es la llamada REM (sigla del inglés *Rapid Eye Movements*, es decir, movimientos rápidos de los ojos). Las erecciones nocturnas aparecen en este período REM del sueño.

ERÓGENO: que produce deseo sexual.

ERÓTICO: aquello relativo al estímulo del deseo o tendiente al placer sexual.

ESPERMA: secreción líquida que se elimina durante la eyaculación, producida por los testículos, la próstata y las glándulas sexuales secundarias, y que contiene espermatozoides en un plasma seminal. Semen.

ESPERMATORREA: derrame involuntario anómalo de semen, sin orgasmo.

ESPERMATOZOIDE: célula reproductiva masculina. Su función es fertilizar el óvulo, aportando la información genética faltante para iniciar así una gestación. Se producen millones de espermatozoides en los testículos que se mezclan con líquido seminal previamente a la eyaculación.

ESPERMICIDA: sustancia que se coloca en la vagina antes del coito, o que se usa en combinación con un preservativo o un diafragma, para matar a los espermatozoides, con lo cual se evita la concepción.

EUNUCO: hombre cuyos genitales externos han sido extirpados.

EXCITACIÓN: acción de provocar cambios en el cuerpo, debidos a estímulos físicos y mentales, que lo preparan para el coito.

EYACULACIÓN: expulsión de semen del pene.

EYACULACIÓN PRECOZ: disfunción sexual a causa de la cual el hombre eyacula antes del tiempo habitual o, en casos más severos, inmediatamente después de introducir su pene en la vagina de su compañera.

FÁLICO: relativo al pene, por lo general, en su estado de erección.

FALO: otra denominación del pene, por lo general, en referencia a su estado de erección.

FANTASÍA SEXUAL: situaciones o sucesos sexuales productos de la imaginación, que involucran personas reales o imaginarias.

FELLATIO: forma de sexo oral en la que se utiliza la lengua o la boca para estimular el pene.

FEROMONAS: sustancias que, al igual que las hormonas, son secretadas por un órgano y actúan sobre otro órgano. Pueden funcionar a distancia, de modo que son producidas por un individuo y actúan sobre otro distinto.

FERTILIZACIÓN: penetración de la membrana celular de un óvulo por un espermatozoide. Una vez fertilizado, el óvulo recibe la mitad faltante de información cromosómica e inicia la duplicación celular, y con ello, comienza a desarrollarse un embrión.

FIMOSIS: alteración del pene que supone que el glande no puede desprenderse del prepucio, ya que el orificio final es muy estrecho. Puede ser fisiológica en los niños muy pequeños. Su solución es quirúrgica: la circuncisión.

FÓRCEPS: pinzas especiales que se usan en obstetricia para sujetar la cabeza fetal y hacer tracción sobre ella en los partos difíciles.

FORMAS DE PENETRACIÓN: penetración es la acción y efecto de penetrar; en el contexto sexual, es la acción de introducir el pene en la vagina durante el acto sexual convencional. Existen otras, como, por ejemplo, la penetración anal.

FORNICACIÓN: practicar el coito fuera del matrimonio.

FRIGIDEZ: incapacidad de origen psicológico para responder adecuadamente a una relación sexual; se dice especialmente de la mujer. En segunda instancia, término que define la incapacidad de alcanzar el orgasmo durante el acto sexual.

GAY: (del inglés) homosexual.

GEL CONTRACEPTIVO O ANTICONCEPTIVO: una sustancia no grasosa que contiene un ingrediente que resulta tóxico para los espermatozoides, la cual se introduce en la vagina antes del coito e impide, por ende, la concepción. Su verdadera efectividad se da a través de su uso complementario con otros dispositivos, por ejemplo, un diafragma.

GLANDE: es la parte final del pene.

GÓNADAS: los ovarios en la mujer o los testículos en el hombre. También se las llama glándulas sexuales.

HERMAFRODITA: individuo que posee tejido genital de ambos sexos, es decir, ovárico y testicular.

HIRSUTISMO: exceso anormal de vello, en especial en las mujeres.

HISTERECTOMÍA: acto quirúrgico de extracción del útero, que puede ser total o parcial.

HIV: sigla del inglés correspondiente a *Human Immunodeficience Virus*, el virus de la inmunodeficiencia humana (o VIH en español), causante del sida.

HORMONAS SEXUALES: sustancias químicas producidas por los ovarios y los testículos, y que se dividen, respectivamente, en estrógenos y progesterona (ambas femeninas), y andrógenos (masculinas). Estas hormonas controlan las funciones de los órganos sexuales y el desarrollo de los caracteres sexuales secundarios.

IMPOTENCIA: disfunción sexual masculina que se traduce en la incapacidad de lograr una erección o de mantenerla lo suficiente para realizar el coito o poder eyacular.

IMPULSO SEXUAL: resultado de cualquier combinación de factores orgánicos y de estímulos externos capaces de provocar una secuencia de respuestas relacionadas con el coito.

INFERTILIDAD: incapacidad de una mujer para llevar a cabo un embarazo a término, a diferencia de la esterilidad, que es la imposibilidad que tiene una mujer de embarazarse o un hombre para embarazar a una mujer.

LUBRICACIÓN VAGINAL: en la primera parte de la respuesta sexual femenina, y cuando se produce la excitación, aparece un líquido transparente característico, segregado por las paredes vaginales, que facilita la penetración. Es el índice equivalente a la erección masculina.

MENARCA: primera menstruación en la vida de una mujer.

MENOPAUSIA: período de declinación hormonal sexual en la vida de una mujer; coincide con el cese de la menstruación por ausencia de la estimulación estrogénica del útero.

NULIGRÁVIDA: mujer que no ha estado nunca embarazada.

ORGASMO: etapa más intensa (clímax) de la excitación sexual, con sensaciones en extremo placenteras, y que en el hombre incluye, por lo general, la eyaculación.

OVARIALGIA: dolor en un ovario.

PREPUCIO: es el tejido cutáneo elástico que recubre el glande y se desliza sobre él. Ambos están unidos por un ligamento denominado *frenillo prepucial*.

PUBARQUIA: inicio de la aparición del vello pubiano en la pubertad, tanto femenina como masculina.

REINFECCIÓN: segunda infección por el mismo agente después del restablecimiento o durante la evolución de la infección primaria.

RETROVIRUS: es un virus cuyo genoma (material genético, conjunto de genes) está constituido por ARN (ácido ribonucleico), pero que origina ADN (ácido desoxirribonucleico) por un proceso llamado trascripción inversa y lo incorpora a la célula huésped. El virus del sida (VIH o HIV) es un retrovirus.

SEXO GRUPAL: referencia a un grupo de más de dos personas que realizan entre sí variadas actividades sexuales al mismo tiempo.

SEXO ORAL: utilización de la boca y la lengua para estimular los genitales de una pareja. Llamado también *sexo oralgenital*, incluye la fellatio y el cunnilingus.

SEXO SEGURO: formas de actividad sexual que tienen un nivel relativamente bajo de riesgo de adquisición de una enfermedad de transmisión sexual por la utilización de preservativo (especialmente sida).

SISTEMA REPRODUCTOR: aquellas partes del cuerpo humano, cualquiera sea el sexo, directamente relacionadas con la reproducción.

TAMAÑO DE GENITALES: referencia a las dimensiones de los genitales externos. Según diferentes tratados de anatomía humana, se considera normal un rango promedio. Existen variaciones en más o en menos que no necesariamente implican anormalidad. En ocasiones, las diferencias de tamaño entre los genitales de la pareja pueden ocasionar dificultades.

TÉCNICA PARA EYACULACIÓN PRECOZ: método por el cual un hombre puede aprender a evitar la eyaculación prematura, mediante el cese temporal de toda estimulación al sentir que está alcanzando el punto en el que la eyaculación es inevitable.

TELARQUIA: inicio del desarrollo mamario en la pubertad femenina.

TENSIÓN PREMENSTRUAL: cuadro de síntomas que experimentan muchas mujeres en los días anteriores a la aparición de la menstruación en cada ciclo, por ejemplo, dolor de cabeza, pesadez abdominal, irritabilidad.

TIEMPO REFRACTARIO INTERORGÁSMICO: período de tiempo, variable para cada individuo y sexo, en el cual esta imposibilitado de obtener otro orgasmo.

ÚTERO: matriz, órgano genital interno de la mujer en el que se deposita el óvulo fertilizado y se desarrolla el embrión.

VAGINITIS: inflamación de la vagina, habitualmente bacteriana o micótica (hongos).

VESÍCULA SEMINAL: glándulas que conforman pequeñas bolsas situadas por detrás de la próstata, que descargan el líquido seminal en la uretra.

VIOLACIÓN: relación sexual llevada a cabo por la fuerza, sin mediar consentimiento por parte de uno de los integrantes de la pareja.

ZONAS ERÓGENAS: aquellas partes del cuerpo que son especialmente sensibles a la estimulación sexual (genitales, zona mamaria, etcétera).